2020

ME TEXTBOOKS NATIONAL PROJECT | 国家级继续医学教育项目教材

U0652443

妇产科学新进展

主　　编	郎景和		
副主编	沈　铿　潘凌亚　向　阳		
	朱　兰　刘俊涛　郁　琦		

编　　委　（以姓氏笔画为序）

于　昕	万希润	马良坤	王含必	邓　珊
邓成艳	田秦杰	史宏晖	冯凤芝	朱　兰
向　阳	刘欣燕	刘俊涛	刘海元	孙大为
孙爱军	孙智晶	杨佳欣	吴　鸣	冷金花
沈　铿	郁　琦	金　力	郎景和	高劲松
曹冬焱	彭　萍	谭先杰	樊庆泊	潘凌亚
戴毓欣				

参编人员　（以姓氏笔画为序）

丁雪松	田　莹	史亦丽	吕　嬿	李晓燕
李融融	宋晓晨	陈　宇	陈佳钰	段艳平
秦　岩	郭　涛	黄菲玲	熊　巍	黎思健

秘　　书　周莹

中华医学会组织编著

中华医学电子音像出版社
CHINESE MEDICAL MULTIMEDIA PRESS

北　京

图书在版编目（CIP）数据

妇产科学新进展/郎景和主编. —北京：中华医学电子音像出版社，2020.7
ISBN 978-7-83005-248-5

Ⅰ. ①妇…　Ⅱ. ①郎…　Ⅲ. ①妇产科学-科学进展　Ⅳ. ①R71

中国版本图书馆 CIP 数据核字（2020）第 120816 号

网址：www.cma-cmc.com.cn（出版物查询、网上书店）

妇产科学新进展
FUCHANKEXUE XIN JINZHAN

主　　编：郎景和
策划编辑：史仲静
责任编辑：宫宇婷
校　　对：张娟
责任印刷：李振坤
出版发行：中华医学电子音像出版社
通信地址：北京市西城区东河沿街 69 号中华医学会 610 室
邮　　编：100710
E‑mail：cma‑cmc@cma.org.cn
购书热线：010-51322675
经　　销：新华书店
印　　刷：北京云浩印刷有限责任公司
开　　本：889mm×1194mm　1/16
印　　张：12.75
字　　数：340 千字
版　　次：2020 年 7 月第 1 版　2020 年 7 月第 1 次印刷
定　　价：98.00 元

内容提要

　　本书由中华医学会组织我国知名妇产科专家编写，重点阐述妇产科领域的一些争论问题及最新诊疗进展，从产科疾病、普通妇科疾病、妇科肿瘤疾病、生殖内分泌与生育调控疾病四个部分进行详尽解读。本书具有权威性、学术性、先进性和实用性，是临床妇产科医生学习与再提高的学术工具书。

写在前面

"华润会议"已届 16 年。

16 年甘苦不寻常，16 年甘苦不惆怅。

无论是主办者，还是参加者。

毕竟这是每年一次的欣然集会，一次学术交流，一部精致的书著奉献。

回顾这 16 年——耕耘是辛勤的，果实是丰硕的。

第一届　2005 年 4 月　子宫颈病变及子宫颈癌防治

第二届　2006 年 4 月　妇科手术的新观念和新方法

第三届　2007 年 4 月　妇科常见疾病的规范化诊治

第四届　2008 年 5 月　妇产科疑难重症的处理

第五届　2009 年 5 月　妇科内分泌及交叉学科

第六届　2010 年 6 月　妇产科综合征

第七届　2011 年 7 月　妇产科诊治陷阱和对策

第八届　2012 年 6 月　聚焦学科进展　关注医生成长

第九届　2013 年 7 月　妇产科疾病诊治过程生理/生育功能的保护

第十届　2014 年 6 月　医学论、医学观

第十一届　2015 年 7 月　女性生殖发育畸形、出生缺陷和产前诊断

第十二届　2016 年 7 月　妇科疾病与临床问题的梳理与对策

第十三届　2017 年 7 月　妇产科的感染与炎症

第十四届　2018 年 7 月　健康中国、妇女健康

第十五届　2019 年 7 月　妇产科疑难病、少见病、罕见病的诊治

第十六届　2020 年 8 月　妇产科学中的争论问题

感谢各位！

这一年，我们又经历了很多：医改的体验和评说，医患矛盾和伤医事件屡禁不止，当然还有卓越的"新型冠状病毒"抗疫斗争……

当然，还有科学的发展，医学的进步，甚至 SCI 的困惑……

近来，医生的形象似乎陡然间高大起来，希望能矗立更久！

一个妇产科医生所能做的，大抵是：

仁心仁术，民智民慧；

为母为儿，为国为家。

我给人题签时，常写"宁静致远""天道自然"。似乎有些俗气了，可是又觉得想容易、写容易，做不易、到更不易。

让我们共同努力，就从一年一度的"华润会议"开始！

郎景和

2020 年 6 月

国家级继续医学教育项目教材

出版说明

　　医疗卫生事业发展是提高人民健康水平的必然要求，医药卫生人才队伍建设是推进医药卫生事业改革发展、维护人民健康的重要保障。继续医学教育作为医学终身教育体系的重要组成部分，是实施人才强卫战略和卫生人力资源开发的主要途径和重要手段。

　　《国家级继续医学教育项目教材》系列于 2006 年经全国继续医学教育委员会批准，由中华医学会组织编写，具有以下特点：一是权威性，由全国众多在本学科领域内有较深造诣和较大影响力的专家撰写；二是时效性，反映了经过实践验证的最新学术成果和研究进展；三是实用性、指导性和可操作性，能够直接应用于临床；四是全面性和系统性，以综述为主，代表了相关学科的学术共识。

　　纵观《国家级继续医学教育项目教材》系列，自 2006 年出版以来，每一分册都是众多知名专家智慧的结晶，其科学、实用的内容得到了广大医务工作者的欢迎和肯定，被全国继续医学教育委员会和中华医学会共同列为国家继续医学教育推荐教材，同时连续被列入"十一五""十二五""十三五"国家重点出版物出版规划。

　　本套教材的编辑与出版得到了全国继续医学教育委员会、国家卫生健康委员会科教司、中华医学会及其各专科分会与众多专家的支持和关爱，在此一并表示感谢！

　　限于编写时间紧迫、经验不足，本套教材会有很多不足之处，真诚希望广大读者谅解并提出宝贵意见，我们将在再版时加以改正。

《国家级继续医学教育项目教材》编委会

目　录

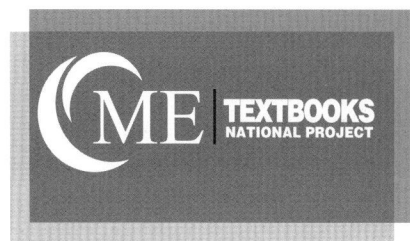

第一篇

总　　论

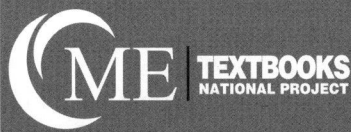

医学的观念与医学的发展

第 **1** 章

郎景和　沈　铿
中国医学科学院　北京协和医学院　北京协和医院

我们正处于一个科技高速发展的新时代，给医学的发展带来了新的契机，也提出了新的挑战。重要的是观念和本源，把握医学发展的新方向；关键的是哲学和人文，掌控医学研究和医疗实践的新方法。

一、医学的哲学基础是认识论

伟大的医学家、医学教育家威廉·奥斯勒说过，医学是门不确定的科学和可能性的艺术。医学具有很大的局限性，因为医学的特点是研究人类自身，而人类自身的未知数量最多。医学的局限在于认知的局限，医学发展久远，追溯几千年，但真正的认识体系是近几百年才建立的。2019年出台的大型文献纪录片《手术 200 年》生动、深刻地展现了外科发展的艰苦历程，包括认知和实践的艰难困苦。

疾病从本质上、总体上是不可能被人类完全征服的，特别是肿瘤的异质性、致病的微生物、病毒的变异性都会伺机反扑，提升耐药和抵抗水平，把人类重新推入陷阱。从 1981 年的艾滋病（acquired immunodeficiency syndrome，AIDS），到 2003 年的严重急性呼吸综合征（severe acute respiratory syndrome，SARS），都是我们未曾知晓的。后来我们似乎知道了这些病毒，但此后每年都会有一两种新的病毒性疾病流行，如 H1N1、中东呼吸综合征（Middle East respiratory syndrome，MERS）、Ebola 病毒病、尼帕病毒病，一直到 2019—2020 年的新型冠状病毒肺炎，我们依然措手不及。虽然我们坚信可以战胜这些疾病，但须知这也许不过是医疗的暂时胜利。我们既不能荒度悲苦，也不能盲目乐观，总是要应对"疾病又重来"。一般情况下，一个人，一种药，一种仪器，如果说成什么都能治，大概意味着什么都不能治；没有任何不良反应，大概意味着没有什么作用。

由于认知的局限，加之任何医疗活动都是在人的活的机体上施行的，所以医疗的风险始终存在，无论是诊断（创伤、误诊）、用药（不良作用、剂量、耐药差异及过敏）还是手术（麻醉、出血、损伤及感染）等，所以先贤才告诫我们"如临深渊，如履薄冰"。

医疗显然并不总是意味着治愈某种疾病，应更重视体恤和关怀，这就是特鲁德的名言——有时是治愈，常常是帮助，却总是关怀和慰藉。所谓"长生不老、无疾而终"，不过是一句敬语、一个神话。医学的认知基础是哲学，哲学又指导医学如何实践和前行。正是，哲学始源于医学，医学归隐于哲学。

二、医学的新观念和新思想

近一二十年，科技的发展和医学的进步使医学界出现了一系列新观念或新概念、名词和提法。譬如，循证医学、转化医学、价值医学、数字医学、叙事医学、舒缓医学、防卫医学、整合医学、精准医学及智能医学等，以后还会出现，花样翻新。应该说，一种医学理念和观点强化一种思维和作为，应该有其积极和进步作用。循证医学强调可靠的证据是诊断治疗的基础；转化医学强调临床到实验，以及从实验到临床的结合和相互转化；精准医学强调以现代实验技术和基因水平寻找疾病的原因和治疗的靶点，更加准确地进行个体化的分类和治疗；整合医学强调整体的、系统的、综合的观察分析和处理临床问题；数字医学、智能医学都基于大数据、云计算，将信息化、网络化应用于医学研究和临床实践。

但在我们引入、倡导和应用这些观念和理念时，不应忽视以下 3 点。

1. 上述各种"医学"都是思想方法和认识论。就其本质，无一例外地在"三论"中已经阐述得非常深刻、透彻、明确了。这就是《矛盾论》《认识论》和《实践论》。例如，"没有调查，就没有发言权""人的正确思想是从哪里来的""从实践中来，到实践中去""实践－理论－实践""对技术精益求精""具体问题具体分析"……

立论相当明确、系统，高明于那些"舶来品"名词千百倍，我们的确不应忽略和忘却！

2. 一些新概念，包括提法本身就有缺陷和偏颇。诚如，我们强调循证的重要性，但证据还不是医疗决策，医疗决策必须考量平衡证据、资源和价值取向等多方面因素，甚至涉及社会、经济、伦理及人文影响。而且，循证医学并不能完全代替临床经验，一个没有临床经验的人，即使十分熟悉证据，也无法给患者看病。在研究的证据不存在时（这是经常遇到的），临床经验则是实践和决策可以依靠的唯一的、最好的证据（如少见病、罕见病）。

3. 一些新观念的实质并无新意，且带有哲学意义上的"先天缺陷"，如"精准"本身的不确定性。知识无限可能，科技无限可能，精准无限可能，你我无限可能。然而无限者，有限也；可能者，不可能也。这是我们面临的后奥斯勒时代，或是如何善待哲学的思考。我们也许像气象学家一样，不能完全报告出准确无误的天气预报；像地震学家一样，不能准确地发布地震消息。我们只能说，不能保证治好每一例患者，但要保证好好治疗每一例患者。

三、医学的现代危机和发展偏颇

1. 当代科技的飞跃发展推进了医疗技术的进步，甚至改变了医疗的思维观念、技术路线和实施方法，这在提高诊断治疗水平的同时，也可能模糊了疾病的图景、实施的方案，甚至医学的目的。还有所谓"新观念、新技术"的理解和使用不当或滥用造成的技术"畸化"，以及在商品社会中，非医疗因素驱动造成的技术"扭曲"。

作为医生或患者，都会更相信和依赖实验报告与仪器检查，从而忽略对话与交流、关爱与信任。医生的心智会"板结"和"沙漠化"，患者的意念会"孤独"和"迷茫化"。因为双方都可能模糊了"谁是我的医生""谁是我的患者"，或可能模糊了"这里是医院""这里是作坊"，这是多么令人担忧的情景啊！

2. "技术至上""唯技术论""唯数字论"及"技术经济化"，致使"医学技术"成为医疗的代名词，导致医学的浮躁化和功利性。

一个已经显露的问题就是过度诊断和过度治疗，忽略认知和实践的局限和偏颇，忽略多因素、全方位的影响和作用，忽略思维方法和哲学理念的缺憾，固守数字、机械照搬，成为新的"技术官僚主义"。其中的隐患是对患者的生命和健康及医生的智慧和良知的损害，对社会经济和普世公平的损害。所谓"唯客观"是瞻，见病不见人，乃为从医之大忌。离床医疗将成为危险倾向，而离床医生不是好医生！

3. 离开了哲学指导或背离于哲学理念的技术发展和医学进步，仍然令人堪忧、堪虑。

人们对科技的轻信和对自然斗争"胜利"的得意，可能是一种盲目乐观和自杀行为。对医学科学进步的吹嘘也可能是自欺欺人。

高效的现代检查技术和实验流程会导致辩证统一的缺失，活的人体作为整体，可能被分割成流水线上的一个部件。我们可能偏好于进入微观，而忘却宏观的认识，以及两者的反复结合、对照辩证及综合分析，如是才能得到完整、全面、正确的认识。经济学家约瑟夫·熊彼特早在 20 世纪中期就指出，高科技发展引发"创造性破坏"或"熊彼得化"，今天我们更应警惕它对医学的染指，我们不要"熊彼得化"，我们要"狼人性化"。

医学并不是一门纯粹的、完美的科学，而是一个时刻变化、难以琢磨的知识技术和意识系统，有强烈的实践性、局限性和风险性。因为它的对象是活的机体，是有思想情感、有意识意愿及家庭社会背景的人。

未来的世界和医学或许被基因技术、人工智能或机器人所掌控，它将改变人与人的关系、人与世界的关系、人与其他物种之间的关系。我们可能会变成生化与电子算法的混合体，成为巨大电子系统中的一枚微小芯片，一切被大数据所淹没。机器人操纵一切，谁来操纵机器人？更可怕的是，人如若像机器一样思想，也许这是未来的科学，不应该是未来的医学。我们呼唤回归医学本源，努力探索哲学智慧，永远走到患者的面前去，追求医学的真善美。

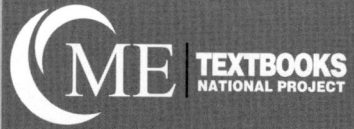

第二篇

产 科 疾 病

精确诊断早期剖宫产切口部妊娠及终止妊娠的标准

第 2 章

刘欣燕　陈　宇

中国医学科学院　北京协和医学院　北京协和医院

　　剖宫产切口部妊娠（cesarean scar pregnancy，CSP）是由于胚胎着床在前次剖宫产切口部而发生的一种特殊类型的异位妊娠，其胎盘绒毛向肌层或切口部的深处生长，可能发生子宫破裂、大出血，甚至孕产妇死亡等严重后果。CSP 的发生率随剖宫产率的增加而增加，降低剖宫产率是切实可行的预防措施。发生在妊娠早期（孕周≤12 周）的 CSP 称为"早期 CSP"，超声图像和技术的改善使早期 CSP 的识别率增加，但如果误诊则会造成人工流产大出血；随着孕周增加，妊娠中晚期时 CSP 主要表现为胎盘前置伴植入，是产后大出血和孕产妇死亡的主要原因之一。对于临床医生而言，精确诊断早期 CSP 及明确终止妊娠的标准至关重要。早诊断、早治疗是保留子宫和降低孕产妇病死率的关键。

一、早期 CSP 的诊断

　　1. 临床症状及体征　CSP 的症状通常不典型，最常见的临床症状是单纯下腹痛或合并阴道出血。一项回顾性分析显示，10 年内 751 例 CSP 中有 107 例被漏诊，并且与子宫内妊娠相似，可能有相当数量的病例至今仍然未被诊断便自行终止。此外，有 1/3 意外被诊断为 CSP 的患者没有任何症状。因此，CSP 的诊断主要依赖于辅助检查。

　　2. 辅助检查

　　（1）人绒毛膜促性腺激素 β 亚单位（human chorionic gonadotrophin-β，β-hCG）水平：血清 β-hCG 水平的倍增时间已被用于其他异位妊娠（宫外孕）的管理，但其应用于 CSP 的管理的研究尚少。有研究表明，高 β-hCG 水平是术中大出血的危险因素。有学者统计了 64 例平均孕周为 7 周的 CSP 患者的 β-hCG 水平，结果显示，β-hCG 水平与妊娠囊大小呈正相关，但在 CSP 的植入深度方面没有差异；且在进行甲氨蝶呤保守治疗时，更高的 β-hCG 水平并不表明保守治疗的成功率更低。

　　（2）超声：是诊断 CSP 的首选，其敏感性可达 86.4%。所有既往有剖宫产分娩史且妊娠测试阳性的女性都应尽早做经阴道超声（transvaginal sonography，TVS）进行评估。CSP 的 TVS 诊断标准：①子宫腔内空虚，子宫内膜线可见；②子宫颈管内空虚；③妊娠囊种植于子宫前壁下段，即剖宫产切口部；④妊娠囊与膀胱之间的肌层菲薄或缺如，有将近 2/3 的病例该部位子宫肌层的厚度不足 5 mm。

　　妊娠囊种植部位的子宫肌层较薄，可通过测量妊娠囊与膀胱之间的距离来计算，<8 mm 为不正常。对于"妊娠囊种植于子宫前壁下段"这一概念在实施上有困难，有学者提出可在超声图像

上画一条垂直于子宫倾斜轴的中心线，如果妊娠囊的中心在这条线以下，靠近子宫颈，则基本可以确定这是 CSP（在极少数情况下可能为子宫颈妊娠）；如果妊娠囊的中心在这条线以上，靠近子宫底，则为正常的子宫内妊娠（intrauterine pregnancy，IUP）（图 2-1）。该方法在妊娠 8 周内使用最佳。妊娠 7 周后，妊娠囊由子宫底"移动"至子宫腔（图 2-2），此时尽管妊娠囊及其内容物向上进入子宫腔，但其胎盘的血管分布仍锚定在其植入的最初位置，此时仍符合 CSP 的诊断标准，不应被误诊为正常的子宫内妊娠。

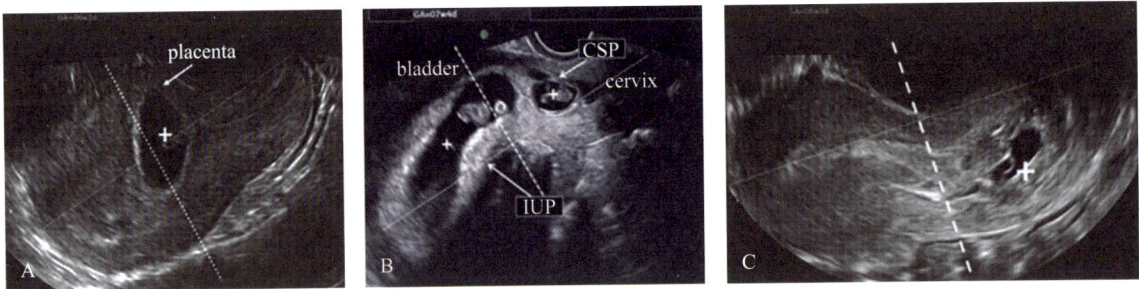

图 2-1　在超声子宫长径矢状面上简单鉴别 CSP、IUP 和子宫颈妊娠

注：A. 妊娠囊的中心（"+"标记）在中心线以下（即更靠近子宫颈），故为剖宫产切口部妊娠（CSP）；placenta，胎盘。B. 在正常的子宫内妊娠（IUP）和异位妊娠同时存在时，上囊的中心位于中心线以上，为 IUP；下囊的中心位于中心线以下，为 CSP；bladder，膀胱；cervix，子宫颈。C. 尽管妊娠囊在中心线以下，但妊娠囊位于子宫颈后唇内，故为子宫颈妊娠

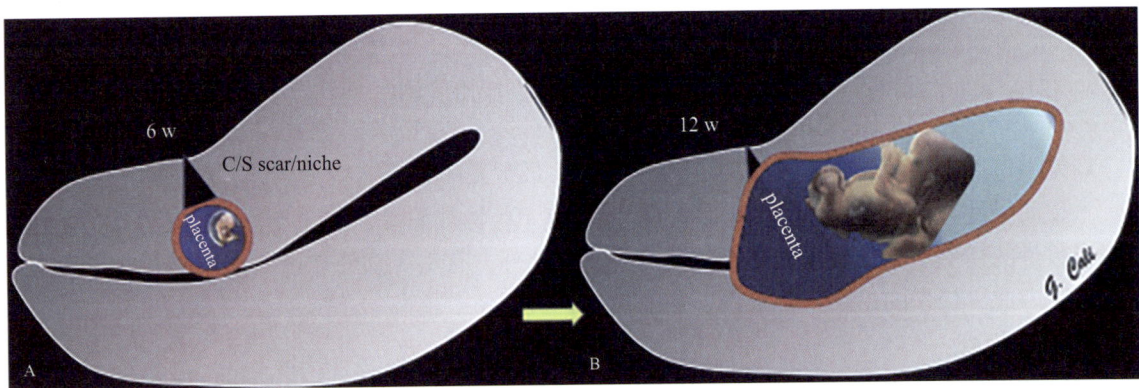

图 2-2　妊娠囊移动

注：在持续妊娠的过程中，妊娠囊逐渐增大，随胎儿逐渐上移至子宫腔内，但胎盘及其血管仍留在原处，可能使临床医生误将 CSP 认为是正常的 IUP，从而导致后续的多种并发症。A. 6 周；C/S scar/niche，剖宫产的瘢痕/缺损。B. 12 周；placenta，胎盘

早期 CSP 和妊娠中晚期的胎盘植入有相同的组织学发生过程。CSP 的胚胎滋养层深入浸润子宫肌层，并且能够到达子宫浆膜层，它和胎盘植入的胚胎滋养层种植在组织学上没有差异，即胎盘植入是 CSP 继续进展的结果。病理学家也证实了组织学切片中 CSP 的胎盘绒毛对于子宫肌层和（或）瘢痕组织的侵犯与胎盘植入的定义一致。2003 年至今，有许多研究者持类似的观点，即在妊娠前 3 个月可从 TVS 中识别出凶险性前置胎盘的相关标志。Rac 等的研究发现，在早期妊娠的超声检查中，子宫前壁肌层最薄处的厚度显著提高了对病理性胎盘植入的预测能力，肌层厚度<3 mm 与不良预后相关。

Li 等的研究纳入了 699 例有单次剖宫产史的女性，测量其再次妊娠 7~9 周时 TVS 下矢状面妊娠囊滋养层强回声下缘距离剖宫产切口部的长度（图 2-3），并分为 A（0 mm）、B（1~5 mm）、C（6~10 mm）、D（11~15 mm）、E（15~20 mm）、F（≥20 mm）6 个亚组，比较各组的妊娠结局。结果显示，6 个亚组中病理性胎盘植入、前置胎盘的发生率随距离缩小而增加。其中，A 组发生胎盘植入的比例高达 62.5%，B 组、C 组、D 组、E 组发生病理性胎盘植入的比例分别为 31.3%、19.2%、18.8%、16.7%，F 组发生胎盘植入的比例仅为 8.3%。

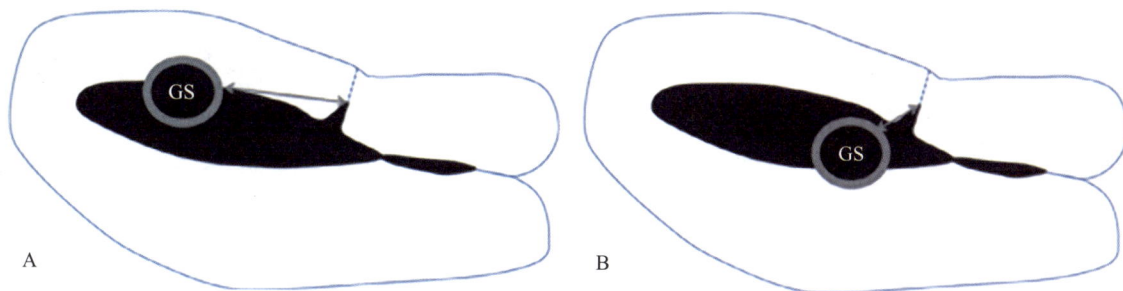

图 2-3　妊娠囊滋养层强回声环下缘距离剖宫产切口部的距离（箭头）
注：A. 距离远；B. 距离近；GS. gestational sac，妊娠囊

由于 CSP 的超声成像十分复杂，早期妊娠由于信号微弱，妊娠囊和切口部之间的血流信号可能无法检测到，而超声造影可通过增强微循环以弥补该缺陷。通过超声造影增强微循环，可准确勾画出绒毛床的范围，从而精确诊断 I 型（94.1%）及 II 型（92.5%）CSP。但目前不清楚造影剂是否会通过胎盘影响胎儿，故尚未在有继续妊娠意愿的女性中进行超声造影评估。

（3）磁共振成像（magnetic resonance imaging，MRI）：可用于辅助诊断 TVS 联合多普勒成像仍无法确诊的病例。有研究发现，MRI 在 CSP 的诊断准确度上与 TVS 相似，但由于其对软组织有更好的对比度和更高的分辨率，能够多图层转换以还原盆腔的解剖结构。并且，增强 MRI 能够显示妊娠囊及其周围组织的详细特征，能够更好地评估切口部内的植入程度和膀胱的受累程度。

二、CSP 终止妊娠的标准

因为 CSP 可能导致子宫破裂、大出血、生育力丧失，甚至孕产妇死亡，美国母胎医学学会（Society for Maternal-Fetal Medicine，SMFM）于 2020 年 1 月发表在 *American Journal of Obstetrics and Gynecology*（*AJOG*）有关 CSP 的指导意见中表明，反对 CSP 的期待治疗（证据等级为 I B）。

Rac 等评估了 39 例行期待治疗的 CSP 患者，提出以妊娠早期子宫前壁下段肌层厚度作为终止妊娠的标准分界，即子宫肌层厚度<2 mm 和膀胱线中断或变形时发生子宫破裂、大出血等的风险极高，应尽早清除妊娠组织；对于子宫肌层厚度≥4 mm、妊娠囊向子宫腔方向生长的 CSP，可尝试继续妊娠，但应严密监测，同时妊娠晚期须警惕胎盘植入、产后出血等的发生风险。

此外，有学者曾提出 "on the scar" 和 "in the niche" 的概念，即 "在瘢痕上" 和 "在瘢痕内"，其区别在于前者在胎盘或妊娠囊与子宫前壁浆膜层或膀胱之间有可测量的子宫肌层厚度，而后者其胎盘或妊娠囊与子宫前壁浆膜层或膀胱极为贴近（图 2-4），两者继续妊娠的风险截然不同。对 2 种情况的妊娠结局进行随访，发现前者产时、产后的并发症更少，保留子宫的比例显著高于后者。这为后续 CSP 的管理提供了更多理论支持。

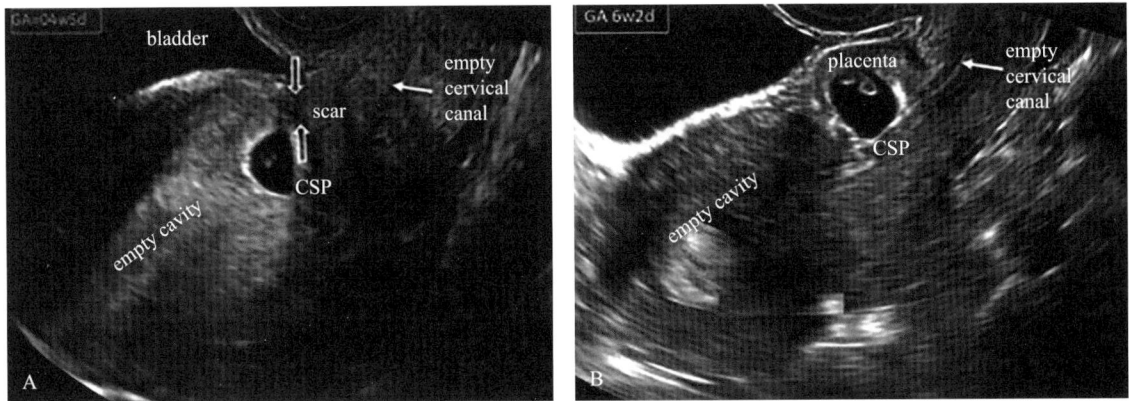

图 2-4　2 种不同的 CSP

注：A. 在瘢痕上（on the scar），子宫肌层的厚度可测量，通常 ≥ 2 mm；scar，瘢痕；empty cavity，空腔；empty cervical canal，空子宫颈管；bladder，膀胱。B. 在瘢痕内（in the niche），子宫肌层厚度<2 mm 或无可测量的子宫肌层，继续妊娠风险极高

综上所述，早期 CSP 的诊断方法多种多样，最快速的方法为以病史结合 TVS 为主。给予 CSP 患者期待治疗的风险极大，一经诊断，推荐的治疗方法仍为终止妊娠，最终目标为避免大出血的同时保留远期生育力。

参考文献

［1］Abbas A, Ali S, Nagy M, et al. Accidental diagnosis and conservative management of a case of first-trimester cesarean scar ectopic pregnancy. Int J Reprod Contracept Obstet Gynecol, 2018, 7（4）：1628-1630.

［2］Gonzalez N, Tulandi T. Cesarean scar pregnancy：a systematic review. J Minim Invasive Gynecol, 2017, 24（5）：731-738.

［3］Ko JK, Li RH, Cheung VY. Cesarean scar pregnancy：a 10-year experience. Aust N Z J Obstet Gynaecol, 2015, 55（1）：64-99.

［4］Timor-Tritsch IE, Monteagudo A, Bennett TA, et al. A new minimally invasive treatment for cesarean scar pregnancy and cervical pregnancy. American Journal of Obstetrics and Gynecology, 2016, 215（3）：725.

［5］Rheinboldt M, Osborn D, Delproposto Z. Cesarean section scar ectopic pregnancy：a clinical case series. J Ultrasound, 2015, 18（2）：191-195.

［6］Wang Q, Ma H, Peng H, et al. Risk factors for intra-operative haemorrhage and bleeding risk scoring system for caesarean scar pregnancy：a case-control study. Eur J Obstet Gynecol Reprod Biol, 2015, 195（12）：141-145.

［7］Tsai NC, Cheng LY, Yang TH, et al. Serum β-human chorionic gonadotropin profile and its correlations with ultrasound parameters in low-lying-implantation ectopic pregnancy in the first trimester. J Obstet Gynaecol Res, 2020, 3：17.

［8］Ash A, Smith A, Maxwell D. Cesarean scar pregnancy. BJOG, 2007, 114（3）：253-263.

［9］Osborn DA, Williams TR, Craig BM. Cesarean scar pregnancy：sonographic and magnetic resonance imaging findings, complications, and treatment. J Ultrasound Med, 2012, 31（9）：1449-1456.

［10］Birch Petersen K, Hoffmann E, Rifbjerg Larsen C, et al. Cesarean scar pregnancy：a systematic review of treatment studies. Fertil Steril, 2016, 105（4）：958-967.

［11］Timor-Tritsch IE, Haynes MC, Monteagudo A, et

al. Ultrasound diagnosis and management of acquired uterine enhanced myometrial vascularity/arteriovenous malformations. American Journal of Obstetrics & Gynecology, 2016, 214 (6): 731.

[12] Timor-Tritsch IE, Monteagudo A, Cali G, et al. Cesarean scar pregnancy: diagnosis and pathogenesis. Obstet Gynecol Clin North Am, 2019, 46 (4): 797-811.

[13] Timor-Tritsch IE, Monteagudo A, Cali G, et al. Cesarean scar pregnancy and early placenta accreta share common histology. Ultrasound in Obstetrics and Gynecology, 2014, 43 (4): 383-395.

[14] Comstock CH, Lee W, Vettraino IM, et al. The early sonographic appearance of placenta accreta. J Ultrasound Med, 2003, 22 (1): 19-23.

[15] D'Antonio F, Timor-Tritsch IE, Palacios-Jaraquemada J, et al. First-trimester detection of abnormally invasive placenta in high-risk women: systematic review and meta-analysis. Ultrasound Obstet Gynecol, 2018, 51 (2): 176-183.

[16] Rac MW, Moschos E, Wells CE, et al. Sonographic findings of morbidly adherent placenta in the first trimester. J Ultrasound Med, 2016, 35 (2): 263-269.

[17] Wu Y, Zhou LY, Chen L, et al. Efficacy of contrast-enhanced ultrasound for diagnosis of cesarean scar pregnancy type. Medicine, 2019, 98 (44): e17741.

[18] Peng KW, Lei Z, Xiao TH, et al. First trimester cesarean scar ectopic pregnancy evaluation using MRI. Clin Radiol, 2014, 69 (2): 123-129.

[19] Huang Q, Zhang M, Zhai RY. The use of contrast-enhanced magnetic resonance imaging to diagnose cesarean scar pregnancies. International Journal of Gynecology & Obstetrics, 2014, 127 (2): 144-146.

[20] Society for Maternal-Fetal Medicine (SMFM), Miller R, Timor-Tritsch IE, et al. Society for Maternal-Fetal Medicine (SMFM) Consult Series #49: Cesarean scar pregnancy. [2020-04-03] (2020-01-30). https://www.elsevier.com/about/our-business/pilicies/article-withdrawal.

[21] Kaelin Agten A, Cali G, Monteagudo A, et al. The clinical outcome of cesarean scar pregnancies implanted "on the scar" versus "in the niche". Am J Obstet Gynecol, 2017, 216 (5): 510.

人工流产与不孕不育

第 3 章

金 力

中国医学科学院　北京协和医学院　北京协和医院

一、生育计划与避孕

中国人工流产手术人数一直居高不下，每年约有 900 万例。《2019 中国卫生健康统计年鉴》的最新数据显示，2018 年我国人工流产手术人数达 974 万例（图 3-1），在接受人工流产手术的女性中，低龄者、未育者占比大，重复人工流产比例高。

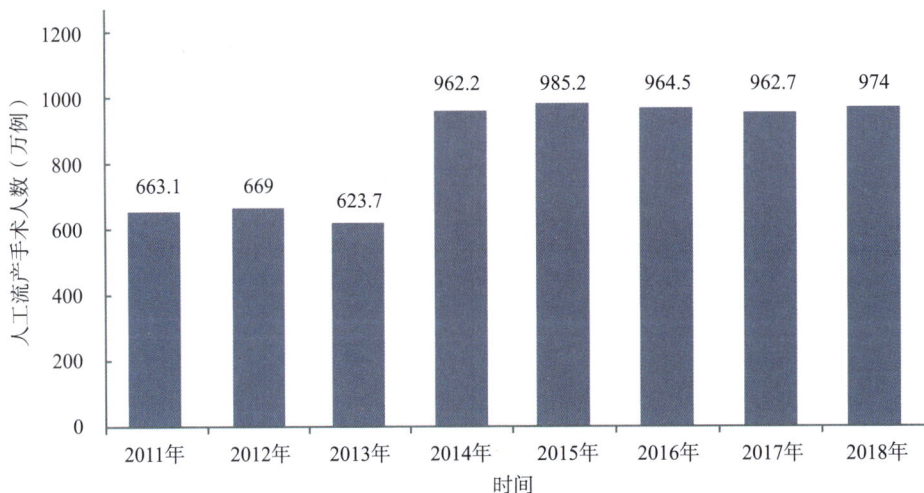

图 3-1　2011—2018 年我国人工流产手术人数

注：引自国家卫生健康委员会. 2019 中国卫生健康统计年鉴. 北京：中国协和医科大学出版社，2019

为什么我国人工流产手术人数居高不下？说明了什么？有研究显示，没有采取有效的避孕措施和对生育力存在认知偏差是重要原因。近几年，我国婚前性行为和意外妊娠的比例明显增加，与西方国家相比，我国向未婚人群提供的计划生育服务及对青少年进行的性教育和避孕措施方面的教育做得太少。国内很多女性在人工流产后才进行避孕。笔者曾见过做了 11 次人工流产还能妊娠的女性，也见过做了 1 次人工流产就不孕不育的女性。目前，人工流产已经是一种非常成熟的手术。由经过良好训练的医生在设备完好的情况下进行的早期妊娠流产手术是最安全、最容易的妇科手术之一，特别是近几年，术中引入超声，手术在间接可视情况下进行，各种并发症的发生风险都显著降低。但在临床中，确实有一些女性因为人工流产造成了严重的并发症，危害了自身的生殖健康。特别是妊娠 10 周以后的人工流产，并发症发生风险显著增加，中期妊娠的流产风险比早期增加了 3~4 倍。

人类生育力（生育力最强的夫妇每个月经周期妊娠的概率）的峰值不高于 33%。因此，如何让所有育龄期女性在开始性生活前获得正确的性教育、避孕知识和避孕方法十分重要。建立正确的生育意识和制订适合自己的生育计划是保护女性生殖健康和生育力的重中之重。

二、人工流产对生育力的干扰

1. 神经-内分泌的干扰　由于正常妊娠过程的突然终止，人体内分泌状态失调，下丘脑-垂体-卵巢轴需要重新调整，妊娠周数越小，恢复越快，反之亦然。子宫内膜也随着卵巢功能的恢复，受雌激素的作用逐渐增厚，排卵恢复，月经才会来潮。有一些女性下丘脑-垂体-卵巢轴没能迅速恢复正常，出现了月经失调→不排卵→多囊卵巢综合征→不孕不育。由于激素波动和心理因素，有些女性会出现一些精神-心理改变，个别女性还会出现不同程度的焦虑、抑郁等。

2. 结构的损伤　子宫腔表面覆盖黏膜，为子宫内膜。子宫内膜分 3 层，即致密层、海绵层和基底层。致密层和海绵层也称功能层，内含腺体、血管、间质。致密层靠近子宫腔，也称表层，海绵层为中层。子宫内膜受卵巢分泌的激素影响，其表面 2/3（功能层）发生周期性变化，月经来潮时脱落；下 1/3（基底层）靠近子宫肌层，无周期性变化，月经来潮时不脱落。月经来潮后，黏膜由基底层向子宫腔方向生长。人工流产后刮宫如果造成子宫内膜损伤严重，可出现子宫内膜菲薄→子宫腔部分粘连或完全粘连，表现为月经量少→子宫性闭经→不孕不育。这时的子宫内膜不能再生。

3. 流产后盆腔器官的感染　输卵管根部的损伤如子宫角粘连，会增加输卵管间质部梗阻的发生风险。

4. 子宫内膜异位症或子宫腺肌症的发生　人工流产会增加子宫内膜异位症或子宫腺肌症的发生风险，以及增加不孕不育的发生风险。

三、治疗与助孕

1. 功能性紊乱的调整　需要时间进行调整，也可以向妇产科医生进行咨询或使用药物，还可以使用射频微创自凝刀。

2. 器质性损伤的诊断与治疗

（1）输卵管的检测（输卵管炎性破坏，即输卵管机械性破坏）：可通过输卵管通液、子宫输卵管造影（hysterosalpingography，HSG）、宫/腹腔镜检查+通液检测输卵管。输卵管通液的准确性为 70%~80%，无法鉴别损伤为单侧还是双侧，无法了解子宫腔的状况，容易出现假象。近年来，HSG 特别是三维超声引导下 HSG 的准确性高，无放射性，可重复性高，简单、可靠、安全，假阳性率为 15%，费用低。宫/腹腔镜检查+通液是检测输卵管损伤的金标准。不推荐通过输卵管导丝检测输卵管。

（2）子宫内膜的损伤：采用雌激素和孕激素功能试验就可以鉴别。

1）子宫腔粘连的初步诊断：超声对子宫腔粘连不具有特征性，少数有特征性发现，如子宫内膜回声不均。HSG 对重度子宫腔粘连可获得阳性结果，显示充盈缺损，轻度粘连显示不清。当超声和 HSG 都有阳性发现时，应行宫腔镜检查及治疗。宫腔镜成功的标准为整个子宫恢复正常大小和形态，双侧子宫角和输卵管开口可见。

2）子宫腔粘连的生殖预后：以宫腔镜手术为主的综合治疗可使大部分患者的子宫腔恢复正常结构，改善月经异常，恢复生育力。对于重度子宫腔粘连患者，术后可能再次发生粘连，此时雌激素反应差，可通过球囊、宫内节育器、支架改善，或使用干细胞改善。若子宫腔粘连导致子宫腔容积缩小，再加上子宫内膜瘢痕重，体外受精胚胎移植术（in vitro fertilization and embryo transfer，IVF-ET）也失去机会，患者可选择合法代孕。

（3）子宫内膜异位症或子宫腺肌症：上述疾病所致不孕不育应根据患者的情况遵循药物-手术-助孕的原则。

四、防 范 措 施

具体防范措施包括做好育龄期女性的计划生育和避孕的宣传教育，减少或避免人工流产；大月份人工流产尽可能选择药物流产，减少或取消钳刮术；提高妇产科医生的手术技能，尽可能减少对子宫内膜的损伤，降低子宫腔粘连的发生率；术前准备、手术严格无菌操作，避免手术造成感染，发生子宫内膜炎及输卵管炎；重视子宫腔手术后的闭经、月经减少及不孕不育，必要时做宫腔镜检查，早期诊断、早期治疗，预防病情加重。多次行子宫腔手术者应列为高危人群，应由经验丰富的医生进行操作，尽可能在超声引导下进行手术，避免盲目过度刮宫对子宫内膜造成损伤。

参考文献

［1］Lee W，Mazza D. Reasons for termination of pregnancy in women aged 35 and over. Med J Aust，2009，191（3）：188-189.

［2］丰有吉，沈铿. 妇产科学 . 2 版. 北京：人民卫生出版社，2011.

避孕方法与意外妊娠

第 4 章

彭 萍 刘欣燕
中国医学科学院 北京协和医学院 北京协和医院

一、避 孕 方 法

什么是最好的避孕方法？没有一种避孕方法是完美的。选择避孕方法的基本原则是遵循知情选择原则。影响个体选择某种避孕方法的因素很多，包括有效性、安全性、可逆性、可获得性、费用和避孕以外的益处。

1. 高效避孕方法 比尔指数是指使用某种避孕方法，每 100 例女性每年发生意外妊娠的次数。比尔指数越小，避孕方法越好。常见的避孕方法见表 4-1，从该表中可以看出，安全期、体外射精和屏障避孕方法属于低效避孕方法；避孕药、避孕针、皮下埋植剂、宫内节育器（intrauterine device，IUD）和绝育术属于高效避孕方法，其中皮下埋植剂和 IUD 属于长效可逆性避孕方法（long-acting reversible contraceptives，LARC）。

（1）IUD：常用的 IUD 分为铜缓释型和孕激素缓释型。其避孕机制为当子宫暴露于 IUD 时，发生无菌性炎症反应，会产生细胞毒性肽和激活酶，从而抑制精子的活动度，降低精子获能和存活，对精子和卵细胞产生毒性，阻碍受精卵着床。其中，铜能增强无菌性炎症反应，进一步损害精子，影响着床；孕激素可以使子宫颈黏液黏稠而影响精子上行，使子宫内膜蜕膜化、腺体萎缩而影响着床，使输卵管蠕动减慢和增加免疫抑制糖蛋白 A 生成而抑制精卵结合来增强避孕作用。

从表 4-1 中可以看出，LARC（IUD、皮下埋植剂）和绝育术的比尔指数最低，故 LARC 和绝育术的避孕效果最好。有研究显示，57 000 例女性放置 IUD 90 天内发生盆腔炎的风险为 0.54%，且在放置 IUD 前是否筛查淋病和衣原体，使用者发生盆腔炎的风险没有差异，提示使用 IUD 不增加盆腔感染的风险；而计划妊娠的女性在取出 IUD 1 年后的妊娠率约为 80%，与未避孕的女性相当。此外，一项 Meta 研究纳入了 16 篇评估 IUD 使用者患宫颈癌风险的论文，其结果发现，使用 IUD 的女性发生宫颈癌的风险比未使用者要低 30%（总 $OR = 0.64$，$95\%CI$：$0.53 \sim 0.77$），提示 IUD 不仅安全、可逆，还能降低宫颈癌的发生风险。

（2）单孕激素避孕方法：皮下埋植剂、孕激素 IUD、单孕激素口服避孕药和避孕针都属于单孕激素避孕方法。前两者在使用最初时产生的血清孕酮浓度分别为 0.35 ng/ml 和 0.10 ~ 0.25 ng/ml，之后逐渐下降，远低于单孕激素口服避孕药的浓度（1.5 ~ 2.0 ng/ml）。避孕针［醋酸甲羟孕酮（medroxyprogesterone acetate，DMPA）］的血清孕酮浓度<0.4 ng/ml，每 3 个月注射 1 次。除前文所述 IUD 中的孕激素避孕机制外，高水平的孕激素还通过抑制卵泡刺激素（follicle-stimulating hormone，FSH）而抑制排卵。

表 4-1　常用的避孕方法比较

	安全期	体外射精	避孕套等屏障避孕	复方激素避孕药	避孕针	LARC 皮下埋植剂	LARC 激素 IUD	LARC 含铜 IUD	绝育术
比尔指数	14~40	18~28	7~14	0.1	0.05~6.00	0.05	0.06	0.52	0.10
不良反应	无	无	过敏	雌激素相关不良反应、血栓风险	单孕激素相关不良反应、出血模式改变	单孕激素相关不良反应、出血模式改变	单孕激素相关不良反应、出血模式改变	经量增多、经期延长	无
其他益处	无	无	预防性病传播	调整月经、缓解痛经、经量多、子宫内膜异位症	缓解子宫内膜病变，如子宫内膜异位症；缓解痛经、经量多	缓解子宫内膜病变，如子宫内膜异位症；缓解痛经、经量多	缓解子宫内膜病变，如子宫内膜异位症；缓解痛经、经量多	紧急避孕	无
完美使用	自己使用，实际使用和完美使用差距大	自己使用，实际使用和完美使用差距大	自己使用，实际使用和完美使用差距大	自己使用，实际使用和完美使用差距大	自己使用，实际使用和完美使用差距大	专业人士操作，基本完美使用	专业人士操作，基本完美使用	专业人士操作，基本完美使用	专业人士操作，基本使用完美使用
时效	短效	短效	短效	短效	短效	长效	长效	长效	长效
可逆	易	易	易	易	易	易	易	易	难

皮下埋植剂和孕激素 IUD 属于 LARC。在一项比较皮下埋植剂、孕激素 IUD 及含铜 IUD 的研究中，前两组 5 年均无妊娠发生，进一步证实单孕激素避孕方法避孕效果好。但目前国内还没有单孕激素口服避孕药和避孕针。

尚未发现单孕激素避孕药使用者发生脑卒中、心肌梗死或静脉血栓栓塞的风险升高，故美国疾病控制与预防中心（Center for Disease Control and Prevention，CDC）提出单孕激素避孕药（即皮下埋植剂、孕激素 IUD、DMPA 避孕针等）可用于有静脉血栓病史或有活动性静脉血栓的产后女性。

单孕激素避孕药发生不规则出血的概率高达 14.8%，是停用的首要原因。除避孕针停用后有个别女性的生育力延迟到 18 个月恢复以外，其他方法停用后很快恢复排卵。

（3）复方激素避孕方法：复方激素避孕成分为雌激素和孕激素，包括复方口服避孕药（compound oral contraceptive，COC）、透皮避孕贴和阴道避孕环，后两者目前国内还没有。透皮避孕贴每日释放 20 μg 炔雌醇和 150 μg 诺孕曲明，雌激素暴露量比 35 μg 炔雌醇的 COC 高约 60%；阴道避孕环每日释放 15 μg 炔雌醇和 120 μg 依托孕烯。复方激素避孕方法的避孕机制除前文所述的孕激素避孕机制外，主要为雌激素和孕激素负反馈抑制 FSH，从而抑制排卵。

新型 COC 的特点：①炔雌醇减至 20~35 μg，雌激素相关不良反应如静脉血栓栓塞、乳房压痛、恶心、腹胀和心血管并发症的发生率降低，但 10~20 μg 容易发生不规则出血。②第 1 代、第 2 代孕激素包括炔诺酮和左炔诺孕酮等，后者雄激素特性最强，可能会降低血清高密度脂蛋白（high density lipoprotein，HDL）胆固醇的浓度。第 3 代孕激素与雄激素受体结合的亲和力降低，对血清性激素结合球蛋白（sex hormone binding globulin，SHBG）浓度的影响小，对碳水化合物和脂质代谢的影响小。③多相方案可使 1 个月内的类固醇总含量略微下降，但对于单相方案，并无已证实的临床优势。

在完美使用时，COC 的比尔指数为 0.1，是使用者自己掌握的高效避孕方法，但由于使用者容易漏服，实际应用的失败率高达 1%~8%。世界卫生组织（World Health Organization，WHO）关于避孕方法的医学资格标准表修订后提出，健康的非吸烟女性在绝经前可使用 COC。

目前，使用 COC 仍存在一些风险高的健康禁忌，如每日吸烟≥15 支、糖尿病、高血压（收缩期≥160 mmHg 或舒张压≥100 mmHg）、静脉血栓栓塞、凝血突变、缺血性心脏病、脑卒中史、有并发症的心脏瓣膜病、系统性红斑狼疮（抗磷脂抗体阳性或未知）、先兆偏头痛、乳腺癌和某些肝病。任何增加肝微粒体酶活性的药物（如抗癫痫药等）都可以加速 COC 的代谢，但 COC 的代谢不受利福平以外的抗生素影响。有研究显示，10 000 例女性中有 41.5 例发生的高血压可归因于使用 COC（炔雌醇 20 μg）1 年，且其停用 COC 后高血压风险迅速降低；在 10 000 例使用 COC（炔雌醇 20 μg）1 年的女性中，出现 2 例动脉血栓形成（心肌梗死或血栓性脑卒中），6.8 例静脉血栓形成，是未使用者的 2~4 倍；不同孕激素类型的 COC 风险类似。女性伴遗传性血栓形成倾向（如凝血因子 V *Leiden* 基因杂合子等）、狼疮抗凝物质时，使用 COC 发生缺血性脑卒中的风险是未使用者的 11 倍，甚至更高。

另一项前瞻性队列研究纳入了近 200 万例女性，平均随访 11 年，在 COC 使用者中，乳腺癌病例为 13 例/（10 万人·年），与 35 岁以下乳腺癌病例 2 例/（10 万人·年）相比，绝对增加值很小。

综上所述，女性使用 COC 发生高血压、血栓、脑卒中和乳腺癌的风险稍有增加，但绝对增加值很小。因此，女性使用 COC 前，需要先评估基础疾病、药物和 COC 的相互作用。

此外，COC 可以治疗月经失调、经量过多、痛经、盆腔痛和经前期综合征；且部分 COC 通过抑制 FSH 减少卵巢分泌雄激素；增加血清 SHBG 浓度，雄激素结合增加而降低血清游离雄激素浓度；同时抑制肾上腺分泌雄激素而被用于治疗如痤疮、多毛症等高雄激素表现。流行病学研究表明，长期使用COC可降低卵巢癌、子宫内膜癌的发生风险。

2. 其他避孕方法

（1）安全期避孕：该方法是根据女性月经周期、基础体温、子宫颈黏液等生理指标来判断易受孕时段，通过避开排卵时段进行性生活来达到避孕目的，但女性排卵期可受药物、情绪等因素影响发生意外排卵而变化。有研究显示，安全期避孕的失败率高达50%。

（2）体外射精：男性在射精前从阴道里撤出。如果撤出时间不准确或射精前分泌物含有精子则容易失败。使用该法避孕，每年所致妊娠率为18%~28%。

（3）屏障避孕法：避孕套（男用和女用）、阴道隔膜和子宫颈帽是常见的屏障避孕法。屏障避孕法的效果取决于是否完美使用。男用避孕套有利于预防包括人类免疫缺陷病毒（human immunodeficiency virus，HIV）在内的性传播疾病的感染或传播。由于阴道隔膜和子宫颈帽使用前需要在阴道内放置6~8小时，导致使用者很少。

（4）哺乳期避孕：母乳喂养时因催乳素诱导抑制下丘脑释放促性腺激素释放激素（gonadotropin releasing hormone，GnRH），抑制产后排卵，故哺乳期避孕被广泛使用，但只有同时满足产后6个月内、纯母乳喂养和无月经时，哺乳期避孕才不容易失败。

（5）杀精剂：有研究显示，实际使用6个月杀精剂的妊娠率为10%~22%。杀精剂的特点为如果在性交前没有等待足够长的时间使杀精剂扩散，或给药后性交延迟超过1小时，或每次额外性行为前没有使用重复剂量，则容易出现避孕失败。

（6）绝育术：手术将输卵管（输精管）结扎或切除，或采用药物等堵塞输卵管（输精管）管腔，达到阻断精子和卵子相遇的各种方法，统称为女（男）性绝育术。绝育术的避孕效果好，适合完成生育的夫妇之一选择使用。在接受手术前，需要告知接受手术者该方法为永久性避孕，但必要时可以通过手术复通（有时比较困难）而恢复生育。

3. 紧急避孕方法 适用于近期发生无保护性性交（包括性侵犯）或近期采用了其他避孕方法但可能失败的女性。

作用机制：口服紧急避孕药主要通过推迟排卵起效，已经排卵后再使用左炔诺孕酮似乎没有任何避孕效果。含铜IUD的主要机制是抑制受精，也有受精后的避孕作用。在性交72小时内使用含铜IUD、米非司酮（或醋酸乌利司他）和左炔诺孕酮，能分别避免95%、67%和50%的预期妊娠。

当体重指数（body mass index，BMI）≥30 kg/m^2、排卵前1天和紧急避孕措施后又有无保护性性交行为时，妊娠风险增加。含铜IUD的优点是在无保护性性交后提供持续避孕，特别是对于超重女性，不提倡重复使用口服紧急避孕药。

总之，每位女性都想选择最好、最适合自己的避孕方法，但具体选择某种避孕方法除了取决于年龄、特定人生阶段和个人偏好外，还取决于具体避孕方法的可获得性。

二、意外妊娠

1. 我国计划生育现状

（1）避孕情况：1990年，我国开始建立妇幼卫生监测网。截至2007年，全国妇幼卫生监测点扩大到336个，通过对已婚育龄期女性避孕率和节育手术例数、人工流产例数及相关手术并发症例数来监控计划生育质量。表4-2显示，9年来我国已婚育龄期女性避孕率从89.1%下降到80.6%（全国）。2018年，西藏自治区（30.1%）、重庆（68.3%）和北京（68.3%）下降明显，位列后3位；而宁夏回族自治区、黑龙江和安徽位列前3位，和2010年类似。

表 4-2　我国部分地区已婚育龄期女性避孕率（%）

地区	2010 年	2016 年	2018 年
全国	89.1	83.0	80.6
宁夏回族自治区	90.5	92.4	91.8
黑龙江	92.6	90.5	90.0
安徽	90.4	89.2	89.1
北京	84.6	73.0	68.3
重庆	90.8	64.4	48.9
西藏自治区	78.0	61.4	30.1

（2）计划生育手术：表 4-3 显示，2018 年我国放置 IUD 和行男/女性绝育术的手术例数由 2010 年的 946 万例降低到 422 万例；取出 IUD 的例数却在增加，提示使用 IUD 的人群减少；人工流产手术例数由 2010 年的 636 万例增加至 2018 年的 974 万例，提示意外妊娠增多。

表 4-3　计划生育手术情况

年份	放置 IUD		取出 IUD		男性绝育术		女性绝育术		人工流产	
	万例	%	万例	%	万例	%	万例	%	万例	%
2010	754	34.0	282	12.7	22	1.0	170	7.7	636	28.7
2016	532	25.3	473	22.5	4	0.2	49	2.3	964	45.9
2018	377	20.5	347	18.9	5	0.3	40	2.2	974	52.9

（3）计划生育手术并发症：2018 年，计划生育手术相关并发症监控显示，放置 IUD 和取出 IUD 分别造成子宫穿孔 88 例和 203 例、感染 502 例和 119 例；男性绝育术造成感染 3 例，女性绝育术造成肠管损伤 4 例、膀胱损伤 11 例、感染 16 例；人工流产造成子宫穿孔 428 例、人工流产不全 12 420 例和感染 698 例。结合表 4-3，分析以上数据发现，避孕节育术（IUD 手术和绝育术）发生感染的概率（640 例/769 万例，约 80 例/万例）和人工流产（698 例/974 万例，约 72 例/万例）发生感染的概率接近；除感染外，避孕节育术（IUD 手术和绝育术）发生其他并发症的比例为 306 例/769 万例，约 0.4 例/万例，而人工流产发生其他并发症的比例是 12 848 例/974 万例，约 13 例/万例，即人工流产对女性的直接损害是避孕节育术的 32.5 倍。

2. 我国人工流产现状

（1）未婚女性人工流产数量增加：有研究显示，某医院 2010 年的未婚人工流产数量为 646 例，2015 年增至 1638 例，比率从 28% 增至 54%。进一步查阅文献，发现近年来未婚女性人工流产的比例波动在 30%～68%；年龄为 15～34 岁，孕次多达 5 次；文化程度在中学或中专以下占 48%～56%，大专占 32%；未婚女性重复人工流产率为 28%～41%，近期人工流产率达 8%～12%。有研究对 15～19 岁女性的人工流产进行分析，发现 28% 是初次性行为，仅 19% 采取了避孕措施，提示低龄未婚女性人工流产已经成为一个需要重视的社会现象，特点如下。

1）性行为低龄化、未婚同居和多个性伴侣现象增多。

2）初次性行为不避孕比例高，提示未婚女性对避孕知识知晓率低。我国对未婚女性的性知识宣传教育（简称宣教）力度弱，虽然互联网已经大大提高了获取性知识的途径，但针对如何保护女性生育力的宣教还不够多，且避孕的落实也不能通过互联网完成。

3）重复流产率高，尤其是近期流产率高。据调查显示，仅有25%的未婚女性了解人工流产的危害性。很多未婚女性意外妊娠后，不敢与家人沟通，认为"只要赶紧解决就行，管不了将来"。这部分女性通过宣教了解到人工流产的并发症如人工流产不全、子宫腔粘连、盆腔炎、月经失调、继发性不孕不育等会影响自身将来的生育力后，却也只能抱着侥幸心理进行手术。有文献报道，研究组中有人工流产史的比例达25%，但只有19%采用了避孕措施，提示部分女性在人工流产术后仍然不采取避孕措施，很快发生重复流产。有研究显示，近期（<1年）人工流产者约占全部未婚人工流产女性的47.6%。

4）大龄未婚女性人工流产数量增加。有研究显示，30岁以上大龄未婚女性的人工流产率呈上升趋势，此类人群人工流产的原因多为避孕失败而又不能结婚。

5）随访困难。涉及隐私，未婚女性人工流产术后随访丢失严重。

（2）已婚女性人工流产数量增加：石一复等收集了7家医院5年人工流产和药物流产的数量，为141 131例，与同期分娩人数接近。查阅多个文献，发现已婚女性人工流产数量占相关文献全部人工流产数量的32%~68%。

1）已婚未育女性人工流产数量增加：有研究显示，已婚未育女性人工流产数量占该研究全部人工流产数量的8.8%~21.0%，占已婚女性人工流产数量的46%，提示女性婚后未育阶段性生活活跃，避孕失败发生非意愿妊娠，迫于自身或外部的各种原因如经济压力、读书、出国、职位晋升等而终止妊娠。

2）已婚女性重复人工流产数量增加：有研究显示，单例人工流产次数最多达13次；已婚女性重复流产数量占该研究已婚女性流产数量的54%，其中1年内重复流产率约占10%。

3）已婚女性产后人工流产数量增加：由于部分女性产后混合喂养婴儿或不哺乳，从而导致哺乳期避孕失败。由于子宫柔软，哺乳期人工流产极易发生子宫穿孔，并影响婴儿养育。有研究显示，剖宫产后1年内人工流产数量占该研究已婚女性人工流产数量的4.5%。

4）已婚女性剖宫产切口部妊娠数量增加：有研究显示，已婚已育女性人工流产中有1/3存在剖宫产史。目前，我国的剖宫产率约为40%，剖宫产后再孕人工流产风险越来越引起重视，若发生剖宫产切口部妊娠，人工流产术中因着床处肌层薄弱且为瘢痕组织、收缩不良、断裂的血管不易闭合，容易发生大出血甚至子宫破裂、失血性休克。石一复等发现近年来剖宫产切口部妊娠数量增高，占异位妊娠总数的10.6%。

（3）胚胎停育增加：有研究显示，胚胎停育在人工流产手术中的比例（2.7%~8.7%）逐年增加，差异有统计学意义（$P<0.05$）。

（4）流动人口人工流产数量增加：有研究显示，北京某地区流动人口人工流产比例占该地区人工流产总数的85%，高于北京市流动人口占北京市总人口的比例（36%）。外来人员、文化程度较低、收入低、无固定职业及无生育计划者进行未婚人工流产的比例显著高于本地人员、文化程度高、收入高（月收入>5000元）、有固定职业和有生育计划者。

3. 意外妊娠增加的原因

（1）未避孕比例高：90%以上的人工流产可以归因于意外妊娠，包括未避孕和避孕失败的非意愿妊娠。据调查显示，人工流产手术中有41%~81%为未采取避孕措施而导致妊娠。未避孕的原因包括侥幸心理、担心避孕方法存在不良反应、当时没有避孕工具或药物、感觉自己或配偶不孕不育及其他（如配偶不愿）等。侥幸心理为主要原因，占43.9%；担心避孕方法存在不良反应占30.5%。约1/3的女性并未意识到自己处于发生妊娠的风险中。有研究分层比较了重庆市区县组和市区组人工流产未避孕的原因，发现区县组不了解避孕方法的比例显著高于市区组（$P<0.05$），

提示区县组避孕知识普及较市区组差。

（2）避孕失败：有研究显示，31%~63%的人工流产归因于避孕失败。还有研究发现，河南避孕失败的方法中，安全期及体外射精占48.8%，避孕套占33.3%，紧急避孕药占17.2%，IUD占0.7%；湖北避孕失败的方法中，安全期占50.0%，紧急避孕药占13.0%，避孕套占9.0%，其他原因占28.0%；广东避孕失败的方法中，安全期占36.0%，体外射精占10.7%，避孕套占5.0%，紧急避孕药占18.6%，IUD占0.5%，其他原因占29.2%。上述数据提示，安全期是避孕失败的主要原因；避孕套、体外射精、紧急避孕药都属于低效避孕方法。IUD避孕失败比例低，属于LARC。

综上所述，发生意外妊娠的主要原因是未避孕和未采取高效的避孕措施。

目前已有多种避孕方法，为什么还有这么多人不避孕？LARC的效果明显高于安全期和避孕套，为什么有这么多人还是选择低效的避孕方法，宁愿承担人工流产的危害？对于这些问题，考虑存在一个因素，即人们评估成本-效益时，习惯于把短期内的成本-效益看得重于未来的成本-效益，经济学家把这种行为称为双曲贴现，这使得人们在对待即刻的欲望、行为或乐趣时稍微欠缺理性，从而能够容忍潜在的危害。未避孕女性正常性生活1年的妊娠率约为80%，按每周2次性生活计算，每次性生活受孕的概率约为0.2%，所以有很多人存在侥幸心理，选择不避孕或安全期、避孕套避孕。此外，《中国卫生健康统计年鉴》中的数据显示，避孕节育术也存在并发症，导致女性选择避孕方法更加谨慎。

三、减少意外妊娠的措施

避孕节育术对女性的直接损害明显低于人工流产，且人工流产的远期并发症如子宫腔粘连、子宫内膜异位症和继发性不孕不育等进一步降低女性生育力，充分知情能帮助女性正确选择。

1. 青少年和未育女性避孕　针对未婚女性人工流产数量增多的现状，首先需要提高青少年避孕教育，将避孕教育纳入中学、高中、大学教育，在加强道德、法制、心理教育的同时，扩大计划生育服务范围，让未婚人群充分了解意外妊娠的危害，避免无保护性性行为。同时，应宣教不同年龄和阶段相关的避孕知识和技巧，提倡使用高效避孕方法，减少未婚女性人工流产数量。还可以通过重视未婚人群的人工流产后关爱服务（post abortion care，PAC）来落实避孕措施，减少重复流产。

对于大多数女性，包括未育女性，推荐以LARC作为一线措施，包括含铜IUD、孕激素IUD和皮下埋植剂。IUD对于多数女性都是安全的，包括青少年和未育女性。临床可以按以下方法来判断哪些女性适宜使用IUD：①确认女性是否计划近期妊娠？如果3年内计划妊娠，短效可逆性避孕措施如COC、阴道避孕环或透皮避孕贴可能更合适。②LARC不含雌激素，适用于有雌激素禁忌证的女性。③还可以考虑避孕以外的益处，如孕激素IUD能有效改善痛经、经量过多和子宫内膜异位症疼痛等症状和子宫内膜增生。对于担心IUD手术并发症的青年女性，可以选择皮下埋植剂。

2. 流产后避孕

（1）流产后避孕方法选择的即刻情况：有研究显示，PAC后市区组有33.8%的女性拟采用避孕套避孕，而区县组为26.7%（$P<0.05$）；选择高效避孕方法的女性两组分别为65.8%和61.1%，但市区组选择COC、IUD、皮下埋植剂的比例分别为30.5%、29.5%和5.8%，区县组分别为22.8%、37.4%和1.9%，其中选择LARC者以已育人群为主，区县组（39.3%）高于市区组（34.3%），提示区县组女性和市区组女性相比，更趋向选择传统避孕措施如IUD，但PAC后仍

然有女性选择安全期或体外射精等不安全的方式避孕。

（2）流产后避孕随访：有研究显示，女性人工流产 PAC 后 1 个月、3 个月、6 个月 COC 的使用率分别为 63.27%、43.60%、10.08%，而 IUD 的放置率分别为 9.35%、15.65%、21.84%。虽然使用 IUD 的比例逐渐升高，但整体上随着时间的推移采取高效避孕措施的例数在下降。

（3）PAC 随访效果：有研究显示，PAC 组采用高效避孕方法的比例（28.29%）显著高于对照组（10.18%），差异有统计学意义（$P<0.05$）；PAC 组重复流产率（6.39%）和半年内再次人工流产率（2.56%）显著低于对照组（12.74%，4.67%），差异均有统计学意义（$P<0.05$），提示 PAC 有助于落实高效避孕方法，降低人工流产率。

PAC 适用于所有未婚和已婚的人工流产女性。为减少已婚女性意外妊娠，需要抓住 3 个重要节点，即未育、人工流产后和产后。对于已婚未育的女性，应给予适时生育、避孕知识和优生优育的教育。把握人工流产时机、加强 PAC、流产后及时落实 LARC 是减少人工流产的重要方法。

此外，对剖宫产切口部妊娠和胚胎停育人群进行再生育的 PAC 和病因诊治，有助于减少剖宫产切口部妊娠和胚胎停育的再次发生，也有助于降低非意愿人工流产。

3. 产后避孕 较短的时间内（上一次妊娠结束与下一次妊娠开始小于 18 个月）再次妊娠导致围生期和母亲不佳结局的风险增加，从优生优育和主、客观角度出发，女性产后都需要避孕。产后避孕的时机和方法的选择需要考虑排卵恢复、静脉血栓发生风险及对泌乳的影响。静脉血栓栓塞的发生风险在产后 21 天最高，之后下降，分娩后 4 个月降至基线水平。

有研究发现，40%~50% 的女性不进行产后复查，且在常规产后 6 周复查前，40%~57% 的女性已发生无保护性性生活。有文献报道，产后 6 个月内，有 10% 的闭经女性出现排卵。在纯母乳喂养的闭经女性中，有 1%~5% 出现排卵。只有在同时满足产后 6 个月内、纯母乳喂养和闭经时，才可预防 98% 的妊娠。因此，哺乳期避孕容易失败。

IUD 可在胎盘娩出后立即放置或产后 6 周择期放置。IUD 放置的时机不影响不良事件的发生率，但立即放置的脱落率高于择期放置。因为相关风险较低，单孕激素避孕药的优势通常大于理论上或经证实的风险，可用于有静脉血栓栓塞病史或有活动性静脉血栓栓塞的产后女性。目前，COC 中的雌激素对泌乳的影响尚不明确，但会增加静脉血栓栓塞的发生风险，不建议哺乳期使用。

根据我国产后人工流产数量增加的情况，提倡分娩后立即开始避孕，优势是在恢复排卵前开始避孕。北京协和医院于 2018 年启动产后避孕项目，制定产后避孕准则，将避孕课程纳入孕妇学校，开展产前避孕咨询和促进产后及时避孕。

总之，意外妊娠与年龄、经济压力、避孕措施、文化层次有关。因此，加强医务人员培训，保证避孕药和避孕工具的可获得性，推进 PAC 和产后避孕，加强正确使用避孕药（包括紧急避孕药、COC）和避孕套的教育，适时促进 LARC 和动员男性参与避孕，同时重视未婚未育、产后避孕，尤其关注流动人口落实避孕措施，对减少人工流产有重要意义。

参考文献

[1] Bahamondes L, Brache V, Meirik O, et al. A 3-year multicentre randomized controlled trial of etonogestrel-and levonorgestrel-releasing contraceptive implants, with non-randomized matched copper-intrauterine device controls. Hum Reprod, 2015, 30 (11): 2527.

[2] Curtis KM, Tepper NK, Jatlaoui TC, et al. U. S. Medical eligibility criteria for contraceptive use, 2016. MMWR Recomm Rep, 2016, 29, 65 (3): 1-103.

[3] Cortessis VK, Barrett M, Brown Wade N, et al. Intrauterine device use and cervical cancer risk: a systematic review and meta-analysis. Obstet Gynecol, 2017, 130 (6): 1226-1236.

［4］ Sufrin CB, Postlethwaite D, Armstrong MA, et al. Neisseria gonorrhea and Chlamydia trachomatis screening at intrauterine device insertion and pelvic inflammatory disease. Obstet Gynecol, 2012, 120 (6): 1314-1321.

［5］ Ali M, Akin A, Bahamondes L, et al. Extended use up to 5 years of the etonogestrel-releasing subdermal contraceptive implant: comparison to levonorgestrel-releasing subdermal implant. Hum Reprod, 2016, 31 (11): 2491-2498.

［6］ Chasan-Taber L, Willett WC, Manson JE, et al. Prospective study of oral contraceptives and hypertension among women in the United States. Circulation, 1996, 94 (3): 483-489.

［7］ Petitti DB. Hormonal contraceptives and arterial thrombosis-not risk-free but safe enough. N Engl J Med, 2012, 366 (24): 2316-2318.

［8］ Vinogradova Y, Coupland C, Hippisley-Cox J. Use of combined oral contraceptives and risk of venous thromboembolism: nested case-control studies using the QResearch and CPRD databases. BMJ, 2015, 350: 2135.

［9］ Mørch LS, Skovlund CW, Hannaford PC, et al. Contemporary Hormonal Contraception and the Risk of Breast Cancer. N Engl J Med, 2017, 377 (23): 2228-2239.

［10］ ACOG. ACOG Practice Bulletin No. 110: noncontraceptive uses of hormonal contraceptives. Obstet Gynecol, 2010, 115 (1): 206-218.

［11］ Dude A, Neustadt A, Martins S, et al. Use of withdrawal and unintended pregnancy among females 15～24 years of age. Obstet Gynecol, 2013, 122 (3): 595-600.

［12］ Glasier A. Emergency contraception: clinical outcomes. Contraception, 2013, 87 (3): 309-313.

［13］ 吕英璞, 史文会, 张娜娜. 2010—2015 年育龄妇女人工流产原因分析比较. 河北医科大学学报, 2016, 37 (9): 1030-1033.

［14］ 郭沛沛, 刘玉玲, 汤福想. 2956 例人工流产女性现状分析及人工流产后关爱服务在生殖健康中的作用评价. 中国全科医学, 2016, 19 (24): 2982-2985.

［15］ 闫玉琴. 678 例人工流产分析及计划生育指导效果研究. 世界最新医学信息文摘, 2015, 15 (15): 155-156.

［16］ 杜二球, 高霞, 李咏梅. 610 例育龄期女性非意愿妊娠人工流产的临床分析. 中国妇幼健康研究, 2017, 28 (4): 439-463.

［17］ 徐小鸥, 张小娟, 杨学妞. 964 例重庆市区与区县人工流产妇女避孕状况对比分析. 重庆医学, 2017, 46 (13): 1804-1806.

［18］ 石莹, 何耀娟, 郭芝亮. 4538 例人工流产术后回顾与流产后关爱服务效果评价. 哈尔滨医药, 2015, 35 (2): 97-99.

［19］ 宋艳波, 段仙芝, 王少明, 等. 北京社区医院非医学原因人工流产现状调查. 内蒙古医学杂志, 2016, 48 (2): 200-202.

［20］ 张钰, 陈丽云, 张锦新. 1546 例未婚女性人工流产现状调查及分析. 中外女性健康研究, 2016, 19 (5): 171-172.

［21］ 陈新侠. 297 例未婚女性人工流产原因分析及对策. 大家健康, 2016, 10 (14): 198.

［22］ 徐霞, 余静丽, 陈亚. 15～19 岁未婚女性无痛人工流产术前焦虑及影响因素调查. 预防医学, 2018, 30 (2): 205-207.

［23］ 石一复, 郝敏, 李娟清. 7 所医学院校附属医院 2010—2014 年正常和异常妊娠浅析. 中国妇产科和计划生育, 2016, 8 (6): 6-13.

［24］ 张世妹, 周丹, 彭萍. 剖宫产子宫瘢痕憩室诊断和治疗进展. 中国实用妇科与产科杂志, 2015, 31 (2): 174-176.

［25］ Lohr PA, Lyus R, Prager S. Use of intrauterine devices in nulliparous women. Contraception, 2017, 95 (6): 529-537.

［26］ Trussell J, Hassan F, Lowin J, et al. Achieving cost-neutrality with long-acting reversible contraceptive methods. Contraception, 2015, 91 (1): 49-56.

［27］ Thiel de Bocanegra H, Braughton M, Bradsberry M, et al. Racial and ethnic disparities in postpartum care and contraception in California's Medicaid program. Am J Obstet Gynecol, 2017, 217 (1): 47.

［28］ Grimes DA, Lopez LM, Schulz KF, et al. Immediate post-partum insertion of intrauterine devices. Cochrane Database Syst Rev, 2010, 12 (5): 3036.

凶险性前置胎盘的诊治

第 5 章

刘俊涛

中国医学科学院　北京协和医学院　北京协和医院

一、定　　义

　　1993 年，Chattopadhyay 首次将凶险性前置胎盘定义为剖宫产术后再次妊娠为前置胎盘、胎盘植入者。之后，美国妇产科医师学会（American College of Obstetricians and Gynecologists，ACOG）、国际妇产科联盟（International Federation of Gynecology and Obstetrics，FIGO）等学术组织曾将其命名为胎盘病理性附着，现称为胎盘植入性疾病/序列征（placenta accrete spectrum，PAS）或胎盘异常植入（abnormal invasive placenta，AIP）。我国妇产科学界将其称为凶险性前置胎盘，虽然称呼不同，但核心定义从未改变。国外将其称为 PAS 是考虑胎盘异常附着的程度（粘连、植入、穿透）、面积大小、是否累及子宫旁组织和器官（膀胱、直肠）等的不同。凶险性前置胎盘常发生产时、产后致命性出血。广大围生保健人员应充分认识该病，指导和改善产科医生对孕产妇的管理，降低母儿不良妊娠结局的发生。

二、高危因素及发生率

　　剖宫产史、前置胎盘病史、多产、子宫手术史或刮宫史、高龄、人工助孕及子宫腔粘连等是凶险性前置胎盘发生的高危因素，最常见的高危因素为前次剖宫产史，前置胎盘是另一个独立的高危因素，在没有剖宫产史的前置胎盘孕妇中，凶险性前置胎盘的发生率为 3%。有研究显示，对于前置胎盘伴有首次剖宫产史、2 次剖宫产史、3 次剖宫产史、4 次剖宫产史及 5 次以上剖宫产史的患者，发生凶险性前置胎盘的概率分别为 3%、11%、40%、61% 及 67%。一项队列研究显示，与阴道分娩相比较，剖宫产后 1 年内再次妊娠发生前置胎盘的风险增加（$RR = 1.7$，95% CI：$0.9 \sim 3.1$）。另一项研究显示，前次临产前的剖宫产也与再次妊娠发生前置胎盘的风险相关（调整后 $OR = 2.62$，95% CI：$1.24 \sim 5.56$）。有研究显示，近 40 年来，凶险性前置胎盘的发生比例从 1/2510 上升到 1/533。

三、发　病　机　制

　　目前，凶险性前置胎盘的主流假说为子宫内膜-肌层界面损伤导致局部蜕膜化不良，从而导致胎盘绒毛异常植入。但该假说无法解释无子宫内膜损伤的胎盘植入的发生。

四、早期筛查及诊断

在我国，凶险性前置胎盘需要在三级医院进行管理及分娩，尽早诊断并转诊至上级医院是关键。对于有前置胎盘史和剖宫产史的孕妇，应在妊娠早期由有经验的超声科医生检查，以便尽早发现和诊断。但凶险性前置胎盘的超声影像学特征一般在妊娠中晚期才较为明显，故一般在妊娠中晚期才能确诊。

凶险性前置胎盘的超声影像学特点：①胎盘呈前置状态，胎盘后方与子宫之间的正常低回声带变薄或消失。②胎盘内部缺损，呈"虫蛀样"或"奶酪样"。③彩色多普勒超声显示血流紊乱，表现为子宫浆膜-膀胱交界处结构紊乱、血流丰富等。国内学者根据超声影像学及病史提出了超声评分系统，以期指导临床判断病情，见表5-1。

表 5-1　胎盘植入超声评分量表

项目	0 分	1 分	2 分
胎盘位置	正常	边缘或低置（距离子宫颈内口<2 cm）	完全前置
胎盘厚度（cm）	<3	≥3 和≤5	>5
胎盘后低回声带	连续	局部中断	消失
膀胱线	连续	中断	消失
胎盘陷窝	无	有	融合成片，伴"沸水征"
胎盘基底部血流信号	基底部血流规则	基底部血流增多、成团	出现"跨界"血管
子宫颈血窦	无	有	融合成片，伴"沸水征"
子宫颈形态	完整	不完整	消失
剖宫产史（次）	无	1	≥2

注：引自种轶文，张爱青，王妍，等. 超声评分系统预测胎盘植入凶险程度的价值. 中华围生医学杂志，2016，19（9）：705-709

一项包含 23 篇文献 3707 例病例的回顾性研究显示，超声对凶险性前置胎盘诊断的敏感性约为 90.72%、特异性约为 96.94%。但在该研究中，病例的选择和超声结果的解读存在偏移。近期一项较大样本研究纳入了非凶险性前置胎盘的前置胎盘孕妇，结果发现，超声的敏感性和特异性均有所下降。目前，超声仍是诊断凶险性前置胎盘最常见、最有效的手段。但超声未发现"异常"也不能除外凶险性前置胎盘的诊断。此外，超声在诊断胎盘植入的面积和深度上，以及在子宫后壁凶险性前置胎盘的诊断上不如 MRI。由于 MRI 价格昂贵且资源有限，并不能成为凶险性前置胎盘的检查手段。

五、妊娠期监测

有研究显示，对于无症状的凶险性前置胎盘孕妇，住院和门诊随诊的母胎结局无显著差异。因此，有学术组织建议无症状的前置胎盘孕妇即使合并凶险性前置胎盘，咨询后可以在门诊随诊至合适的时期分娩，但需具备急诊救治的条件。

基于凶险性前置胎盘孕妇在产时、产后易发生大量出血，其妊娠期的贫血问题值得重视。我国的相关指南建议，凶险性前置胎盘孕妇的血红蛋白（hemoglobin，Hb）水平应在正常范围内。FIGO、英国皇家妇产科医师学会（Royal College of Obstetricians and Gynaecologists，RCOG）等建议，凶险性前置胎盘孕妇在妊娠28周前出现Hb<110 g/L或妊娠28周后出现Hb<105 g/L时，应查找病因，需要时应补充铁剂。

六、终止妊娠的时机、处理原则及方式

1. 时机　计划分娩可减少出血，降低其他并发症的发生率，缩短入住重症监护病房（intensive care unit，ICU）的时间。虽然延长孕周可以改善围生儿结局，但会增加产前出血、急诊手术和手术损伤的风险。目前，终止妊娠的时机存在争议。我国相关指南和ACOG、美国SMFM等推荐妊娠34~36周终止妊娠。妊娠36周后约50%的凶险性前置胎盘孕妇会因出血而进行紧急手术。有学术组织建议，对于病情稳定、无早产史（妊娠<36周）的孕妇，为改善围生儿结局，可考虑妊娠36周后终止妊娠；对于有早产史或妊娠期反复出现少量阴道出血或一次阴道出血较多及胎膜早破等有早产风险的凶险性前置胎盘孕妇，应在妊娠34周左右终止妊娠以降低急诊手术的风险。

妊娠期被诊断为凶险性前置胎盘的孕妇应每3~4周复查一次超声以了解胎儿的生长发育和胎盘植入的病情变化。个体化治疗可考虑应用糖皮质激素促胎肺成熟。

2. 处理原则　凶险性前置胎盘孕妇应在有多学科协作团队（multidisciplinary team，MDT）的医疗机构进行保健和分娩，团队应包含的人员见表5-2。

表5-2　凶险性前置胎盘多学科协作团队的管理模式

组成	职能
建立多学科协作医疗团队	能24小时完成凶险性前置胎盘的紧急手术
制订标准的护理计划	具有持续和标准的妊娠期、围手术期管理计划
影像学专家	进行超声和（或）MRI检查
经验丰富的产科医生/母胎医学专家	能进行产前诊断和产时、产后多种手术并发症的处理
能行复杂手术的专家（妇科肿瘤、盆腔手术、泌尿外科）	能处理腹膜后粘连、输尿管暴露、髂内动脉结扎，并能熟练进行输尿管支架置入术
产科或创伤麻醉医生	对大量出血及围手术期管理经验丰富
新生儿重症监护病房和新生儿医生	择期手术近足月早产儿和急诊手术的早产儿管理
重症监护病房	提供术后重症监护管理
输血科	有血库专业人员及大量的血源准备
必要时需要其他外科团队，如血管外科、普通外科、创伤外科	处理并发症，如输尿管再植、肠切除、血管损伤修复
介入科	可能放置血管内球囊或进行术后动脉栓塞
自体血回输及体外循环治疗	视需要的异体输血量决定

注：引自Allen L，Jauniaux E，Hobson S，et al. FIGO consensus guidelines on placenta accreta spectrum disorders: nonconservative surgical management. Int J Gynaecol Obstet, 2018, 140（3）: 281

3. 方式　产前诊断的凶险性前置胎盘往往以计划性剖宫产终止妊娠。

（1）术前准备：凶险性前置胎盘术前应经多学科会诊，充分讨论患者病情，对于术中、术后可能发生的各种情况制定相应的治疗预案。由影像科医生和产科医生充分评估凶险性前置胎盘的程度和植入的部位、面积、深度等以决定手术方案。泌尿外科医生根据病情决定是否行膀胱镜检查并放置输尿管支架。充分评估膀胱、输尿管的损伤风险。输血科准备充分血源。

（2）麻醉方式：可以选择硬膜外麻醉、腰硬联合麻醉（硬膜外麻醉+蛛网膜下腔麻醉+脊椎麻醉）或全身麻醉，具体应根据病情由麻醉医生选择。考虑术中可能出现大量出血，导致凝血功能障碍，引起硬膜外血肿及延长手术时间，也可行单次腰麻（蛛网膜下腔麻醉+脊椎麻醉）结合全身麻醉。

（3）腹壁及子宫体切口的选择：并非所有凶险性前置胎盘孕妇的剖宫产手术的腹壁切口均需要选择腹壁旁正中纵向切口，应根据胎盘的植入情况、侵及部位和深度等综合考虑。若术中考虑子宫体切口避开胎盘，宜采用腹壁纵向切口，于子宫体上部切开子宫娩出胎儿。

（4）保留子宫（保守手术）的方法及风险：剖宫产切除子宫会使女性失去生育能力，还会带来一些心理压力，故孕妇往往不愿接受，产科医生也有保留孕妇子宫的愿望。保守手术主要有 4 种方法：①彻底清除胎盘，缝合止血；②胎盘原位保留期待疗法；③一步保守手术方法，即切除植入部分的子宫壁并修补；④3P 手术法。

1）彻底清除胎盘组织：在产后出血的治疗中，彻底清除胎盘组织是首要选择。但在凶险性前置胎盘孕妇的治疗中，彻底清除胎盘组织会导致致命的产后出血。有研究认为，不去强行剥离植入部分的胎盘可降低 50% 的失血和输血需求。因此，在轻柔地剥离胎盘失败时，应慎重考虑采取徒手强制剥离胎盘，这种情况往往发生于术前没有诊断的凶险性前置胎盘孕妇中。此时，应根据患者生命体征的稳定性、胎盘植入的范围和深度、医疗团队的能力、血源情况等决定个体化方案。

2）胎盘原位保留期待疗法：虽然欧美的一些国家将剖宫产子宫切除视为凶险性前置胎盘孕妇的"标准疗法"，但母体并发症的发生率仍高达 40% ~ 50%；对于胎盘穿透的患者，手术损伤盆腔器官和血管可导致母体病死率高达 7%。彻底清除胎盘并缝扎止血的术式会将绒毛组织残留在子宫肌层，由于大量血供的存在，可能造成产后大出血。因此，有学者提出胎盘原位保留，期待产后子宫、子宫旁组织、胎盘的血供逐渐减少，绒毛组织坏死，胎盘自行与子宫及植入的子宫旁器官剥离。

胎盘原位保留期待疗法的手术要点为避开胎盘上缘行子宫体上部横向切口，在脐带插入胎盘端结扎脐带，关闭子宫腔，术后预防性使用抗生素。

法国一项由 40 家教学医院参与的多中心回顾性研究共纳入 167 例凶险性前置胎盘行保守手术的病例，其中有 25 家医院（63%）至少施行了 1 例此类手术。结果显示，59.3% 行胎盘部分原位保留，40.7% 行胎盘完整原位保留，总体的子宫保留成功率约为 78%。严重的母体并发症包括败血症、感染性休克、腹膜炎、子宫坏死、产后子宫破裂、窦道形成、邻近器官损伤、急性肺水肿、急性肾衰竭、深静脉血栓、肺栓塞或母体死亡，具体见表 5-3。

表 5-3　凶险性前置胎盘保守治疗的母体患病率

特征	凶险性前置胎盘，包括胎盘穿透 [n（%）]
原位保留胎盘	167（100%）
部分	99/167（59.3%）
全部	68/167（40.7%）
原发性产后出血	86/167（51.5%）
无附加的子宫血管阻断术	58/167（34.7%）
附加的子宫血管阻断术	109/167（65.3%）

（待　续）

（续　表）

特征	凶险性前置胎盘，包括胎盘穿透［n（%）］
盆腔动脉栓塞	62/167（37.1%）
血管结扎术	45/167（26.9%）
逐步子宫血管结扎术	15/167（9.0%）
髂内动脉结扎术	23/167（13.8%）
逐步子宫血管结扎术与髂内动脉结扎术	7/167（4.2%）
子宫压迫缝合术	16/167（9.6%）
球囊导管阻塞	0（0）
甲氨蝶呤治疗	21/167（12.6%）
计划子宫切除术	18/167（10.8%）
计划子宫切除术的原因	无
原发性产后出血	18/18（100%）
产后预防性使用抗生素治疗>5 天	54/167（32.3%）
输液患者	70/167（41.9%）
输血>5 U	25/167（15.0%）
转入重症监护病房	43/167（25.7%）
感染	47/167（28.1%）
感染性休克	1/167（0.6%）
败血症	7/167（4.2%）
膀胱子宫瘘	1/167（0.6%）
子宫坏死	2/167（1.2%）
深静脉血栓性静脉炎或肺栓塞	4/167（2.4%）
继发性产后出血	18/167（10.8%）
延迟子宫切除术	18/167（10.8%）
分娩至延迟子宫切除的天数中位数	22 天（9~45 天）
延迟子宫切除术的原因	无
继发性产后出血	8/18（44.4%）
败血症	2/18（11.1%）
继发性产后出血和败血症	3/18（16.7%）
膀胱子宫瘘	1/18（5.6%）
子宫坏死和败血症	2/18（11.1%）
动静脉畸形	1/18（5.6%）
产后要求	1/18（5.6%）
死亡	1/167（0.6%）
保守治疗成功	131/167（78.4%）
严重产科并发症	10/167（6.0%）

注：引自 Sentilhes L，Ambroselli C，Kayem G，et al. Maternal outcome after conservative treatment of placenta accreta. Obstst Gynecol, 2010, 115 (3): 526-534

75% 成功保留子宫的病例平均在 13.5 周（4~60 周）排空子宫腔，10.8% 的病例因产后出血而行紧急子宫切除术。目前，对于胎盘穿透病例进行保守治疗的资料有限。在上述法国的研究中，子宫保留的成功率为 55.6%，但严重的母体并发症发生率为 15.7%。其中，8 例侵及膀胱的胎盘穿透患者的子宫保留成功率为 75%，严重的母体并发症发生率为 25%。

胎盘原位保留术后，绒毛和蜕膜组织约需 6 个月才能完全吸收。期间有发生感染及凝血功能障碍而行急诊子宫切除的报道。FIGO 建议在术后最初 2 个月每周随访 1 次，若无并发症发生，之后可每月随访 1 次。定期检测 β-hCG+超声可以判断残存胎盘的吸收情况，但低 β-hCG 值并不能保证胎盘完全吸收。

有研究对有症状的产妇（腹痛、出血）进行宫腔镜下胎盘组织清除（可一次或多次），可以缩短恢复时间、减少子宫切除概率。但该研究样本量有限，且仅对有症状者实施，即使存在残存胎盘自行剥离的可能，亦没有确凿的胎盘植入病理证据。此外，没有研究对无症状者实施此类手术干预，效果难以评估。

高强度聚焦超声去除阴道分娩后残留胎盘的研究显示，其可以缩短平均恢复时间至 36.9 天，且不增加感染和出血的发生风险，也可避免子宫切除。但相关研究样本量较小，且缺乏病理诊断。

应用甲氨蝶呤促进胎盘吸收的效果不明确，不良反应较严重，如骨髓抑制、继发性感染等。有研究显示，有 1 例患者因脐带注射甲氨蝶呤而死亡，故不常规推荐临床应用甲氨蝶呤。

3）其他保留子宫的手术：包括一步保守手术方法、分步手术法及 3P 手术法等。

手术要点见表 5-4 至表 5-6。

表 5-4　一步保守手术方法

1. 断开新形成的供体血管，分离被侵入的子宫组织和膀胱组织
2. 子宫下段较高部位切开并娩出胎儿
3. 在区域血管阻断的情况下，将胎盘及其所有被侵入的子宫肌层组织一并切除
4. 外科手术止血
5. 在 2 个平面上行子宫肌层重建
6. 必要时行膀胱修复

注：引自 Palacios-Jaraquemada JM. Diagnosis and management of placenta accreta. Best Pract Res Clin Obstet Gynaecol, 2008, 22（6）：1133-1148

表 5-5　分步手术法

1. 在娩出胎儿前早期联合使用静脉内宫缩剂
2. 取高于胎盘上缘的子宫切口而不切穿胎盘
3. 娩出胎儿
4. 取出子宫，经由助手辅助将子宫压向耻骨联合，暂时性断流
5. 结扎双侧髂内动脉分支
6. 待盆腔血管阻断术后清除胎盘
7. 用左手中指识别子宫颈内口，用示指和环指对子宫下段进行正确识别
8. 修复子宫切口

注：引自 Shabana A, Fawzy M, Refaie W. Conservative management of placenta percreta: a stepwise approach. Arch Gynecol Obstet, 2015, 291（5）：993-998

表 5-6　3P 手术法

1. 术前超声定位胎盘位置

2. 盆腔血管阻断术，包括术前放置动脉球囊导管（髂内动脉前段）

3. 不试图剥离整个胎盘、切除伴有凶险性前置胎盘组织的子宫肌层

4. 子宫修补

5. 如果涉及膀胱后壁，应将侵入膀胱的胎盘组织留在原位以避免膀胱切开术

注：引自 Chandraharan E，Rao S，Belli AM，et al. The triple-P procedure as a conservative surgical alternative to peripartum hysterectomy for placenta percreta. Int J Gynaecol Obstet，2012，117（2）：191-194

　　保留子宫的手术成功后似乎不会对女性之后的生育力和产科结局造成严重的不良影响，但支撑这一观点的证据有限。有研究显示，再次妊娠发生凶险性前置胎盘、子宫破裂、产后出血及子宫切除的风险增高；长期并发症为子宫腔粘连、继发性闭经导致的不孕（8.3%）。据报道，成功保留子宫且有妊娠愿望的女性再次妊娠的概率达 88.9%。

　　上述手术为胎盘原位保留手术提供了一些经验，可以作为强烈要求保留子宫孕妇的选择。但除再次手术切除子宫者有病理组织学诊断外，成功保留子宫的病例无法准确判断胎盘植入的面积、深度和子宫旁侵及范围等，证据的可靠性值得商榷。必须告知孕妇上述手术面临的风险及严重并发症。术后长期随访的依从性也是必须考虑的问题。

　　凶险性前置胎盘保守治疗的推荐建议见表 5-7。

表 5-7　凶险性前置胎盘保守治疗的推荐建议

相关指南的推荐、建议	适用范围	证据质量及推荐强度
原位保留胎盘是希望保留生育力的产妇的一种选择，并同意在有足够经验的医疗机构进行长期随访监测	高	中且强
禁止强行人工剥离胎盘	所有	高且强
产前诊断为凶险性前置胎盘的孕妇要求行保守治疗，术前应确认胎盘的确切位置，同时准备好相应设备及专家团队，随时行紧急子宫切除术	高	中且强
胎儿娩出后仅在没有确切的临床证据表明存在凶险性前置胎盘时，方可尝试通过可控的轻柔脐带牵拉及缩宫素用药协助娩出胎盘	所有	低且强
应当预防性使用抗生素治疗以降低原位保留胎盘的感染风险	高	低且弱
不建议使用甲氨蝶呤，除非有更多的证据证明其有效性及安全性	高	中且强
不建议常规使用预防性手术或介入性子宫血管阻断术	高	低且弱
不建议通过 MRI 或血清 β-hCG 监测行保守治疗的病例	高	低且弱
告知既往患凶险性前置胎盘的女性，该病的复发风险很高	所有	高且强
一步保守手术的可重复性低于其他方法，原因是止血效果依赖于操作者本身	高	低且弱

注：引自 Sentilhes L，Kayem G，Chandraharan E，et al. FIGO consensus guidelines on placenta accreta spectrum disorders：conservative management. Int J Gynaecol Obstet，2018，140（3）：291-298

　　（5）剖宫产子宫切除：凶险性前置胎盘孕妇因多次剖宫产使得盆腔粘连增加、新生血管增多、胎盘穿透侵及邻近器官（如膀胱和直肠）等。因凶险性前置胎盘行剖宫产子宫切除存在较多的手

术并发症和母体损伤，见表 5-8。术后女性也永久失去了生育能力。目前，剖宫产子宫切除术越来越多地被产科及围生医生接受，被认为是最安全、出血最少的手术方式。

表 5-8　凶险性前置胎盘剖宫产子宫切除术的相关并发症

并发症	数值
估计出血量（中位数）	2000~3000 ml
输红细胞量（中位数）	3500~5400 ml
大容量输血>10 000 ml	5%~40%
膀胱损伤	7%~48%
输尿管损伤	0~18%
转入重症监护病房	15%~66%
肠道损伤/阻塞	2%~4%
静脉血栓栓塞	4%
手术部位感染	18%~32%
二次手术	4%~18%
产妇病死率	1%~7%

注：引自 Walker MG，Allen L，Windrim RC，et al. Multidisciplinary management of invasive placenta previa. J Obstet Gynaecol Can，2013，35（5）：417-425；Grace TS，Jobling TW，Wallace EM，et al. Surgical management of placenta accreta：a 10-year experience. Acta Obstst Gynecol Scand，2013，92（4）：445-450；Shamshirsaz AA，Fox KA，Salmanian B，et al. Maternal morbidity in patients with morbidly adherent placenta treated with and without a standardized multidisciplinary approach. Am J Obstst Gynecol，2015，212（2）：211-218；Norris BL，Everaerts W，Posma E，et al. The urologist's role in multidisciplinary management of placenta percreta. BJU INT，2016，117（6）：961-965

　　建立多学科协作团队，进行准确的产前诊断及充分的术前准备，团队成员之间保持良好的沟通是安全管理凶险性前置胎盘孕妇的关键。最近多项研究表明，成立多学科协作团队的医疗机构与无特定方案的标准产科护理团队相比，产妇需要大量输血、入住 ICU 及产后 7 天内行二次手术的概率均降低，见表 5-9。其中，具备复杂盆腔手术的专业技能是多学科协作团队的核心优势，术中具有这些专业能力的妇科医生能够有效降低产妇的出血率及输血率。但良好的多学科管理仅能改善复杂及侵袭较深的胎盘植入孕妇的并发症，并不能改善围生儿结局，且手术时间较长，不能在低收入及大多数中低收入国家中应用。

表 5-9　多学科协作团队在凶险性前置胎盘治疗中的影响

作者	队列大小（n）	研究设计	比较对象	MDT 组比较对照组改善情况
Eller 等，美国	141	回顾性研究	79 个 MDT 中心（2 家医院），62 个标准产科中心（26 家医院）	大量输血（≥4 U）43% vs. 61%（P=0.031）；7 天内二次手术 3% vs. 36%（P<000 1）；综合早期发病率 47% vs. 74%（P=0.026）；综合早期发病率比值 0.22（0.07~0.70）

（待　续）

（续　表）

作者	队列大小（n）	研究设计	比较对象	MDT 组比较对照组改善情况
Al-Khan 等，美国	67	回顾性研究	单中心制定治疗方案前后对比：早期队列 25，后期 42	估计失血减少 48%（P<0.001）；术中输注红细胞减少 40%（P<0.01）；总输注红细胞减少 50%（P<0.01）；入住重症监护病房减少>50%（P<0.01）
Shamshirsaz 等，美国	90	回顾性研究	3 家三甲医院规范化 MDT 方案，实施前后 57 MDT、33 非 MDT	降低紧急分娩率 23% vs. 64%（P=0.001）；预计失血量减少 2100 ml（500~18 000 ml）vs. 3000 ml（800~14 000 ml）（P=0.008）
Smulian 等，美国	47	回顾性研究	单中心 MDT 方案实施前后对比：19 MDT，28 非 MDT	减少失血量 1200 ml vs. 2500 ml（P=0.009）；血制品用量较少 47.4% vs. 85.7%（P=0.005）；较高的术中最低平均动脉压 57 mmHg vs. 48 mmHg（P=0.002）

注：Shamshirsaz AA，Fox KA，Salmanian B，et al. Maternal morbidity in patients with morbidly adherent placenta treated with and without a standardized multidisciplinary approach. Am J Obstst Gynecol，2015，212（2）：211-218；Al-Khan A，Gupta V，Illsley NP，et al. Maternal and fetal outcomes in placenta accreta after institution of team-managed care. Reprod Sci，2014，21（6）：761-771；Eller AG，Bennett MA，Sharshiner M，et al. Maternal morbidity in cases of placenta accreta managed by a multidisciplinary care team compared with standard obstetric care. Obstst Gynecol，2011，117（2 Pt 1）：331-337；Smulian JC，Pascual AL，Hesham H，et al. Invasive placental disease：the impact of a multi-disciplinary team approach to management. J Matern Fetal Neonatal Med，2017，30（12）：1423-1427

一项凶险性前置胎盘手术的系统性综述指出，围生期子宫切除术中尿路损伤的总发生率为 29%，高于其他妇科指征子宫切除术的发生率。78% 的损伤涉及膀胱，17% 涉及输尿管。据报道，手术技术的改进可减少尿路损伤。术前放置输尿管支架可将尿路损伤的发生风险从 33% 降至 6%。在放置输尿管支架时，膀胱镜检查也可以评估胎盘是否侵犯膀胱。打开腹膜后间隙可视下监测输尿管可能有助于防止意外损伤输尿管。

胎盘植入侵犯膀胱的临床症状很少见。一项回顾性研究包含了 20 例胎盘植入侵犯膀胱的病例，其中仅有 25% 出现了肉眼血尿。因此，推荐产前影像学可疑膀胱侵犯者术前行膀胱镜检查及放置输尿管支架。对于伴有膀胱受累的患者，一些学者建议用膀胱切开术，鉴别侵入的绒毛组织，切除累及的膀胱，不进行解剖分离。如果有子宫前壁和外侧广泛胎盘植入侵犯，可以考虑采用后路手术，使子宫逐步终止血液供应，有助于施行子宫切除术。需要注意的是，施行剖宫产前保持膀胱充盈有助于解剖子宫下段，需要时更有利于行膀胱切开术。

1）术中控制出血的方法：①使用氨甲环酸。目前，缺乏针对凶险性前置胎盘使用氨甲环酸术中止血的相关临床研究，但是产后出血证据的质量证明，其可用于治疗产前确诊或分娩时确诊为凶险性前置胎盘的孕妇。②使用介入性球囊阻断术。目前，尚不清楚该方法能否改善母儿结局。已有血管破裂、导管相关血栓栓塞等严重并发症的报道，提示使用该方法前应权衡利弊。③使用髂内动脉结扎。其益处与介入性球囊阻断术相似。评估髂内动脉结扎在凶险性前置胎盘孕妇中的安全性和有效性的研究很少。在 Grace 等的一项研究中，44% 的患者在胎盘植入子宫切除术前进行了双侧髂内动脉结扎，但与未结扎的患者相比，输血量相同。在一项纳入 23 例凶险性前置胎盘孕妇的小样本研究中，15 例接受了髂内动脉结扎，平均失血量或失血量>5000 ml 的情况没有差异。

④进行自体血回收。术中自体红细胞回输可将同种异体红细胞输血量减至最低，特别是对于产后大出血风险高、术前血红蛋白浓度低、罕见血型的患者。注意在进行自体红细胞回输时，自体血中的其他成分，包括羊水、胎脂、微生物、胎儿血液等，细胞回收设备可能无法充分过滤这些污染物，并可能直接输回母体循环并导致并发症，包括栓塞、同种免疫作用和血栓形成等。⑤进行胎盘剥离和使用宫缩剂。在凶险性前置胎盘孕妇择期行剖宫产且胎盘没有自然剥离时，推荐不使用宫缩剂、不尝试剥离胎盘而直接切除子宫。对 57 例可疑凶险性前置胎盘孕妇的回顾性研究显示，与试图剥离胎盘相比，胎盘原位留置在子宫腔而直接切除子宫可显著降低出血量等短期发病率。如果胎盘发生自发性部分剥离且胎盘植入部分在深度和面积上有限，则可采用保守治疗。因此，凶险性前置胎盘孕妇行剖宫产子宫切除术中不使用宫缩剂，除非很快清除胎盘或胎盘完全分离（即排除了凶险性前置胎盘）。

2）子宫切除术的术式：①全子宫切除术或次全子宫切除术。全子宫切除术是紧急围生期子宫切除术推荐的手术方法。次全子宫切除术的支持者认为其可减少失血、输血、围手术期并发症和缩短手术时间，但对于子宫颈受累的胎盘植入，次全子宫切除术可能无效。此外，未发现次全子宫切除术可提供相对更多的尿路损伤的保护。SMFM 的专家对全子宫切除术和次全子宫切除术治疗凶险性前置胎盘的意见不一致，55%推荐使用全子宫切除术，45%推荐使用保留子宫颈的次全子宫切除术。各国学者尝试改进手术方法及应用新技术以减少出血或尿路损伤。②计划性延迟子宫切除术。该手术是凶险性前置胎盘的一种"确定性"治疗方案。在周围结构被广泛侵袭而导致直接剖宫产子宫切除术非常困难的情况下可能会采用延迟子宫切除术。胎盘再吸收、血管减少和子宫复旧有利于随后的手术。但在期待过渡期间可能存在发生凝血功能障碍、大出血和败血症的风险，必须对产妇进行密切跟踪与随访。延迟子宫切除术一般在产后 3~12 周进行，许多病例已行产后子宫动脉栓塞或髂内动脉结扎，可能因此出现不良反应和继发性并发症。这种分阶段手术方式估计的失血量（包括分娩时和随后的子宫切除术），据报道，与直接手术相比减少或类似。给予复杂病例延迟子宫切除术可能会减少其他手术并发症。一项研究对凶险性前置胎盘孕妇的尿路损伤率进行评价，结果显示，9 例行计划性延迟子宫切除术的患者未出现意外的泌尿系统并发症，但与直接剖宫产子宫切除术相比，差异无统计学意义；3 例需二次手术的患者仍需要行膀胱切开术和部分膀胱切除。

凶险性前置胎盘非保守性手术治疗的建议见表 5-10。

表 5-10　凶险性前置胎盘非保守性手术治疗的建议

指南推荐建议	适用范围	证据质量及推荐强度
将有或无前置胎盘的凶险性前置胎盘孕妇安排在有足够经验的医疗机构，为其提供多学科协作团队及护理计划	高	中且强
凶险性前置胎盘孕妇的护理计划应当包括获得血液制品的后勤支持、执行复杂盆腔手术的能力、成人和小儿的重症监护设施及产科麻醉医生	高	中且强
手术全程医生应具备复杂盆腔手术的专业能力	所有	中且强
计划的非急诊剖宫产对于凶险性前置胎盘孕妇是明智的，因为其能够减少与失血相关的并发症	所有	低且强
在植入的绒毛组织累及膀胱的情况下，可谨慎考虑行膀胱切开术及受累膀胱组织切除术	所有	低且强

（待　续）

（续　表）

指南推荐建议	适用范围	证据质量及推荐强度
腹部正中切口用于侵袭性凶险性前置胎盘及胎盘上缘在子宫下段之外的低置胎盘或前置胎盘	所有	低且弱
如果可以，建议在剖宫产术前或术中给予氨甲环酸 1 g 缓慢静脉滴注或术前口服氨甲环酸 1.0~1.3 g 以预防凶险性前置胎盘的相关出血	所有	高且强
双侧髂内动脉结扎在剖宫产子宫切除术中的作用尚不明确	所有	低且弱
在可用的情况下，凶险性前置胎盘剖宫产时可利用细胞回收或"待命"	高	低且强
计划性剖宫产子宫切除术时，如果胎盘没有自发性剥离，应当将胎盘留置在原位以避免强行剥离出血，同时禁促宫缩	所有	中且强
合并前置胎盘并胎盘植入者行全子宫切除术优于次全子宫切除术	所有	低且强
对于已经广泛侵犯穿透入盆腔的胎盘植入，可考虑原位留置胎盘的延迟全子宫切除术	高	低且弱

注：引自 Allen L，Jauniaux E，Hobson S，et al. FIGO consensus guidelines on placenta accreta spectrum disorders：nonconservative surgical management. Int J Gynaecol Obstet，2018，140（3）：281-290

总之，凶险性前置胎盘孕妇终止妊娠的方案应坚持以下几点：①充分评估病情；②充分的沟通，重视患者的意愿和依从性；③医疗机构的资源和能力。并在此基础上给予充分的个体化治疗。

参考文献

［1］ Chattopadhyay SK，Kharif H，Sherbeeni MM. Placenta praevia and accreta after previous caesarean section. Eur J Obstst Gynecol Reprod Biol，1993，52（3）：151-156.

［2］ Usta IM，Hobeika EM，Musa AA，et al. Placenta previa-accreta：risk factors and complications. Am J Obstst Gynecol，2005，193（3 Pt 2）：1045-1049.

［3］ Eshkoli T，Weintraub AY，Sergienko R，et al. Placenta accreta：risk factors，perinatal outcomes，and consequences for subsequent births. Am J Obstst Gynecol，2013，208（3）：211-219.

［4］ Bowman ZS，Eller AG，Bardsley TR，et al. Risk factors for placenta accreta：a large prospective cohort. Am J Perinatol，2014，31（9）：799-804.

［5］ Garmi G，Salim R. Epidemiology，etiology，diagnosis，and management of placenta accreta. Obstst Gynecol Int，2012，8：873929.

［6］ Baldwin HJ，Patterson JA，Nippita TA，et al. Antecedents of abnormally invasive placenta in primiparous women：risk associated with gynecologic procedures. Obstst Gynecol，2018，131（2）：227-233.

［7］ Silver RM，Landon MB，Rouse DJ，et al. Maternal morbidity associated with multiple repeat cesarean deliveries. Obstst Gynecol，2006，107（6）：1226-1232.

［8］ Getahun D，Oyelese Y，Salihu HM，et al. Previous cesarean delivery and risks of placenta previa and placental abruption. Obstst Gynecol，2006，107（4）：771-778.

［9］ Zhang YM，Xu B，Rote N，et al. Expression of homeobox gene transcripts in trophoblastic cells. Am J Obstst Gynecol，2002，187（1）：24-32.

［10］ Wu S，Kocherginsky M，Hibbard JU. Abnormal placentation：twenty-year analysis. Am J Obstst Gynecol，2005，192（5）：1458-1461.

［11］ Jauniaux E，Collins S，Burton GJ. Placenta accreta spectrum：pathophysiology and evidence-based anatomy for prenatal ultrasound imaging. Am J Obstst Gynecol，2018，218（1）：75-87.

［12］ Berkley EM，Abuhamad AZ. Prenatal diagnosis of placenta accreta：is sonography all we need？J Ultrasound Med，2013，32（8）：1345-1350.

［13］ Comstock CH，Bronsteen RA. The antenatal diagnosis of placenta accreta. BJOG, 2014, 121（2）：171-182.

［14］种轶文，张爱青，王妍，等. 超声评分系统预测胎盘植入凶险程度的价值. 中华围生医学杂志，2016，19（9）：705-709.

［15］D'Antonio F, Iacovella C, Bhide A. Prenatal identification of invasive placentation using ultrasound：systematic review and meta-analysis. Ultrasound Obstst Gynecol, 2013, 42（5）：509-517.

［16］Gielchinsky Y, Mankuta D, Rojansky N, et al. Perinatal outcome of pregnancies complicated by placenta accreta. Obstst Gynecol, 2004, 104（3）：527-530.

［17］Esakoff TF, Sparks TN, Kaimal AJ, et al. Diagnosis and morbidity of placenta accreta. Ultrasound Obstst Gynecol, 2011, 37（3）：324-327.

［18］Droste S, Keil K. Expectant management of placenta previa：cost-benefit analysis of outpatient treatment. Am J Obstst Gynecol, 1994, 170（5 Pt 1）：1254-1257.

［19］Mouer JR. Placenta previa：antepartum conservative management, inpatient versus outpatient. Am J Obstst Gynecol, 1994, 170（6）：1683-1686.

［20］Zullo F, Palomba S, Russo T, et al. Laparoscopic colposuspension using sutures or prolene meshes：a 3-year follow-up. Eur J Obstst Gynecol Reprod Biol, 2004, 117（2）：201-203.

［21］Rac MW, Wells CE, Twickler DM, et al. Placenta accreta and vaginal bleeding according to gestational age at delivery. Obstst Gynecol, 2015, 125（4）：808-813.

［22］中华医学会妇产科学分会产科学组，中华医学会围生医学分会. 胎盘植入诊治指南（2015）. 中华围生医学杂志，2015，5（1）：481-485.

［23］Allen L, Jauniaux E, Hobson S, et al. FIGO consensus guidelines on placenta accreta spectrum disorders：Nonconservative surgical management. Int J Gynaecol Obstet, 2018, 140（3）：281-290.

［24］Fitzpatrick KE, Sellers S, Spark P, et al. The management and outcomes of placenta accreta, increta, and percreta in the UK：a population-based descriptive study. BJOG, 2014, 121（1）：62-71.

［25］Brennan DJ, Schulze B, Chetty N, et al. Surgical management of abnormally invasive placenta：a retrospective cohort study demonstrating the benefits of a standardized operative approach. Acta Obstst

Gynecol Scand, 2015, 94（12）：1380-1386.

［26］Sentilhes L, Goffinet F, Kayem G. Management of placenta accreta. Acta Obstst Gynecol Scand, 2013, 92（10）：1125-1134.

［27］Fox KA, Shamshirsaz AA, Carusi D, et al. Conservative management of morbidly adherent placenta：expert review. Am J Obstst Gynecol, 2015, 213（6）：755-760.

［28］O'Brien JM, Barton JR, Donaldson ES. The management of placenta percreta：conservative and operative strategies. Am J Obstst Gynecol, 1996, 175（6）：1632-1638.

［29］Sentilhes L, Ambroselli C, Kayem G, et al. Maternal outcome after conservative treatment of placenta accreta. Obstst Gynecol, 2010, 115（3）：526-534.

［30］Isaacs JJ, McGehee RP, Cowan BD. Life-threatening neutropenia following methotrexate treatment of ectopic pregnancy：a report of two cases. Obstst Gynecol, 1996, 88（4 Pt 2）：694-696.

［31］Legendre G, Zoulovits FJ, Kinn J, et al. Conservative management of placenta accreta：hysteroscopic resection of retained tissues. J Minim Invasive Gynecol, 2014, 21（5）：910-913.

［32］Bai Y, Luo X, Li Q, et al. High-intensity focused ultrasound treatment of placenta accreta after vaginal delivery：a preliminary study. Ultrasound Obstst Gynecol, 2016, 47（4）：492-498.

［33］Palacios-Jaraquemada JM. Diagnosis and management of placenta accreta. Best Pract Res Clin Obstet Gynaecol, 2008, 22（6）：1133-1148.

［34］Shabana A, Fawzy M, Refaie W. Conservative management of placenta percreta：a stepwise approach. Arch Gynecol Obstet, 2015, 291（5）：993-998.

［35］Chandraharan E, Rao S, Belli AM, et al. The triple-P procedure as a conservative surgical alternative to peripartum hysterectomy for placenta percreta. Int J Gynaecol Obstet, 2012, 117（2）：191-194.

［36］Alanis M, Hurst BS, Marshburn PB, et al. Conservative management of placenta increta with selective arterial embolization preserves future fertility and results in a favorable outcome in subsequent pregnancies. Fertil Steril, 2006, 86（5）：1513-1514.

［37］Kayem G, Pannier E, Goffinet F, et al. Fertility

after conservative treatment of placenta accreta. Fertil Steril, 2002, 78 (3): 637-638.

[38] Sentilhes L, Kayem G, Ambroselli C, et al. Fertility and pregnancy outcomes following conservative treatment for placenta accreta. Hum Reprod, 2010, 25 (11): 2803-2810.

[39] Kabiri D, Hants Y, Shanwetter N, et al. Outcomes of subsequent pregnancies after conservative treatment for placenta accreta. Int J Gynaecol Obstet, 2014, 27 (2): 206-210.

[40] Sentilhes L, Kayem G, Chandraharan E, et al. FIGO consensus guidelines on placenta accreta spectrum disorders: conservative management. Int J Gynaecol Obstet, 2018, 140 (3): 291-298.

[41] Walker MG, Allen L, Windrim RC, et al. Multidisciplinary management of invasive placenta previa. J Obstet Gynaecol Can, 2013, 35 (5): 417-425.

[42] Grace TS, Jobling TW, Wallace EM, et al. Surgical management of placenta accreta: a 10-year experience. Acta Obstst Gynecol Scand, 2013, 92 (4): 445-450.

[43] Shamshirsaz AA, Fox KA, Salmanian B, et al. Maternal morbidity in patients with morbidly adherent placenta treated with and without a standardized multidisciplinary approach. Am J Obstst Gynecol, 2015, 212 (2): 211-218.

[44] Norris BL, Everaerts W, Posma E, et al. The urologist's role in multidisciplinary management of placenta percreta. BJU INT, 2016, 117 (6): 961-965.

[45] Al-Khan A, Gupta V, Illsley NP, et al. Maternal and fetal outcomes in placenta accreta after institution of team-managed care. Reprod Sci, 2014, 21 (6): 761-771.

[46] Eller AG, Bennett MA, Sharshiner M, et al. Maternal morbidity in cases of placenta accreta managed by a multidisciplinary care team compared with standard obstetric care. Obstst Gynecol, 2011, 117 (2 Pt 1): 331-337.

[47] Smulian JC, Pascual AL, Hesham H, et al. Invasive placental disease: the impact of a multi-disciplinary team approach to management. J Matern Fetal Neonatal Med, 2017, 30 (12): 1423-1427.

[48] Brennan DJ, Schulze B, Chetty N, et al. Surgical management of abnormally invasive placenta: a retrospective cohort study demonstrating the benefits of a standardized operative approach. Acta Obstst Gynecol Scand, 2015, 94 (12): 1380-1386.

[49] Tam TK, Dozier J, Martin JJ. Approaches to reduce urinary tract injury during management of placenta accreta, increta, and percreta: a systematic review. J Matern Fetal Neonatal Med, 2012, 25 (4): 329-334.

[50] Seoud MA, Nasr R, Berjawi GA, et al. Placenta accreta: elective versus emergent delivery as a major predictor of blood loss. J Neonatal Perinatal Med, 2017, 10 (1): 9-15.

[51] Abbas F, Talati J, Wasti S, et al. Placenta percreta with bladder invasion as a cause of life threatening hemorrhage. J Urol, 2000, 164 (4): 1270-1274.

[52] Norris BL, Everaerts W, Posma E, et al. The urologist's role in multidisciplinary management of placenta percreta. BJU INT, 2016, 117 (6): 961-965.

[53] Matsubara S, Kuwata T, Usui R, et al. Important surgical measures and techniques at cesarean hysterectomy for placenta previa accreta. Acta Obstst Gynecol Scand, 2013, 92 (4): 372-327.

[54] Belfort MA, Shamshirsaz AA, Fox KA. A technique to positively identify the vaginal fornices during complicated postpartum hysterectomy. Am J Obstst Gynecol, 2017, 217 (2): 221-222.

[55] Woman Trial Collaborators. Effect of early tranexamic acid administration on mortality, hysterectomy, and other morbidities in women with post-partum haemorrhage (WOMAN): an international, randomised, double-blind, placebo-controlled trial. LANCET, 2017, 389 (10084): 2105-2016.

[56] Greenberg JI, Suliman A, Iranpour P, et al. Prophylactic balloon occlusion of the internal iliac arteries to treat abnormal placentation: a cautionary case. Am J Obstst Gynecol, 2007, 197 (5): 470-471.

[57] Sewell MF, Rosenblum D, Ehrenberg H. Arterial embolus during common iliac balloon catheterization at cesarean hysterectomy. Obstst Gynecol, 2006, 108 (3 Pt 2): 746-748.

[58] Teare J, Evans E, Belli A, et al. Sciatic nerve ischaemia after iliac artery occlusion balloon catheter placement for placenta percreta. INT J Obstet Anesth, 2014, 23 (2): 178-181.

[59] Chouliaras S, Hickling DJ, Tuck JS. Thromboembolism of the leg following prophylactic balloon occlusion of the uterine arteries. BJOG, 2009, 116 (9): 1278-1279.

[60] Bishop S, Butler K, Monaghan S, et al. Multiple complications following the use of prophylactic internal iliac artery balloon catheterisation in a patient with placenta percreta. INT J Obstet Anesth, 2011, 20 (1): 70-73.

[61] Gagnon J, Boucher L, Kaufman I, et al. Iliac artery rupture related to balloon insertion for placenta accreta causing maternal hemorrhage and neonatal compromise. Can J Anaesth, 2013, 60 (12): 1212-1217.

[62] Matsueda S, Hidaka N, Kondo Y, et al. External iliac artery thrombosis after common iliac artery balloon occlusion during cesarean hysterectomy for placenta accreta in cervico-isthmic pregnancy. J Obstet Gynaecol Res, 2015, 41 (11): 1826-1830.

[63] Iwata A, Murayama Y, Itakura A, et al. Limitations of internal iliac artery ligation for the reduction of intraoperative hemorrhage during cesarean hysterectomy in cases of placenta previa accreta. J Obstet Gynaecol Res, 2010, 36 (2): 254-259.

[64] Neb H, Zacharowski K, Meybohm P. Strategies to reduce blood product utilization in obstetric practice. Curr Opin Anaesthesiol, 2017, 30 (3): 294-299.

[65] McDonnell NJ, Kennedy D, Long LJ, et al. The development and implementation of an obstetric cell salvage service. Anaesth Intensive Care, 2010, 38 (3): 492-499.

[66] Esper SA, Waters JH. Intra-operative cell salvage: a fresh look at the indications and contraindications. Blood Transfus, 2011, 9 (2): 139-147.

[67] Esakoff TF, Handler SJ, Granados JM, et al. PA-MUS: placenta accreta management across the United States. J Matern Fetal Neonatal Med, 2012, 25 (6): 761-765.

[68] Belfort MA, Shamshiraz AA, Fox K. Minimizing blood loss at cesarean-hysterectomy for placenta previa percreta. Am J Obstst Gynecol, 2017, 216 (1): 71-78.

[69] Rossetti D, Vitale SG, Bogani G, et al. Usefulness of vessel-sealing devices for peripartum hysterectomy: a retrospective cohort study. Updates Surg, 2015, 67 (3): 301-304.

[70] Arendas K, Lortie KJ, Singh SS. Delayed laparoscopic management of placenta increta. J Obstet Gynaecol Can, 2012, 34 (2): 186-189.

[71] Smith DD, Perez-Delboy A, Burke WM, et al. Buttock necrosis after uterine artery embolization for delayed hysterectomy in placenta percreta. Case Rep Obstst Gynecol, 2016, 1: 6921280.

[72] Rupley DM, Tergas AI, Palmerola KL, et al. Robotically assisted delayed total laparoscopic hysterectomy for placenta percreta. Gynecol Oncol Rep, 2016, 17: 53-55.

[73] Allen L, Jauniaux E, Hobson S, et al. FIGO consensus guidelines on placenta accreta spectrum disorders: Nonconservative surgical management. Int J Gynaecol Obstet, 2018, 140 (3): 281-290.

妊娠期监测子宫颈长度在子宫颈锥切术后妊娠患者中的作用

第 6 章

高劲松　黎思健

中国医学科学院　北京协和医学院　北京协和医院

子宫颈锥切术是一种锥形活检的子宫颈手术，常用于子宫颈上皮内瘤变（cervical intraepithelial neoplasia，CIN）的诊断及治疗。子宫颈锥切术导致子宫颈结构改变及子宫颈长度缩短，可能增加自发性流产、早产及胎膜早破等不良妊娠结局的发生风险。早产是导致围生儿患病及死亡的主要原因之一，中国的早产发生率约为7%，每年有超过 100 万早产儿出生。早产的发生率在全球范围内呈增长趋势。我国每年早产儿数量巨大，早产及其相关问题突出，如何预测并有效预防早产是产科的重要任务。在早产的预测中，子宫颈长度缩短是最重要的早产预测指标，对子宫颈长度缩短的孕妇进行及时的干预和治疗（给予阴道黄体酮或行子宫颈环扎术），将有助于降低早产率、提高早产儿的存活率、降低患病率。但对于子宫颈锥切术后是否应该在妊娠期进行子宫颈长度的监测，目前没有统一的认识。本章将从育龄期女性子宫颈高危型人乳头瘤病毒（human papilloma virus，HPV）感染及 CIN 在我国的流行病学、子宫颈锥切术对妊娠结局的影响、妊娠期子宫颈长度对早产的预测价值及子宫颈锥切术后妊娠患者子宫颈长度监测的研究现状等方面进行文献回顾，探讨妊娠期监测子宫颈长度在子宫颈锥切术后妊娠患者中的作用。

一、育龄期女性子宫颈高危型 HPV 感染及 CIN 在我国的流行病学现状

持续的子宫颈高危型 HPV 感染是 CIN 及宫颈癌的发生原因。我国近期一项纳入 3 177 080 例样本的 Meta 分析发现，我国大陆女性高危型 HPV 的总感染率为 19.0%，感染率前 5 位的高危 HPV 亚型分别为 HPV16、HPV52、HPV58、HPV53 及 HPV18。其中，年龄<25 岁、25~45 岁、45 岁以上女性高危型 HPV 的感染率分别为 24.3%，19.9%和21.4%。另外一项研究纳入了728 704例北京地区的女性，结果表明，在年龄为 25~65 岁的女性中，CINⅠ、CINⅡ及 CINⅢ的患病比例分别为 50.2/10 万、34.0/10 万、36.4/10 万；其中，年龄在25~45 岁（育龄期）的女性，高级别鳞状上皮内病变（high-grade squamous intraepithelial lesion，HSIL；包括 CINⅡ和 CINⅢ）的发病比例达 74.5/10 万。基于我国庞大的人口基数，可以推测，因 HSIL 接受子宫颈锥切术的育龄期女性数量巨大，对于该群体妊娠结局的评估及临床管理值得关注。

二、子宫颈锥切术对妊娠结局的影响

子宫颈锥切术是 HSIL 的主要治疗手段，主要包括子宫颈环形电切除术（loop electrosurgical

excision procedure，LEEP）、子宫颈转化区大环形切除术（large-loop excision of the transformation zone，LLETZ）及冷刀锥形切除术（cold knife conization，CKC）。子宫颈锥切术后子宫颈长度较术前明显缩短，切除部分子宫颈组织会影响子宫颈结构的完整性，导致自发流产、早产和低出生体重儿的发生风险较普通人群明显增加。Jakobsson 等研究了超过 25 000 例接受 CIN 治疗患者的 8000 多个分娩结局，发现子宫颈锥切术明显增加了早产的发生风险，妊娠<37 周分娩、妊娠 28~31 周分娩及妊娠<28 周分娩的相对风险（relative risk，RR）分别为 1.99、2.86、2.10；低出生体重儿和围生期死亡的发生风险同样增加，*RR* 分别为 2.06 和 1.74。Hentenryck 等的研究表明，子宫颈锥切术后平均分娩孕周低于对照组，胎膜早破的发生率增加。

子宫颈锥切术导致早产的风险可能还与锥切的手术方式和手术次数有关。LEEP 由于手术范围小，导致不良妊娠结局的风险较小。但 Crane 等的研究显示，LEEP 和 CKC 均增加早产的发生风险，其比值比（odds ratio，OR）分别为 3.45（95%*CI*：1.28~10.00，*P*=0.02）、2.63（95%*CI*：1.28~5.56，*P*=0.009）。此外，锥切次数与早产风险呈正相关，只经过 1 次锥切的患者，其早产的发生风险增加了 2.8 倍；经过 2 次锥切的患者，其早产的发生风险增加了 10 倍。

大量的研究数据证实，子宫颈锥切术后妊娠患者早产的发生风险较普通人群显著增加，有必要对该群体在妊娠期进行充分的监测及优化管理。

三、妊娠期子宫颈长度对早产的预测价值

早产的原因复杂，其高危因素包括既往有晚期流产或早产史、子宫颈长度缩短、有子宫颈手术史、子宫发育异常、年龄过大或过小、妊娠间隔时间过短、过度消瘦、多胎妊娠、使用辅助生殖技术助孕、吸烟或滥用药物等。其中，既往有晚期流产或早产史（不包括治疗性晚期流产或早产）和子宫颈长度缩短，是目前主要的早产预测指标。

经阴道超声可以准确、安全地测量子宫颈长度，且可重复性好。正常情况下，妊娠 14~28 周（妊娠中期）时，女性的子宫颈长度稳定，妊娠 28~32 周时子宫颈长度逐渐缩短。子宫颈长度的中位数为妊娠 22 周前 40 mm、妊娠 22~32 周 35 mm、妊娠 32 周后 30 mm。妊娠 24~28 周经超声测量子宫颈长度<25 mm（相当于第 2~3 百分位）为子宫颈长度缩短，其预测早产的敏感性高于病史，子宫颈长度结合患者的病史特征可以进一步提高早产的预测能力。

子宫颈长度预测早产的准确性取决于缩短程度、孕周、胎儿数量及病史等。子宫颈长度越短，早产风险越高，在妊娠中期子宫颈长度≤25 mm 和≤13 mm 的女性中，妊娠 35 周前早产的概率分别为 18% 和 50%。另一项研究发现，对于妊娠中期子宫颈长度测不出（为 0）的无症状孕妇（未行子宫颈环扎术者），妊娠 32 周前发生早产的概率高达 75.3%，从诊断到分娩的中位时间约为 3 周（20.5 天），7 天及 14 天内分娩的概率分别为 28.2% 和 35.6%，诊断孕周越早，分娩越早，妊娠<24 周诊断与妊娠 24~28 周诊断相比，从诊断至分娩的时间分别为 17.5 天和 41.0 天。

对于诊断为子宫颈长度缩短（≤25 mm）的女性，超声显示的子宫颈长度变化可影响自发性早产的发生风险。如果后续检查显示子宫颈长度不变或变长，则自发性早产的发生风险比最初预测值降低；如果子宫颈长度变短，则自发性早产的发生风险增加。Moroz 等于女性妊娠 20~33 周时测量子宫颈长度，对于子宫颈长度<25 mm 者，2 次测量每缩短 1 mm，自发性早产的 *OR* 增加 3%。类似的情况在双胎妊娠中同样存在。一项 Meta 分析发现，在双胎妊娠中，预测早产的子宫颈长度阈值应为 20 mm。但近期有研究表明，在妊娠 32 周前发生早产的双胎妊娠中，36% 妊娠中期子宫颈长度>36 mm，85% 妊娠中期子宫颈长度>20 mm，以妊娠中期单次子宫颈长度预测早产的效果不佳。Melamed 等的研究发现，在妊娠中期每隔 2、3 周连续多次测量子宫颈长度，可以显著

提高对于无症状双胎妊娠的早产预测效果，与妊娠中期单次测量子宫颈长度相比，其受试者工作特征曲线下面积（receiver operating characteristic curve，ROC）为 0.917 和 0.613（$P<0.001$）；在假阳性率为 5% 时，连续测定有更高的检出率（69% $vs.$ 28%，$P<0.001$）、更高的阳性似然比（likelihood ratio，LR；14.54 $vs.$ 5.12）及更低的阴性 LR（0.32 $vs.$ 0.76）。

对于妊娠中期发现子宫颈长度缩短的孕妇，可阴道使用黄体酮以降低其早产的发生风险。Fonseca 等在妊娠中期筛查普通孕妇的子宫颈长度，发现 1.7% 的孕妇子宫颈长度 ≤15 mm，30.9% 出现早产，而子宫颈长度在 16~25 mm 者，其早产比例只有 5.1%；对于子宫颈长度 ≤15 mm 者，每天阴道使用微粉化黄体酮 200 mg 可降低妊娠 34 周前早产的发生风险（34.3% $vs.$ 19.2%）。一项大型研究对无既往自发性早产史的单胎妊娠女性进行子宫颈长度的筛查，并给予针对性治疗，显著降低了妊娠 37 周前的自发性早产发生率［4.8% $vs.$ 4.0%，调整优势比（adjusted odds ratio，AOR）= 0.81，95% CI：0.75 ~ 0.89］、妊娠 34 周前的自发性早产发生率（1.3% $vs.$ 1.0%，AOR = 0.78，95% CI：0.66 ~ 0.93）及妊娠 32 周前的自发性早产发生率（0.7% $vs.$ 0.5%，AOR = 0.76，95% CI：0.60 ~ 0.95）。但因正常女性的子宫颈长度缩短比例低（1% ~ 2%），故是否应该对所有孕妇进行常规筛查存在争议。2017 年，Esplin 等发表了一项研究，在 9410 例单胎妊娠的初产女性中，5.0% 发生早产，其中仅有 8.0% 在妊娠 16~22 周时子宫颈长度 ≤25 mm，即使在妊娠 22~30 周时，其比例（子宫颈长度 ≤25 mm）也只有 23.3%。上述研究的结果并不支持筛查所有孕妇的子宫颈长度。

综上所述，妊娠期子宫颈长度监测对于预测早产有一定价值，尤其对于高危人群有重要意义，但对一般人群进行普遍筛查的阳性率低，目前无明显获益的证据支持。美国 SMFM 推荐有自发性早产史的单胎妊娠女性在妊娠 16~24 周时进行常规经阴道超声子宫颈长度筛查；对无自发性早产史的单胎妊娠女性进行筛查也是合理的，但尚未推荐对此类人群进行常规筛查。FIGO 推荐在妊娠 19~23^{+6} 周时对所有孕妇进行经阴道超声子宫颈长度筛查，对于子宫颈长度 ≤25 mm 的孕妇，应每天给予阴道内黄体酮治疗。

四、子宫颈锥切术后妊娠患者子宫颈长度监测的研究现状

子宫颈长度的缩短虽然是预测早产的有用指标，但由于发生率低，对于一般人群进行普遍筛查的获益并不确切。但对于高危人群，筛查并给予针对性治疗则可能有利。根据 ACOG 发布的相关指南，对于既往有早产史的高危孕妇，应于妊娠 14~16 周筛查子宫颈长度，正常者每 2 周复查，直至妊娠 24 周，子宫颈长度为 26~29 mm 者应每周复查，<25 mm 者需要给予阴道内黄体酮治疗，并考虑行子宫颈环扎术；对于既往无早产史的孕妇，可在妊娠 18~24 周测量子宫颈长度，缩短者给予阴道内黄体酮治疗；对于既往无早产史，但有其他高危因素的孕妇，是采用第 2 种方案（一次方案）还是第 1 种方案（连续动态方案），则并没有定论。

接受子宫颈锥切术的患者，其子宫颈长度较术前显著缩短，早产的发生风险较普通人群明显增高，提示子宫颈锥切术后妊娠的患者，如果进行子宫颈长度的测量，可能预测并预防早产的发生，若动态监测子宫颈长度，其获益也可能增加。

针对子宫颈锥切术后患者妊娠与子宫颈长度的相关临床研究不多。Crane 等的研究显示，LEEP 及 CKC 术后患者妊娠 24~30 周时子宫颈长度 ≤30 mm 的比例分别为 17.3%、14.3%；以经阴道超声测量子宫颈长度 30 mm 作为阈值，对于 LEEP 术后患者妊娠 37 周前发生自发性早产的阳性预测值（positive predictive value，PPV）为 53.8%，阴性预测值（negative predictive value，NPV）为 95.2%，而 CKC 术后妊娠患者因例数较少而无法计算相关数据。Pils 等进行了回顾性研

究，发现 LLETZ 患者的 312 次妊娠中，妊娠 34 周前发生早产的概率为 7.4%；以前次妊娠中期流产的孕妇作为对照组，在妊娠 16 周、18 周、20 周及 22 周测量子宫颈长度，LLETZ 组在 4 个时点的子宫颈长度均显著短于对照组，最佳的子宫颈长度阈值在妊娠 16 周时为≤30 mm，此时特异性、敏感性分别为 83.6%、76.5%，PPV 及 NPV 分别为 38.2%、96.4%，曲线下面积（area under the curve，AUC）为 0.73，OR 为 16.6；多因素分析显示，妊娠 16 周时的子宫颈长度是最显著的早产预测指标（OR=0.90，P<0.001）。该研究同时显示，早产者与足月产者相比，妊娠 16 周时的子宫颈长度显著更短，动态测量并不增加早产的预测能力。

还有研究显示，在子宫颈锥切术后妊娠的患者中，大部分妊娠中期患者的子宫颈长度是正常的（>25 mm），依靠单次的子宫颈长度无法全面评估正常子宫颈长度患者的早产风险，而结合子宫颈长度的动态变化可能有利。Kindinger 等的研究入组了 725 例行子宫颈锥切术后妊娠的患者，分别记录了其妊娠 13~15^{+6}周、妊娠 16~18^{+6}周及妊娠 20~20^{+6}周的子宫颈长度，结果发现，各时点子宫颈长度缩短<10%者提示足月产，通过各时点的子宫颈长度进行建模，可以减少 36% 的不必要动态测量子宫颈长度的患者；若在妊娠 16 周前测量子宫颈长度并进行自发性早产的危险分层，则只有 36% 的患者需要在上述 3 个时点进行评估。Wang 同样以这 3 个时点进行子宫颈长度的测量，结果显示，在子宫颈锥切术后妊娠中期子宫颈长度正常的患者中，最大子宫颈长度较短、初次及末次测量子宫颈长度变化较大者有更高的自发性早产发生风险。

对于子宫颈锥切术后的妊娠患者，如何预防早产的发生，目前没有明确的推荐。在普通人群中，测量子宫颈长度并结合患者的临床特征（既往有自发性早产史），早产的发生风险较高者可行阴道内黄体酮治疗（既往有自发性早产史者可行子宫颈环扎术），可有效降低早产的发生风险。但在子宫颈锥切术后妊娠的患者中，子宫颈环扎术的获益存在争议。多数研究认为，子宫颈环扎术是子宫颈锥切术后妊娠患者自发性早产的独立危险因素。鉴于阴道内黄体酮治疗对子宫颈缩短者有效，目前还没有黄体酮对母儿不良影响的证据，故对于子宫颈锥切术后子宫颈长度缩短者的处理，有研究者认为可以按照相关早产指南使用阴道内黄体酮进行预防性治疗。

综上所述，子宫颈锥切术后妊娠患者发生自发性流产及早产的风险较正常人群明显增加，但大部分（80%~86%）子宫颈锥切术后妊娠患者仍可获得足月分娩。妊娠期监测子宫颈长度对于子宫颈锥切术后患者的早产预测具有一定意义，但对所有子宫颈锥切术后患者妊娠期动态监测子宫颈长度的必要性及获益的证据不足，有必要进行更充分的研究，有针对性地对该群体进行风险分层及分级管理。

参考文献

［1］Sadler L, Saftlas A, Wang W, et al. Threatment for cervicalintraepithelial neoplasia and risk of preterm delivery. JAMA, 2004, 291: 2100-2106.

［2］Blencowe H, Cousens S, Oestergaard MZ, et al. National, regional, and worldwide estimates of preterm birth rates in the year 2010 with time trends since 1990 for selected countries: a systematic analysis and implications. Lancet, 2012, 379 (9832): 2162-2172.

［3］Goldenberg RL, Culhane JF, Iams JD, et al. Epidemiology and causes of preterm birth. Lancet,

2008, 371 (9606): 75-84.

［4］Li K, Li Q, Song L, et al. The distribution and prevalence of human papillomavirus in women in mainland China. Cancer, 2019, 125 (7): 1030-1037.

［5］Tao L, Han L, Li X, et al. Prevalence and risk factors for cervical neoplasia: a cervical cancer screening program in Beijing. BMC Public Health, 2014, 14: 1185.

［6］Rafaeli-Yehudai T, Kessous R, Aricha-Tamir B, et al. The effect of cervical cerclage on pregnancy outcomes in women following conization. J Matern Fetal Neonatal Med, 2014, 27 (15): 1594-1597.

[7] Bjorge T, Skare GB, Bjorge L, et al. Adverse pregnancy outcomes after treatment for cervical intraepithelial neoplasia. Obstet Gynecol, 2016, 128 (6): 1265-1273.

[8] Jakobsson M, Gissler M, Sainio S, et al. Preterm delivery after surgical treatment for cervical intraepithelial neoplasia. Obstet Gynecol, 2007, 109 (2 Pt 1): 309-313.

[9] Van Hentenryck M, Noel JC, Simon P. Obstetric and neonatal outcome after surgical treatment of cervical dysplasia. Eur J Obstet Gynecol Reprod Biol, 2012, 162 (1): 16-20.

[10] Acharya G, Kjeldberg I, Hansen SM, et al. Pregnancy outcome after loop electrosurgical excision procedure for the management of cervical intraepithelial neoplasia. Arch Gynecol Obstet, 2005, 272 (2): 109-112.

[11] Crane JM, Delaney T, Hutchens D. Transvaginal ultrasonography in the prediction of preterm birth after treatment for cervical intraepithelial neoplasia. Obstet Gynecol, 2006, 107 (1): 37-44.

[12] Ortoft G, Henriksen T, Hansen E, et al. After conisation of the cervix, the perinatal mortality as a result of preterm delivery increases in subsequent pregnancy. BJOG, 2010, 117 (3): 258-267.

[13] 中华医学会妇产科学分会产科学组. 早产临床诊断与治疗指南 (2014). 中华妇产科杂志, 2014, 49 (7): 481-485.

[14] Crane JM, Hutchens D. Transvaginal sonographic measurement of cervical length to predict preterm birth in asymptomatic women at increased risk: a systematic review. Ultrasound Obstet Gynecol, 2008, 31 (5): 579-587.

[15] Iams JD, Goldenberg RL, Meis PJ, et al. The length of the cervix and the risk of spontaneous premature delivery. National Institute of Child Health and Human Development Maternal Fetal Medicine Unit Network. N Engl J Med, 1996, 334 (9): 567.

[16] Fonseca EB, Celik E, Parra M, et al. Progesterone and the risk of preterm birth among women with a short cervix. N Engl J Med, 2007, 357 (5): 462-469.

[17] To MS, Skentou CA, Royston P, et al. Prediction of patient-specific risk of early preterm delivery using maternal history and sonographic measurement of cervical length: a population-based prospective study. Ultrasound Obstet Gynecol, 2006, 27 (4): 362-367.

[18] Vaisbuch E, Romero R, Mazaki-Tovi S, et al. The risk of impending preterm delivery in asymptomatic patients with a nonmeasurable cervical length in the second trimester. Am J Obstet Gynecol, 2010, 203 (5): 446.

[19] Moroz LA, Simhan HN. Rate of sonographic cervical shortening and the risk of spontaneous preterm birth. Am J Obstet Gynecol, 2012, 206 (3): 234.

[20] Conde-Agudelo A, Romero R, Hassan SS, et al. Transvaginal sonographic cervical length for the prediction of spontaneous preterm birth in twin pregnancies: a systematic review and metaanalysis. Am J Obstet Gynecol, 2010, 203 (2): 128.

[21] Pagani G, Stagnati V, Fichera A, et al. Cervical length at mid-gestation in screening for preterm birth in twin pregnancy. Ultrasound Obstet Gynecol, 2016, 48 (1): 56-60.

[22] Melamed N, Pittini A, Hiersch L, et al. Do serial measurements of cervical length improve the prediction of preterm birth in asymptomatic women with twin gestations? Am J Obstet Gynecol, 2016, 215 (5): 616.

[23] Son M, Grobman WA, Ayala NK, et al. A universal mid-trimester transvaginal cervical length screening program and its associated reduced preterm birth rate. Am J Obstet Gynecol, 2016, 214 (3): 365.

[24] Wulff CB, Rode L, Rosthoj S, et al. Transvaginal sonographic cervical length in first and second trimesters in a low-risk population: a prospective study. Ultrasound Obstet Gynecol, 2018, 51 (5): 604-613.

[25] Orzechowski KM, Boelig RC, Berghella V. Cervical length screening in asymptomatic women at high risk and low risk for spontaneous preterm birth. Clin Obstet Gynecol, 2016, 59 (2): 241-251.

[26] Miller ES, Tita AT, Grobman WA. Second-trimester cervical length screening among asymptomatic women: an evaluation of risk-based strategies. Obstet Gynecol, 2015, 126 (1): 61-66.

［27］Temming LA，Durst JK，Tuuli MG，et al. Universal cervical length screening：implementation and outcomes. Am J Obstet Gynecol，2016，214（4）：523.

［28］Esplin MS，Elovitz MA，Iams JD，et al. Predictive accuracy of serial transvaginal cervical lengths and quantitative vaginal fetal fibronectin levels for spontaneous preterm birth among nulliparous women. JAMA，2017，317（10）：1047-1056.

［29］Society for Maternal-Fetal Medicine（SMFM）. The role of routine cervical length screening in selected high-and low-risk women for preterm birth prevention. Am J Obstet Gynecol，2016，215（3）：2-7.

［30］Figo Working Group On Best Practice In Maternal-Fetal Medicine，International Federation of Gynecology and Obstetrics. Best practice in maternal-fetal medicine. Int J Gynaecol Obstet，2015，128（1）：80-82.

［31］Mazouni C，Bretelle F，Blanc K，et al. Transvaginal sonographic evaluation of cervix length after cervical conization. J Ultrasound Med，2005，24（11）：1483-1486.

［32］Pils S，Eppel W，Seemann R，et al. Sequential cervical length screening in pregnancies after loop excision of the transformation zone conisation：a retrospective analysis. BJOG，2014，121（4）：457-462.

［33］Kindinger LM，Kyrgiou M，MacIntyre DA，et al. Preterm birth prevention post-conization：a model of cervical length screening with targeted cerclage. PLoS One，2016，11（11）：e0163793.

［34］Wang L. Value of serial cervical length measurement in prediction of spontaneous preterm birth in post-conization pregnancy without short mid-trimester cervix. Sci Rep，2018，8（1）：15305.

［35］Conde-Agudelo A，Romero R，Da Fonseca E，et al. Vaginal progesterone is as effective as cervical cerclage to prevent preterm birth in women with a singleton gestation，previous spontaneous preterm birth，and a short cervix：updated indirect comparison meta-analysis. Am J Obstet Gynecol，2018，219（1）：10-25.

［36］Cho GJ，Ouh YT，Kim LY，et al. Cerclage is associated with the increased risk of preterm birth in women who had cervical conization. BMC Pregnancy Childbirth，2018，18（1）：277.

［37］Nam KH，Kwon JY，Kim YH，et al. Pregnancy outcome after cervical conization：risk factors for preterm delivery and the efficacy of prophylactic cerclage. J Gynecol Oncol，2010，21（4）：225-229.

［38］Kyrgiou M，Koliopoulos G，Martin-Hirsch P，et al. Obstetric outcomes after conservative treatment for intraepithelial or early invasive cervical lesions：systematic review and meta-analysis. Lancet，2006，367（9509）：489-498.

［39］Bruinsma FJ，Quinn MA. The risk of preterm birth following treatment for precancerous changes in the cervix：a systematic review and meta-analysis. BJOG，2011，118（9）：1031-1041.

基于移动医疗的孕产期合并症多学科精准管理

第 **7** 章

马良坤　黄菲玲　田　莹　秦　岩　李融融　段艳平
史亦丽
中国医学科学院　北京协和医学院　北京协和医院

孕产妇在妊娠期间可合并一种或多种内外科疾病，合并症的类型及严重程度与妊娠结局密切相关。随着孕周的不断增长，合并症与妊娠相互影响，可能出现一系列问题，导致不良妊娠结局。研究表明，妊娠合并症的有效管理可明显改善妊娠结局。因此，为获得良好的妊娠结局，这类孕产妇往往需要 MDT 的支持及严格的自我监测和管理。

MDT 是一种新型的医疗模式，使传统的个体式、经验式医疗模式转变为现代的小组协作、决策模式。MDT 以"患者"为中心，重视患者的心理、精神因素，产科医生与营养科、心理医学科及相应的专科医生相互配合，通过整合医疗对孕产妇的整体状态进行综合评估、指导及治疗，能更有效地解决问题。近年来，移动医疗被应用于孕产期的健康管理，为监测和管理孕产妇的健康状态提供了技术推动力。因此，基于移动医疗的孕产期合并症多学科精准管理 MDT 模式具有必要性和可行性。

一、移动医疗用于孕产期健康管理的现状

移动医疗（mHealth）被医疗信息与管理系统学会（Healthcare Information and Management Systems Society，HIMSS）和世界卫生组织（WHO）定义为通过使用移动通信技术来提供医疗服务和信息。具体到移动互联网领域，则以基于安卓和 iOS 等移动终端系统的医疗健康类 App 应用为主。孕产妇自我健康管理类 APP 通过智能手机、互联网技术为孕产妇提供预约医疗、推送体检信息、健康监测、教育等服务；也为医务人员提供医患沟通渠道、信息查询等服务，提升医患服务质量。移动医疗 APP 的使用可增加孕产妇获取孕产知识的来源，有效提高其自我管理能力和依从性，良好控制孕产期的体重增长及合并症的发生、发展。

目前，移动医疗多用于妊娠期糖尿病（gestational diabetes mellitus，GDM）的管理，孕产妇在移动医疗 APP 上根据医嘱进行生活方式的管理并记录，多学科协作团队的医生可据此进行针对性指导。多学科协作团队在线上与 GDM 孕产妇密切互动，根据糖尿病的自我控制教育标准制订科学、系统的计划以照护 GDM 孕产妇，为其提供营养指导，帮助其选择合适的饮食，以及指导其科学自我控制血糖水平和进行正确、有效的锻炼，不仅有利于提高 GDM 孕产妇的自我管理能力，改善 GDM 孕产妇的不良情绪，还可以有效控制 GDM 孕产妇的体重和血糖，改善妊娠结局。智能手机自我健康管理类 APP 提供了一种促进健康行为的新途径，其以简易操作、不受时间和地点限制的特点被广大群众所接受，成为孕产妇院外获取孕产知识快速、便捷的方式之一。与传统的口头教育、宣传手册相比，APP 具有更多可变的通信模式（文本、图片、音频、交互性等）和功能

（对血糖水平的响应、对饮食模式的评估等），集个人健康动态监测、医患即时沟通、系统化健康教育及健康提醒为一体，实现孕产期合并症多学科精准管理。

二、移动医疗管理的优势

1. 健康管理信息的高效完整获取和流动　孕产妇自行下载孕产妇健康管理类 APP，自助收集院外健康信息，包含基础信息、家庭监测指标记录（血压、体重、症状等）、行为记录（饮食、运动等），通过服务端进行数据汇总储存，补充院内患者档案，从而形成完整的患者健康数据，医生在了解完整健康档案的前提下进行线上诊疗和指导（图 7-1）。

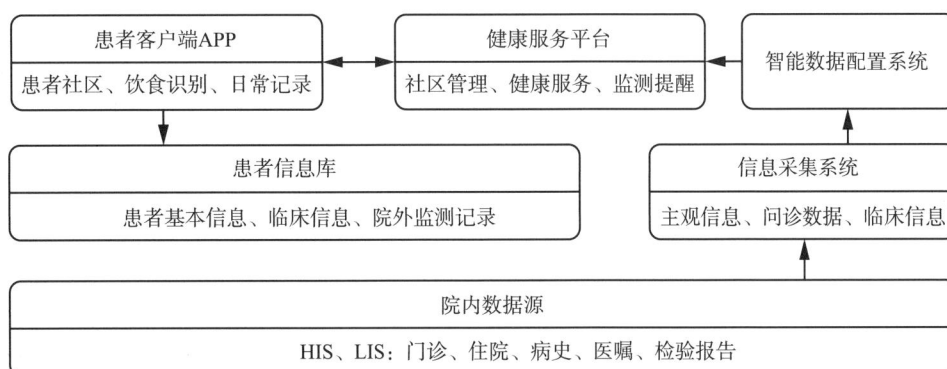

图 7-1　产科健康服务平台模块架构

注：HIS. hospital information system，医院信息系统；LIS. laboratory information system，实验室信息系统

2. 区域性孕产保健管理　构建孕产期营养专科联盟，创建"区孕产妇营养健康管理中心-助产机构孕产期营养门诊-社区卫生服务中心孕产期营养咨询门诊"的三级管理模式，实现了产前、产时、产后的全生命周期营养健康管理。基层医疗机构可通过区域分级诊疗双向转诊平台向对应监护类别的二级、三级医院进行线上转诊（图 7-2）

3. 针对性宣教孕产保健知识　在保证孕产妇自我健康管理类 APP 提供的健康信息质量好、可信度高和实用性强的前提下，按照人群所处状态及妊娠合并疾病，推送备孕、妊娠期、产后、育儿知识，囊括营养、运动、心理、生活方式等多个方面，使孕产妇进行系统化学习，满足孕产妇对可视化运动教程的需求，实现监督和教育的目的，培养孕产妇的自我管理能力。

4. 线上有效沟通　医生和健康管理师可通过孕产妇家庭监测指标的记录，及时对孕产妇的疑问给予解答，并提供适合孕产妇的健康管理方案，如膳食原则、食物选择、饮食清单、推荐食谱、生活方式建议、运动建议等，辅助孕产妇养成良好的饮食和生活习惯，并根据孕产妇的监测记录、反馈信息及执行情况进行再评估，及时调整管理方案。

5. 全面提供健康管理方案　可根据孕产妇的身高、体重、妊娠前 BMI、民族、个人饮食习惯、妊娠期症状、诊断饮食宜忌提供个体化的健康方案，包含饮食能量、营养素、饮食选择推荐、饮食禁忌、生活方式建议、运动建议、知识宣教建议等，帮助孕产妇实现基础的健康生活与自我管理，这是线下门诊无法做到的。

6. 实现朋辈教育　孕产妇将"饮食打卡""运动打卡""晒餐盘活动打卡"均分享到医生的专属服务圈内，孕产妇互相交流、点评、监督，由饮食执行好、血糖控制好的孕产妇带动新晋孕

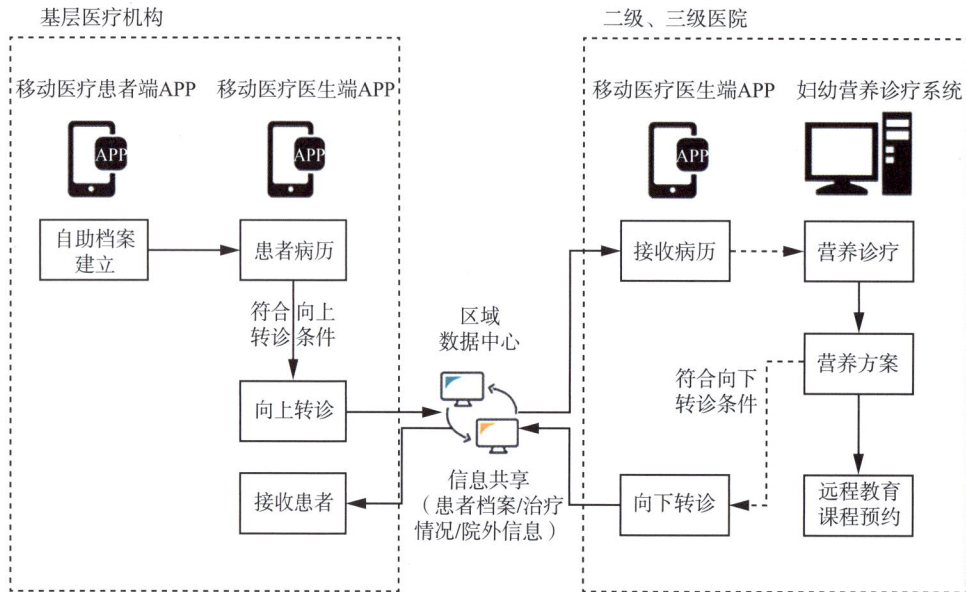

图 7-2　区域分级诊疗双向转诊平台

妇，通过朋辈教育让更多孕产妇受益。

三、基于移动医疗多学科精准管理的经验分享——1 例妊娠合并慢性肾病、肾功能不全孕妇的管理

1. 病史　孕妇，女，29 岁，孕 1 产 0，末次月经时间为 2019 年 11 月 10 日，预产期为 2020 年 8 月 16 日。身高 158 cm，妊娠前体重 66.8 kg，BMI 26.8，停经 8 周 B 超示头臀长 1.0 cm，见胎心。既往史：2018 年被诊断为 IgA 肾病伴节段性硬化、慢性肾功能不全、肾性高血压、骨质疏松，于北京协和医院肾内科规律随访，服用厄贝沙坦片（75 mg，每天 1 次）、吗替麦考酚酯胶囊（0.25 g，每天 2 次），2019 年 6 月因备孕停用上述药物至今；近期自测血压较前略升高，最高可至 140/90 mmHg；2019 年 10 月发现高尿酸血症，服用碳酸氢钠（1 g，每天 3 次）至今。家族史：父亲患有慢性肾衰竭。

2. 查体及实验室检查　体重 68.5 kg，血压 132/79 mmHg。患者妊娠前肾功能稳定，肌酐 94 μmol/L，24 小时尿蛋白定量在 1 g/d 以下，血压控制良好。近期随着孕周增加，空腹血糖、尿酸、肌酐都有所下降，血压和尿蛋白有所增加（表 7-1），无贫血，甲状腺功能、肝功能、血电解质正常，尿酮体阴性。营养状态欠佳，糖化白蛋白水平 13.8%，稍高于正常；25-OH 维生素 D 水平低；同型半胱氨酸 12.2 μmol/L，处于妊娠早期女性正常高限；游离脂肪酸、红细胞内叶酸、维生素 B_{12} 均正常。

表 7-1　患者妊娠前及妊娠早期（4 个月）主要实验室检查结果变化

日期	孕周	空腹血糖（mmol/L）	肌酐（μmol/L）	24 小时尿蛋白定量（g/24 h）	尿酸（μmol/L）
2019-10-20	-	4.9	94	0.70	351
2019-11-10	-	5.3	102	0.90	363
2019-12-09	4^{+1}	5.1	101	1.44	374
2019-12-30	7^{+1}	-	-	1.18	-
2020-01-13	9^{+1}	4.7	87	1.94	312

注："-"表示无数据

3. 诊断　子宫内早孕、慢性肾病、IgA 肾病伴节段性硬化、肾功能不全、肾性高血压、骨质疏松、高尿酸血症、维生素 D 缺乏、超重。

4. MDT 会诊　2020 年 1 月 13 日，北京协和医院产科联合肾内科、营养科、心理医学科及药剂科为其进行 MDT 会诊。诊疗意见如下。

（1）肾内科：本例患者属于高危孕妇，妊娠风险增加，必要时立即终止妊娠。建议适度控制蛋白质的摄入，减少肾的负担，延缓肾功能不全进展。控制血压，加用拉贝洛尔，每天监测血压，调整药物剂量，保持血压在 130/80 mmHg 以下。如果血压控制不满意，可加用钙离子拮抗药，严密随诊，每 2 周复查 24 小时尿蛋白定量、肾功能变化。如果血压控制满意，尿蛋白仍增加明显，必要时可加用糖皮质激素和免疫抑制药。多学科联合给予营养、心理、用药等方面的科学指导，进行一体化管理。

（2）营养科：妊娠早期适量限制蛋白质摄入至 0.8 g/（kg·d），严格限盐（3 g/d）；妊娠中晚期平衡利弊谨慎增加蛋白质摄入。警惕代谢风险，严格遵循低升糖指数饮食；充分补充维生素 D；适量增加叶酸补充，将叶酸片（含叶酸 0.4 mg）换为复合维生素片（含叶酸 0.8 mg）；充分摄入富含镁、钙的饮食，妊娠早期开始补钙，有助于高血压的管理。

（3）心理医学科：本例患者激素水平波动、生活方式改变，加上身体情况复杂，自我健康管理压力大，容易出现焦虑情绪，影响其依从性。建议其通过围生期情绪管理团体掌握情绪管理策略。

（4）药剂科：权衡利弊，维生素 D 补充药选用骨化三醇（0.25 μg，每天 1 次）；使用拉贝洛尔（50 mg，每天 2 次）控制血压；监测血钙，钙剂选用元素钙（每片 200 mg，每天 3 次），每天补钙总量还需考虑复合维生素中所含的 125 mg 元素钙。

（5）妇产科：综合多学科会诊意见，可以继续妊娠，但风险增加，需要患者从控制血压、营养管理、心理调适及监测检查等各方面配合诊疗，同时适当运动，学习相关疾病和妊娠期知识，记录血压、体重、膳食等生活信息，多学科严密随诊。患者超重，在妊娠早期体重增长不要过多，需要监测体重变化。

5. 移动医疗管理　2020 年 2 月 4 日起本例患者使用移动医疗手段进行居家管理随访，通过三端（患者端、医生端、健康管理师端）互通的问诊完成信息收集。本例患者系统地学习疾病相关科普知识，了解自己的病情、疾病的监测方法和达标指标、需要警惕的临床表现及日常生活的管理要点，医生和健康管理师通过互联网健康服务平台（图 7-3）线上与本例患者沟通交流，提供个体化的管理方案，根据其反馈的信息及时调整方案，帮助其养成良好的生活和疾病管理习惯。在新型冠状病毒暴发的特殊时期起到了关键的作用。

6. 管理效果　本例患者表现出良好的依从性，对膳食模式有良好的理解，血压及体重控制满意。具体如下。

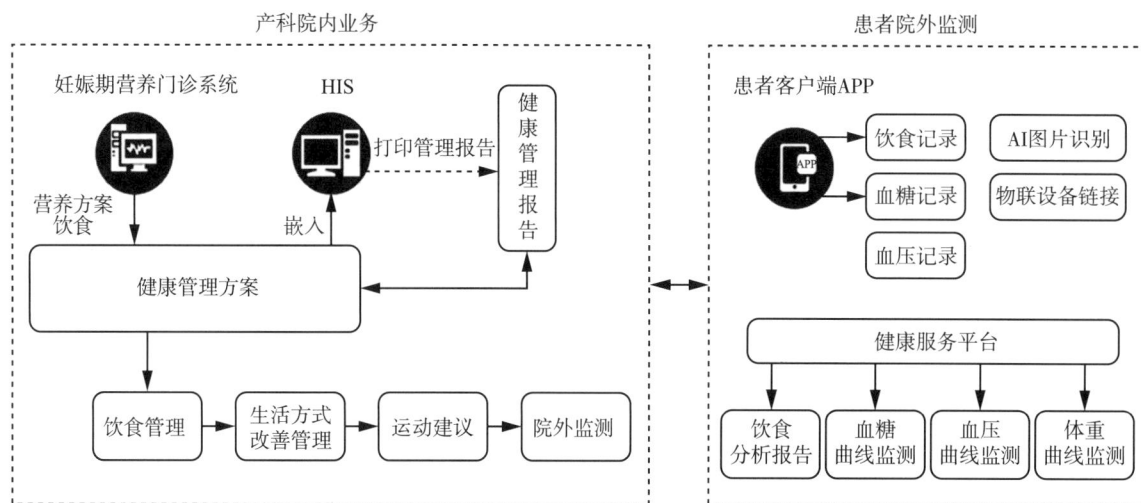

图 7-3 互联网健康服务平台架构

注：AI. artificial intelligence，人工智能

（1）线上管理执行情况：截至 2020 年 4 月 20 日，本例患者线上管理最初 21 天的执行情况如下。（表 7-2）。

表 7-2 本例患者线上管理 21 天执行情况汇总

	膳食执行情况	妊娠期知识学习情况	医嘱执行情况	体重执行情况	量表执行
任务	84 次	22 篇	4 个	21 次	3 次
患者执行	72 次	22 篇	4 个	21 次	3 次
执行率	86%	100%	100%	100%	100%

（2）膳食变化：干预前，本例患者膳食知识匮乏，对"低蛋白饮食"的认知程度低，对优质蛋白及粗粮等的范畴不了解，食物选择能力差，膳食管理过程中存在很多问题。通过自行学习膳食知识及健康管理师一对一跟餐指导，本例患者已能自行选择适合的食物，膳食结构日趋合理。

（3）血压情况：对影响血压的重点因素（低盐、低脂膳食，适宜的运动方式推荐等）进行管理。本例患者每天监测血压，目前血压状态平稳，血压均值 119/76 mmHg（图 7-4）。

（4）体重变化：本例患者妊娠前超重，且患有慢性肾病、肾功能不全，依从 MDT 建议，在妊娠早期不宜体重增长过多。在健康管理师一对一膳食跟踪的指导下，其从接受服务的 11^{+6} 周，至今 14^{+6} 周，3 周内体重增加 1.1 kg（图 7-5），考虑其妊娠前超重，该体重增长适宜。

（5）实验室检查结果变化：本例患者目前情况稳定，24 小时尿蛋白定量下降，空腹血糖、肌酐、尿酸稳定（表 7-3）。

| 血压记录情况—图表

执行力：应记录次数3次　实际记录次数3次　漏记次数0次

新增低值 高值判断　低值事件：0次　高值事件：0次　高风险值事件：6次

名称	平均值
收缩压	119 mmHg（＜120 mmHg）↓
舒张压	76 mmHg（＜80 mmHg）↓

记录详情

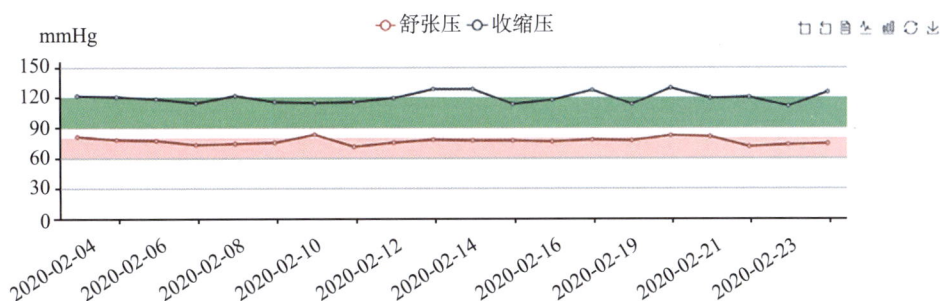

图 7-4　本例孕妇血压监测曲线

| 体重记录情况—图表

妊娠期体重：66.8 kg　当前体重：67.9 kg　体重增长：1.1 kg
建议整体妊娠期体重适宜增长范围：7.0 ~ 11.5 kg
建议目前体重增长至：68.0 ~ 69.3 kg
建议每周体重适宜增长范围：0.23 ~ 0.33 kg

妊娠期体重增长图

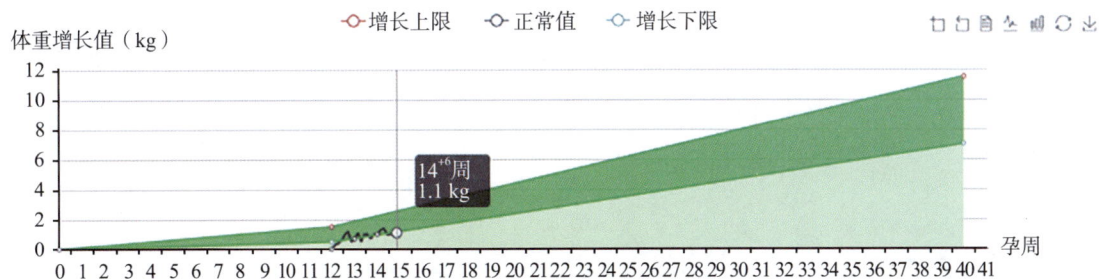

图 7-5　本例患者体重变化曲线

表 7-3　本例患者主要实验室检查结果变化

日期	孕周	空腹血糖（mmol/L）	肌酐（μmol/L）	24 小时尿蛋白定量（g/24 h）	尿酸（μmol/L）
2019-02-02	12	4.6	95	1.01	343
2020-02-24	15	4.7	96	0.92	341
2019-03-09	12	4.6	93	0.74	322
2020-03-30	15^{+1}	4.8	97	0.62	350

四、基于移动医疗多学科精准管理的思考和展望

移动医疗作为一种信息化手段，为孕产妇的健康监测和管理提供了技术支持，更有利于孕产妇进行高效的自我健康管理，养成良好的健康生活习惯和监测记录习惯，提高孕产妇的健康质量、缓解医院的负担，产生事半功倍的效果，具有一定的医疗科学价值和社会意义，值得推广。

但基于移动医疗的孕产期合并症多学科精准管理模式的推广还面临着一系列的问题：①MDT的成员多为各专业领域的骨干人才，具备相应的专科资质和技术，孕产期合并症多学科精准管理模式需要占据大量的医疗资源。②我国目前城乡医疗资源分配差距甚大，缺乏相应的人才及条件，农村孕产期合并症的管理质量还有待提高。③目前我国移动医疗用于孕产期健康管理的实践还面临资金、管理、政策等多方面问题，移动医疗平台很难接入医院信息系统。④移动医疗的广泛应用涉及大量健康数据，必将关系到用户的隐私问题，是移动医疗产业发展的潜在隐患。⑤目前我国关于移动医疗服务的法律规范较为零散，且存在较多未解决的法律风险问题，如用户隐私保护、入市审查标准、医疗纠纷解决机制、监管方式等问题亟待立法进一步明晰。⑥实施线上的居家管理、监测并不能替代必要的相关产前检查，不能因移动医疗的应用而放松对妊娠期合并症孕妇的常规产检及管理。

目前，我国医疗健康类APP尚且存在医疗人员信息模糊，责、权、利不清，专业知识来源不明，缺乏市场准入标准和安全监管机制等问题。应以患者价值为基础，建立、健全医生和药师资格审查制度、完善责任监管机制、提高数据安全性，促进移动健康管理类APP成为减轻医疗压力、促进患者健康的有力辅助。

北京协和医院产科及MDT团队将继续创新和改进互联网医院的轻问诊模式。具体为：①进行患者教育，提供完善的病史，与医院实验室信息系统（HIS）对接，方便资料调阅。②提供定制化的量表，患者就医前完成量表，有助于医生全面了解病情、患者的依从性和影响因素。③为轻问诊后的患者提供更多疾病知识，同时可整合社会资源，联合提供健康管理、风险管理、疾病管理及康复管理服务。④妊娠合并营养代谢性疾病MDT门诊也可同步进行远程教学，在面向全市乃至全国提供联合专家会诊的同时做好教学和科研。

参考文献

[1] 付文君，白睿敏，邵晴晴，等. 多学科协作管理模式对妊娠期糖尿病患者的应用效果. 中国临床护理，2019，11（2）：102-106.

[2] 王会，常聪慧，王燮. 不良孕产史、妊娠并发症与合并症、胎盘及羊水等因素与妊娠结局的关系. 中国保健营养，2019，29（35）：48-49.

[3] 余惠兰，黄炜娟，邝桂梅. 多学科协作管理对妊娠期糖尿病妊娠结局的效果探讨. 国际医药卫生导报，2019，25（13）：2185-2187.

[4] 郑炳雄. 妊娠期甲状腺功能减退症多学科协作诊治模式下的临床研究. 中国现代药物应用，2016，10（18）：191-192.

[5] 冯薇，解红文，丁腊春，等. 应用多学科诊疗模式提高妊娠期糖尿病孕妇自我管理能力的实践. 中国护理管理，2019，19（13）：428-432.

[6] Fiona R, Catriona J. Women's engagement with mobile device applications in pregnancy and childbirth. The practising midwife, 2014, 17（1）：23-25.

[7] Nadia T, Kirsten H, Anthony L, et al. An emerging model of maternity care: smartphone, midwife, doctor? Women Birth, 2014, 27（1）：64-67.

[8] 徐星，阮永兰，聂嫱玲. 互联网健康管理平台对

提高妊娠期高血压患者自我管理能力的影响. 国际护理学杂志, 2019, 38 (7): 899-902.

[9] 何远学, 郭玉娟, 韩丽珍. 综合性医院多学科协作会诊精细化管理模式探讨. 海南医学, 2015, 26 (21): 3251.

[10] 吴倩岚, 王菁, 何秀玉, 等. 移动医疗 APP 在妇幼健康管理中的应用探索. 中国卫生信息管理杂志, 2015, 12 (2): 217-220.

[11] Maren G, Mitho M, Lina MM, et al. Perceptions of Patient Engagement Applications during pregnancy: a qualitative qssessment of the patient's perspective. JMIR Mhealth Uhealth, 2017, 5 (5): e73.

[12] 景联红, 肖文霞, 肖玲. 移动医疗用于孕产妇健康管理的效果研究. 中外医学研究, 2019, 17 (25): 160-162.

[13] 董会民, 刘朝英, 来艳辉, 等. 健康教育在妊娠期糖尿病孕妇中的应用研究进展. 中国医学创新, 2015, 12 (2): 153-156.

[14] 解红文, 马翠, 丁腊春, 等. "互联网+" 目标管理模式在妊娠期糖尿病孕妇的应用. 护理学杂志, 2019 (16): 22-25.

[15] 姚佳, 高阳, 陈秋. 应用移动 APP 管理妊娠期糖尿病的多维度疗效评价. 世界最新医学信息文摘, 2019, 19 (50): 76-78.

[16] 高琴, 陈文, 王莉. 手机 APP 妊娠期糖尿病管理软件在妊娠期糖尿病管理中的应用研究. 护理管理杂志, 2017, 17 (6): 447-449.

[17] 郑伊文, 崔鸿晓, 李青. 移动医疗 APP 在孕产妇自我健康管理中的应用研究. 医学信息学杂志, 2018, 39 (04): 45-49.

[18] 孔维检, 童子磊, 张红广. 基于移动医疗的妊娠期糖尿病管理系统研究与实现. 中国数字医学, 2016, 11 (11): 49-51.

[19] 景丹, 马良坤. 移动医疗用于孕期健康管理的应用及研究进展. 围产医学研究, 2016, 27 (5): 662-664.

[20] Ipek GU, Thyra de J, Vlasta VJ, et al. Mobile phone messaging for communicating results of medical investigations. Cochrane Database Syst Rev, 2012, 6: D7456.

[21] Stine L, Birgitte BN, Maryam H, et al. Mobile phones improve antenatal care attendance in Ianzibar: a cluster randomized controlled trial. BMC Pregnancy Childbirth, 2014, 14 (1): 29.

[22] 罗小瑛. 农村高危孕产妇管理质量问题与对策. 2005, 20 (3): 268-269.

[23] 王美香. 农村高危孕产妇管理质量问题与对策. 中外女性健康 (下半月), 2014, 22 (7): 24.

[24] 欧阳粤湘, 陈秦莉, 王秀中, 等. 基层医院对高危妊娠的管理和筛选. 广东微量元素科学, 2016, 23 (6): 24-27.

[25] Melissa B, Priscilla R, Jeannette M. Online resources for new mothers: opportunities and challenges for perinatal health professionals. J Perinatal Education, 2012, 21 (2): 99-111.

[26] 高露梅. 移动医疗 APP 法律规制探析. 河南工业大学学报 (社会科学版), 2019, 15 (4): 36-43.

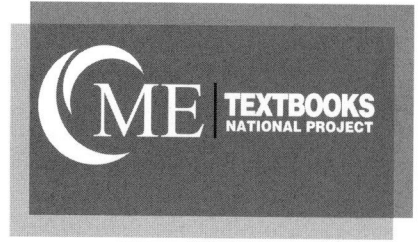

第三篇

普通妇科疾病

经阴道植入合成网片盆底重建手术的行业变化和要求

朱 兰

中国医学科学院　北京协和医学院　北京协和医院

第 8 章

盆腔器官脱垂（pelvic organ prolapse，POP）是妇产科新的亚专科——妇科泌尿与盆底重建外科主要需要解决的疾病。可以认为 POP 是特殊部位的疝，借鉴外科疝修补术成功的经验及近十几年人工合成移植物的快速发展，植入合成网片成为 POP 新的手术方法，即经阴道植入合成网片（transvaginal mesh，TVM）手术。

TVM 手术于 2002 年通过美国食品药品监督管理局（Food and Drug Administration，FDA）的临床认证，此后用其治疗 POP 迅速覆盖全球。TVM 手术的主要优点为能够最大限度地简化手术操作，纠正中央缺陷和侧方缺陷，实现手术的标准化和规范化，同时达到微创化的手术目的和较高的客观治愈率。经多年临床实践，发现以聚丙烯为网片材料的 TVM 手术相关并发症的不良事件报道引起业内关注，美国 FDA 曾于 2008 年和 2011 年先后 2 次就经阴道植入网片相关并发症进行了安全警示。ACOG 和美国妇科泌尿学会（American Urogynecologiy Society，AUGS）于 2011 年 12 月发表了联合声明，建议 TVM 手术治疗 POP 可用于复发病例、有并发症不能耐受创伤更大的开腹手术者或需要行腹腔镜骶骨固定术的患者，在患者充分知情同意并考虑利大于弊的情况下使用。同时，美国 FDA 将治疗 POP 的 TVM 手术风险由 Ⅱ 类转为 Ⅲ 类，旨在通过各种途径加强对 TVM 安全性的监管力度，尤其是术后监测研究，即 2011 年美国 FDA 发布的"522 号令"；而行吊带和骶骨固定术治疗压力性尿失禁的经阴道植入网片仍分在 Ⅱ 类。2016 年 1 月，美国 FDA 将 TVM 调整至 Ⅲ 级医疗器械（最高风险级别），要求上市前批准（premarket approval，PMA）申请。2018 年 7 月 5 日为美国 FDA 设定的 TVM 制造商提交 PMA 材料的截止日期，如果按时提交材料可以继续使用，如果没有提交则要求退市。之后，Boston Scientific 公司和 Coloplast 公司的 3 种网片没有在截止日期前提交材料，即在时间节点未能提供符合美国 FDA 要求的临床随诊数据。2019 年，美国 FDA 要求所有网片制造商撤回市场上治疗 POP 的 TVM，虽然这些产品不再使用，但是已经纳入"522 号令"的患者仍需要完成随访研究。

国际妇科泌尿协会（International Urogynecological Association，IUGA）对此也强调应对 TVM 手术正确发声：①法律和媒体更应该以公众权益为首；②需要倾听网片应用效果良好、无不适主诉患者群体的声音；③过多的负面宣传不利于 TVM 手术正确的临床应用。加拿大妇科泌尿协会和欧洲妇科泌尿协会均支持应用植入合成网片的腹腔镜或开腹骶骨固定术治疗 POP，推荐 POP 复发病例应用 TVM 手术，而对于初治 POP 应用 TVM 手术持反对意见。2019 年 4 月 5 日，澳大利亚花费 230 万澳元建立了盆底手术注册平台，主要目的是监测既往妇科泌尿网片手术，同时也纳入了非植入网片手术，用于全面评估盆底重建手术的优劣。当前，该平台正在建立中，尚未正式运行。该平台的特点包括：①从业者参与；②方便常规审核和临床评议；③需要满足政府提出的对从业证书的要求。

2012 年，中华医学会妇产科学分会妇科盆底学组总结了国内 TVM 手术的临床实践并综合文献后进行了专家讨论，提出中国 TVM 手术的主要适应证：①POP 术后复发的患者；②年龄偏大的重度 POP（POP-Q Ⅲ~Ⅳ）初治患者。2020 年，该学组再次修订 POP 诊治指南，TVM 的手术指征仍为上述 2 个，投票补充了患者的年龄，建议在 60 岁及以上。对于阴道内大面积放置人工合成网片的盆底重建手术对性生活的影响，目前尚无循证医学结论。因此，对于性生活活跃的患者，选择 TVM 手术应谨慎；术前有慢性盆腔痛或性交痛的患者也不宜选择 TVM；并且强调，TVM 手术为Ⅳ级复杂操作，为保证手术质量，操作者应有良好的解剖知识和手术技巧，保证手术安全。

TVM 手术是否应该继续作为重建手术之一是科学问题，需要高质量的临床研究明确。2019 年 10 月 28 日，国家药品监督管理局药品评价中心、医疗器械技术审评中心和医疗器械监督管理司就 TVM 的临床使用召开会议，6 家国内主要在售 TVM 的公司汇报了销售数据、不良事件情况及相应产品在其他国家政府监管下采取处置措施的情况，发现国内源自厂家报道的 TVM 手术的并发症远远低于国外报道，未进行严格的随访追踪是症结所在，未能真实反映临床结局。国家药品监督管理局药品评价中心、医疗器械技术审评中心、医疗器械监督管理司与中华医学会妇产科学分会妇科盆底学组认真讨论、商榷，形成 2 个重要要求：①考虑患者的安全，每年少于 10 例 TVM 手术的医生暂停该手术；②强调开展国内 TVM 等盆底重建手术及并发症研究登记的必要性，获取高质量的真实世界数据。此外，该会议上还对国内销售 TVM 产品的企业提出追踪术后安全性、有效性研究的要求，并要求其于 2020 年 6 月之前提交 TVM 有效性和安全性的支撑证据。2019 年 12 月，国家药品监督管理局发文，将中华医学会妇产科学分会妇科盆底学组作为唯一指定的合作团体，强制要求在属地管理内进行经阴道植入网片的并发症登记和随访工作，并于 2020 年 4 月底对登记工作进行阶段性总结。该登记系统的汇总分析情况将作为 TVM 手术的风险获益评价资料，为国家药品监督管理局对 TVM 手术安全性的科学评价提供参考。做好每一例 TVM 手术的登记和随诊是今后中国盆底领域最重要的工作之一。

参考文献

[1] Kobashi KC. Committee opinion no. 513：vaginal placement of synthetic mesh for pelvic organ prolapse. Obstet Gynecol, 2011, 118（6）：1459-1464.

[2] Maher C, Feiner B, Baessler K, et al. Surgical management of pelvic organ prolapse in women. Cochrane Database Syst Rev, 2013, 30（4）：CD004014.

[3] Cathryn Ma G, Suzanne B, Andrew E, et al. Mesh, graft, or standard repair for women having primary transvaginal anterior or posterior compartment prolapse surgery：two parallel-group, multicentre, randomised, controlled trials（PROS-PECT）. The Lancet, 2017, 389（10067）：381-392.

[4] Joanne RM, David AM, Wael A, et al. Adverse events after first, single, mesh and non-mesh surgical procedures for stress urinary incontinence and pelvic organ prolapse in scotland, 1997—2016：a population-based cohort study. The Lancet, 2017, 389（10069）：629-640.

[5] Christopher M, Benjamin F, Kaven B, et al. Transvaginal mesh or grafts compared with native tissue repair for vaginal prolapse. Cochrane Database Syst Rev, 2016, 2（2）：CD012079.

[6] Colby PS, Karyn SE, Lynn M, et al. The truth behind transvaginal mesh litigation：devices, time-lines, and provider characteristics. Female Pelvic Med Reconstr Surg, 2018, 24（1）：21-25.

[7] Brock GB. Lifelong learning, our membership, and the CUA. Can Urol Assoc J, 2017, 11（10）：297.

［ 8 ］Courtney SL, Erika LM, Nichole M, et al. Risk factors and outcomes for conversion to laparotomy of laparoscopic hysterectomy in benign yynecology. Obstet Gynecol, 2016, 128 （6）: 1295−1305.

［ 9 ］Gamal G, Jessica H. Female pelvic medicine and reconstructive surgery practice patterns: IUGA member survey. Int Urogynecol J, 2015, 26 （10）: 1489−1494.

经阴道腹腔镜手术与阴式手术

第 9 章

孙大为

中国医学科学院　北京协和医学院　北京协和医院

目前，微创手术技术已壮大发展 20 余年，其中腹腔镜手术给患者带来了诸多益处，如缩小切口、更少的疼痛和创伤、更少的并发症、更短的住院时间、更快的恢复速度及更好的美容效果。妇科腹腔镜手术发展至今，技术日臻完善，究其原始动力，就是要保持甚至提高腹腔镜的微创优势，但也面临如何追求更加体现微创理念、带给患者更多人文关怀的问题。

一、经阴道腹腔镜手术与阴式手术的背景介绍

1. 经阴道腹腔镜手术　经自然腔道内镜手术（natural orifice transluminal endoscopic surgery，NOTES）是指运用人体的自然腔道，如口腔、肛门、阴道或尿道及内脏的穿孔等作为内镜进入腹腔的外科通道，操作目标组织的手术方式，而经阴道腹腔镜手术是其中之一。到目前为止，临床实践和研究都认为，对于腹腔入路的选择，虽然有经胃、经直肠、经阴道、经膀胱及经脐等途径，但在还没有充分的相关研究和理想的手术器械的情况下，无论是从穿刺孔切开和闭合的便利性，还是从污染的预防性，经阴道可能是 NOTES 比较直接、安全的入路。据报道，经阴道是 NOTES 中应用最多、技术最成熟的入路。国外研究显示，在各种自然腔道通路中，经阴道是 NOTES 中最安全可行的，有 88% 的 NOTES 采用经阴道入路。

此处有 2 个概念："混合" NOTES，即腔镜手术入路结合经自然腔道及经腹（或经脐）入路，具体为经皮途径设立辅助工作通道，主要操作则在自然腔道工作通道中完成；"纯" NOTES，即手术入路仅涉及经自然腔道，不建立任何腹壁经皮辅助工作通道。本章主要讨论后者。

2. 阴式手术　该手术是指经阴道治疗疾病所进行的手术，广义上包括常规手术和经阴道腹腔镜手术，狭义上仅指经阴道的常规手术，包含 2 个范畴，即阴道本身病变的手术和通过阴道所施行的手术，而后者是目前临床上广泛应用的术式，其经过女性身体固有的通路实施手术，有天然的合理性。在妇科手术领域，阴式手术历史更长，经验更多。1829 年，法国巴黎外科医生 Joseph Recamer 首次为宫颈癌患者实施了阴式子宫切除术（transvaginal hysterectomy，TVH），50 年后才有法国人开始做腹式子宫切除术。近几年，由于微创手术理念的普及和在临床上的广泛应用，使医生重新认识了阴道手术的优越性。单纯从微创手术的原则看，首先应考虑经阴道手术，然后是内镜手术，最后是开腹手术。

二、经阴道腹腔镜手术与阴式手术的适应证和禁忌证

目前，经阴道手术的适应证具体如下：①阴道本身的手术，包括先天性无阴道的阴道成形术、

膀胱阴道瘘和直肠阴道瘘的修补术、阴道口松弛和肛门松弛的手术及阴道口闭锁的手术等。②经阴道的妇科良性病变（子宫和附件的手术），包括经阴道全子宫切除术、经阴道部分子宫切除术及经阴道附件手术等。③女性盆底功能障碍性疾病的诊治，包括盆腔器官脱垂的手术、压力性尿失禁的手术及子宫脱垂的手术等。④癌前病变的手术和妇科恶性肿瘤的手术，包括子宫颈上皮内病变的手术、根治性子宫颈切除术及经阴道广泛性子宫切除术等。

1. 经阴道腹腔镜手术的适应证和禁忌证　在妇产科领域内，经阴道腹腔镜手术开展的时间短，使用的医生相对较少，临床积累的病例不够多，缺少临床多中心研究证据，下文所介绍的适应证和禁忌证是依据有限的临床报道和笔者的临床实践经验提出的，需要结合操作者自身经验和医疗设备条件来参考使用。重点提示：与阴式手术相比，经阴道腹腔镜手术在妇科肿瘤方面的应用弥补了阴式手术的不足，主要体现在对于盆腹腔的探查方面，具有独特的优势。

（1）适应证

1）妇科良性疾病手术：①附件手术，主要为输卵管手术和卵巢手术，输卵管手术包括输卵管切除术或开窗术（异位妊娠手术）、输卵管吻合术，卵巢手术包括卵巢囊肿剔除术、附件切除术。②子宫手术，主要包括子宫肌瘤剔除术和子宫切除术（腹腔镜下全子宫切除术、次全子宫切除术）。

2）妇科恶性肿瘤手术、子宫内膜癌分期术。

3）盆腔粘连分解术。

4）盆腔器官脱垂手术、阴道骶骨固定术。

5）妇科手术联合其他外科手术。

（2）禁忌证：由于经阴道腹腔镜手术由 2 个技术要素构成，即普通阴式手术操作和单孔腹腔镜手术操作，所以以上 2 种手术操作的禁忌证均应包括在内，还要加上本术式特有的禁忌证。亦有绝对禁忌证和相对禁忌证之分，绝对禁忌证是指无法耐受手术的情况，如全身状况极差、心脑血管疾病、出血性疾病、重要脏器功能不全、严重过敏体质、不能耐受麻醉、不能耐受气腹等。相对禁忌证是指在目前设备和技术条件下的相对的禁忌证，包括：①无阴道性生活史；②妊娠状态；③阴道狭窄（包括先天性发育异常和后天性瘢痕等）；④确诊或可疑的盆腔炎性疾病或疾病史；⑤2 次及以上剖宫产史或可疑粘连形成的盆腹腔手术史；⑥严重的子宫内膜异位症；⑦疑诊子宫直肠陷凹完全封闭；⑧子宫脱垂达国际尿控协会（International Continence Society，ICS）分级Ⅲ级或Ⅳ级；⑨子宫体积大于妊娠 20 周；⑩非本术式适应证的盆腔恶性肿瘤史。而肥胖（BMI $\geqslant$ 30 kg/m^2）、无阴道分娩史、单次剖宫产史不作为手术禁忌证。

对于相对禁忌证，术者应以手术的可行性和安全性为前提，结合自身的手术能力和医疗设备条件来认真对待，要进行充分的术前评估，且术前要行盆腔查体及超声检查，还可以通过计算机体层成像（computed tomography，CT）扫描来明确肠管与子宫的粘连情况，以及确认子宫直肠窝是否封闭。在经阴道腹腔镜全子宫切除术或次全子宫切除术中，所有患者术前常规行子宫颈细胞学刮片及宫腔镜检查以排除恶性病变。当术中遇到意外情况，如严重的盆腹腔粘连、操作空间小和操作困难等，应及时转为开腹手术或多孔腹腔镜手术。如果进行的是"纯"NOTES，亦可以根据具体情况尝试转为"混合"NOTES，即经自然腔道腔镜手术入路+经腹（或经脐）入路。

2. 阴式手术的适应证和禁忌证　该手术适应证的选择应遵循以下原则：①恪守微创的原则，在允许的情况下，优先采用阴式手术。②了解手术个体化的基本原则，以最安全、可靠作为选择阴式手术的重要决策因素。③不能忽略手术操作者对阴式手术的掌握程度，把熟练掌握作为基本条件。④在微创的原则下，统筹考虑开腹手术、经阴道手术和内镜手术，扬长避短，相辅相成。

（1）适应证：阴式手术适用于患子宫肌瘤、子宫肌腺病、功能性子宫出血、子宫脱垂等疾病的患者，尤其是一些肥胖、瘢痕体质的患者。

（2）禁忌证：包括不能耐受麻醉的内科并发症、不能建立膀胱截石位的骨科并发症、盆腔放疗后的瘢痕增生、重症生殖道普通细菌感染、盆腔脏器严重粘连、盆腹腔多次手术史等。

三、小　　结

手术操作者需要注意的是，无论采用何种手术方式，手术的目标和原则是不变的。手术能否在经阴道腹腔镜下完成，既取决于外科医生的手术能力，也需要有合适的器械和光源设备。手术操作者需要充分评估患者的病情、自身的技巧，以及是否有得力的器械，以便选择最适合的手术方式。

目前，NOTES 进入了快速发展期。现阶段，手术技术的创新必须与患者的选择相结合，对于外科医生和妇科医生，除了着眼于安全完成手术，更应关注减少手术并发症和加速术后康复等。经阴道腹腔镜手术是微创理念新的实践，值得在外科和妇科临床手术上运用并推广，发挥其临床价值和潜能。

参考文献

［1］孙大为. 妇科单孔腹腔镜手术学. 北京：北京大学医学出版社，2015.

［2］孙大为. 经阴道腹腔镜手术的探索与实践. 北京：清华大学出版社，2019.

［3］Atallah S，Hodges A，Larach SW. Direct target NOTES：prospective applications for next generation robotic platforms. Tech Coloproctol，2018，22（5）：363-371.

［4］刘亚萍，王东，李兆申. 新经自然腔道内镜手术感染控制的研究进展. 中华消化内镜杂志，2018，35（3）：221-224.

［5］刘新民. 妇科阴道手术学. 北京：人民卫生出版社，2009.

［6］Jagannath SB，Kantsevoy SV，Vaughn CA，et al. Peroral transgastrie endeseopic ligation of fallopian tubes with long-terra survival in a porcine model. Gastrointest Endosc，2005，61（3）：449-453.

［7］Park PO，Bergstrom M，Ikeda K，et al. Experimental studies of transgastric gallbladder surgery：cholecystectomy and eholecystogastric anastomosis（videos）. Gastrointest Endesc，2005，61（4）：601-606.

［8］ASGE，SAGES. ASGE/SAGES Working Group on Natural Orifice Transluminal Endoscopic Surgery white paper october 2005. Gastrointest Endosc，2006，63（2）：199-203.

［9］Mareseanx J，Dallemagne B，Perretta S，et al. Surgery without scars：report of transluminal cholecystectomy in a human being. Arch Surg，2007，142（9）：823-826.

［10］Hazey JW，Narula VK，Renton DB，et al. Natural-orifice transgastric endoscopic peritoneoscopy in humans：initial clinical trial. Surg Endosc，2008，22（1）：16-20.

［11］Zorron R，Maggioni LC，Pombo L，et al. NOTES transvaginal cholecystectomy：preliminary clinical application. Surg Endosc，2008，22（2）：542-547.

［12］Gill IS，Canes D，Aron M，et al. Single port transumbilical（E-NOTES）donor nephrectomy. J Urol，2008，180（2）：637-641.

［13］Ramos AC，Zundel N，Neto MG，et al. Human hybrid NOTES transvaginal sleeve gastrectomy：initial experience. Surg Obes Retat Dis，2008，4（5）：660-663.

［14］Lee CL，Wu KY，Su H，et al. Natural orifice transluminal endoscopic surgery in gynecology. Gynecol Minimal Invasive Ther，2012，1（1）：23-26.

［15］Chen X，Liu HY，Sun DW，et al. Transvaginal Natural Orifice Transluminal Endoscopic Surgery for tubal pregnancy and a device innovation from our institution. J Minim Invasive Gynecol，2019，26（1）：169-174.

[16] Lee CL, Wu KY, Su H, et al. Transvaginal Natural Orifice Transluminal Endoscopic Surgery (NOTES) in adnexal procedures. J Minim Invasive Gynecol, 2012, 19 (4)：509-513.

[17] Ahn KH, Song JY, Kim SH, et al. Transvaginal single port natural orifice transluminal endoscopic surgery for benign uterine adnexal pathologies. J Minim Invasive Gynecol, 2012, 19 (5)：631-635.

[18] 朱一萍，赵栋，隋孟松，等. 经阴道自然腔道内镜卵巢囊肿剥除术十例临床分析. 中华腔镜外科杂志（电子版），2018，11（1）：24-27.

[19] 胡三元，张光永，李峰. 我国首例临床 NOTES 手术成功实施. 腹腔镜外科杂志，2009，14（4）：320.

[20] Xu B, Liu Y, Ying X, et al. Transvaginal endoscopic surgery for tubal ectopic pregnancy. JSLS, 2014, 18 (1)：76-82.

[21] 刘海元，陈欣，孙大为，等. 经阴道自然腔道内镜手术在异位妊娠中的应用八例分析. 中华腔镜外科杂志（电子版），2018，11（1）：20-23.

[22] 中华医学会妇产科学分会妇科单孔腹腔镜手术技术协助组. 妇科单孔腹腔镜手术技术的专家意见（临床指南）. 中华妇产科杂志，2016，51（10）：724-726.

累及肠道的子宫内膜异位症是否应切除肠管

冷金花　李晓燕

第 10 章

中国医学科学院　北京协和医学院　北京协和医院

一、概　　述

子宫内膜异位症（endometriosis，EM；简称内异症）是一种雌激素依赖的慢性妇科疾病，发病率为 10%～15%。常见的临床类型包括卵巢内异症、腹膜内异症、深部浸润型内异症（deep infiltrating endometriosis，DIE）及其他特殊类型内异症。DIE 的定义是病变侵入腹膜下超过 5 mm，或浸润子宫周围器官的固有肌层。1860 年，Rokitansky 首次定义了 DIE。组织学上，镜下可见病灶纤维组织及肌肉组织增生、腺体囊性变和血管周围单核细胞炎性细胞浸润。DIE 可累及肠、膀胱、输尿管、阴道、主韧带及膈肌等。

肠道内异症是指子宫内膜样腺和间质浸润肠壁，至少到达浆膜下脂肪组织或邻近的浆膜下神经丛。3%～37% 的 DIE 患者会有肠腔受累，其中最常见的部位为直肠和直肠乙状结肠交界处，占70%～93%；其次是回肠、阑尾和盲肠。当 DIE 累及直肠乙状结肠时，40% 以上的患者会出现多灶性肠道病变。有研究报道，在直肠内异症中，分别有 62% 的病例观察到多灶性受累（定义为主要病变 2 cm 以内出现小的病灶）、38% 的病例观察到多中心受累（定义为距主要病变 2 cm 以外的卫星深部病灶）。DIE 病灶一般从肠壁外向肠腔生长，累及浆膜层，穿透肌层、黏膜下层和黏膜的病例分别占 55%～72%、25%～31% 和 0～11%。

肠道内异症患者的主要症状为周期性排便痛、腹胀、肠痉挛、腹泻、便秘，以及大便性状改变或肠易激综合征样症状，直肠出血的症状较少见。疾病的症状不仅与内异症浸润程度和肠腔受累情况有关，还与病变在肠道的部位有关。

肠道内异症常与其他类型的内异症同时存在，合并卵巢内膜异位囊肿和其他后盆腔 DIE 的概率分别为 48% 和 84%。所以在诊断肠道内异症时，应考虑其他部位同时存在病灶的可能。评估肠道内异症的目的是明确诊断、评估疾病的程度，包括详细的病史、临床检查和影像学检查。评估病史和症状时，应使用有效的症状问卷进行数据收集、审核和比较。应该评估患者的症状，如疼痛评分。还需用阴道窥器检查阴道后穹隆，有助于发现同时累及阴道后穹隆的病灶。三合诊可评估病灶向盆腔侧壁及后部的浸润情况、病灶的活动度及肠道病灶下缘至肛缘的距离。评估肠道内异症的一线影像学方法是盆腔超声和经直肠超声，可用于检测是否合并其他类型的内异症及直肠乙状结肠的受累情况。增强 MRI 通常作为复杂病例或手术前的附加检查，对内异症的评估有较高的准确性。钡灌肠及乙状结肠的肠镜检查可以提供有关肠管狭窄的额外信息，确定肠道病变（结节或斑块）的位置、大小和数量，以及肠管的浸润程度（深度、长度及肠管狭窄程度）。结肠的肠镜检查可发现狭窄或腔内病变。在阴道窥器检查和肠镜检查时，若发现浸润病灶，可同时取活检，送病理检查以明确诊断。

内异症治疗的原则是控制症状、改善生育、减少复发、预防恶变。肠道内异症治疗的原则也是如此，可分为手术治疗和药物治疗。

二、肠道内异症的手术治疗

1. 常见术式　对于肠道内异症手术，目前常见的有 3 种术式，即病灶削切术、肠壁楔形切除术及病灶切除术。之前关于使用较激进的手术治疗肠道内异症获得了一部分学者的支持，但近期相关论点受到争议。下面介绍 3 种肠道内异症手术。

（1）病灶削切术：是指一层一层地切除病灶，直到遇到健康的底层组织，被认为是肠道内异症手术中最保守的方法。病灶削切术的目的是切除全部或至少大部分病灶和纤维化病变，同时保留肠黏膜和部分肌层完整，保持肠道的完整性，恢复病灶引起的纤维化和扭曲的解剖结构。病灶削切术能恢复患者的消化功能，保留了肠道的感觉和运动神经的功能，改善了消化主诉和疼痛症状。病灶削切术后患者的结果和满意度高，术后的并发症发生率是手术方案中最低的，具有良好的长期效果。

可选择病灶削切术的患者：①肠壁浆膜浸润或局限性的肌层浸润。②接近更年期的有症状患者。③无生育要求，术后长期用药的高龄患者（缓解狭窄，手术并发症的风险较低）。④乙状结肠以下的病变（避免广泛的盆腔侧方解剖和直肠后间隙剥离，避免长期影响肠道和膀胱的功能）。⑤几乎无自然受孕可能的患者［术后直接行辅助生殖技术（assisted reproductive technology，ART）而不需要中断长期的药物治疗］。

（2）部分肠壁楔形切除术：肠壁楔形切除术（又称蝶形切除或盘状切除）既不需要松动结肠，也不需要切除直肠系膜，术后直肠全长和直肠储液池的体积并不会发生明显变化。因此，在部分研究中，其被认为是保守手术。

有研究对 414 例直肠内异症患者进行手术，其中 197 例行肠道表面病灶削切术（47.7%），78 例行肠壁楔形切除术（18.8%）。66% 以上的患者从保守手术中受益。在所有接受病灶削切术的患者中，未发生重大的手术并发症。结合了腹腔镜和经肛门入路的 Rouen 术式可以用于切除肠道中低位全层肠壁浸润的内异症结节。手术具体是在肠壁全层楔形切除术之前对导致直肠狭窄的结节进行深度病灶削切术，完全解除狭窄后再使用经肛门吻合器。这种术式仅需要缝合直肠的部分肠壁，术后发生肠道狭窄的概率低。该术式减少了患者术后相关并发症的主诉，特别是直肠狭窄和去神经症状。

可考虑行肠壁楔形切除术的患者：①疾病晚期、有生育要求的、症状严重的年轻患者，术后隐匿性病灶的复发风险更高。②直径 3 cm 以内的高位直肠结节，可以使用端端吻合环状经肛门吻合器进行。③在多灶性肠道内异症中，病灶之间有 5 cm 以上的正常肠管。手术同时可对乙状结肠的病灶行肠壁全层楔形切除术或乙状结肠切除术。④距肛缘 10 cm 以内的直肠中、下部位的大结节（直径>3 cm）可使用结合了腹腔镜和经肛门入路的 Rouen 术式，术后发生低位结直肠切除术固有并发症的风险较低。

（3）节段性肠切除术：行节段性结直肠切除术患者的术后并发症明显更多。一部分原因是手术类型本身，而另一部分原因可能与病灶结节的大小和位置有关。但因肠壁楔形切除术并不总是有效，约 30% 的患者需要行结直肠切除术。有研究表明，病灶削切术在痛经和其他症状缓解程度方面可能相对较弱，手术效果也可能不像节段性肠切除术那样持久。

是否行结直肠切除术取决于各种因素，包括患者的年龄和生育意愿强度，直肠病灶浸润的大小和程度，消化道症状，以及进一步发生肠道狭窄的风险。有以下几种情况的患者在术前评估时可决定是否行节段性结直肠切除术：①对于乙状结肠以上的病变，仍然首选节段性肠切除术或肠壁全层楔形切除术。②直肠上部及以上（距肛缘距离>8 cm）的肠道大结节（直径>3 cm）且浸润较深导致肠管狭窄。③在 2 个连续病灶之间有多个深部病灶而正常的肠段<5 cm 者。④病灶削切术或肠壁楔形切除术后症状持续存在。

2. 手术治疗肠道 DIE　能切除病灶，达到缓解症状、改善患者生活质量的效果。

有文献报道，手术可以减轻所有期别的内异症疼痛。且大多数研究表明，肠道内异症手术切除肠管后盆腔疼痛和肠道症状都有所改善。事实上，无论是更保守的病灶削除术，还是更彻底的肠壁楔形切除术或节段性肠切除术，都可以带来长期的有益结果。病灶削切术后疼痛的完全缓解率为80%（74/93），肠壁全层楔形切除术后为95%（36/38），节段性肠切除术后为89%（42/47）。接受手术患者的总体生活质量显著提高。内异症腹腔镜肠切除术后 1 年，患者的排尿功能和性功能均有明显改善。Roman 等最近进行了一项随机对照研究，入组了 55 例患者，随访 5 年。研究者推荐保守手术和根治性直肠手术均可作为治疗肠道内异症引起的疼痛和消化道问题的有效和持久的方法。

但也有学者提出，单纯盆腔疼痛的改善并不能全部归功于肠道手术，而是支持整体内异症手术的有力证据。因此，仅基于一般症状的改善来证明治疗直肠内异症的手术效果是不合理的，还需要结合术后疾病的复发率、手术并发症发生率、对生育的影响等，长期随访，综合判断。

3. 肠道内异症病灶切净程度与复发关系密切　关于 DIE 手术治疗后复发率的数据很少，术后随访2.2 年时复发率为4%~25%。据另一篇综述报道，DIE 手术后85%的患者症状完全缓解，而复发率<5%。之前提到的 Roman 等进行的肠道内异症手术的随机对照研究得到的 5 年复发率为1.8%，而保守手术的 5 年复发率为3.7%。在一些以多学科治疗的研究队列中，切除所有的内异症病灶后复发率低，并且随着时间的推移，复发率仍保持在一个较低的水平。肠道内异症的复发往往被认为是手术未切净病灶的结果，文献中报道的与复发相关的因素包括 2 点。

（1）肠道标本切缘阳性：是结直肠内异症复发的原因之一。有文献报道，肠道内异症术后切缘阳性的概率为9.7%~19.0%。即使根治性节段性肠切除术，显微镜下也显示15%的样本切缘阳性。

（2）肠道手术的类型：关于手术的类型，有一些证据支持保守的肠道手术会导致更高的复发风险。一项大型荟萃分析从 49 项回顾性研究中汇集了 1600 多例患者，其中71%的患者接受了结直肠切除术，10%的患者接受了肠壁全层楔形切除术，17%的患者接受了肠壁浅层病灶削切术。总体上，切除吻合组的内异症复发率（2.5%，20/812）明显低于保守组（5.7%，49/865）。还有文献报道，病灶削切组的复发再干预率高于肠壁楔形切除组或节段性肠切除组（分别为27.6%、13.3%和6.6%）。

当然，当病灶削切术由技术熟练且经验丰富的术者进行时，复发率与肠切除术无差异，且均较低。有研究比较保守性（13.8%）和根治性（11.5%）2 种手术方式，随访 30 个月，发现两组之间的复发率并没有显著差异。Roman 等最近进行了一项随机对照研究，入组 55 例患者，随访 5年，发现保守手术组（病灶削切术、肠壁楔形切除术）与根治性手术组（节段性肠切除术）在术后脏器功能结果和疾病复发率方面无显著差异，保守手术组和根治性手术组的 5 年复发率分别为3.7%和0（$P=1$）。因此认为，与保守手术相比，根治性手术的效果并不优于保守手术，而手术并发症的风险却更高。

然而，肠道 DIE 的复发因素是复杂的，并不一定与手术本身有直接关系，还牵涉术后用药在内的长期管理等。例如，术后受孕失败，即长时间不接受激素治疗的病灶削切术患者比没有生育要求或产后接受激素治疗的患者更有可能复发。

4. 手术并发症　肠道内异症的手术创面往往较大，切除范围也相对更大，所以发生术中及术后并发症的概率较高。肠道内异症的绝对手术适应证仅有完全性肠梗阻，其他都是相对适应证。与直肠癌相比，患者对手术并发症的接受程度要低得多。直肠 DIE 手术并发症高达 27%，是一种极具挑战性的手术。

术后并发症主要有以下 8 类。

（1）瘘（0~14%）。

（2）出血（1%~11%）。

（3）感染（1%~3%）。

（4）中转开腹（高达 12%）。

（5）术后严重便秘。

（6）吻合口瘘和输尿管损伤是最严重的并发症。有研究报道，吻合口瘘需再次腹腔镜/开腹手术的发生率为 7.4%。

（7）输尿管损伤（2.8%）。

（8）膀胱功能障碍。

对于主要的手术并发症，高危因素主要有 4 个：①肠道外科手术时进入阴道。②过度使用电凝可能导致后壁坏死，增加直肠阴道瘘和脓肿的风险。③低位直肠病变切除（距肛缘<5 cm）会增加吻合口漏的风险。④低位直肠病变切除增加一过性神经源性膀胱功能障碍的风险。

结直肠手术后肠道功能受损的原因，主要有以下 4 点：①肠系膜松解和切断导致直肠神经丧失。②结直肠吻合口狭窄，其发生率似乎高于直肠癌患者。③直肠储液池的容量和顺应性减少，导致肠道运动质量和频率的改变。④肠道内压力升高压迫肛门括约肌，使肛门括约肌远期功能减弱。

内异症手术对脏器功能的影响主要与下腹部下丛神经及其内脏分支的损伤有关。节段性肠切除术和肠壁楔形切除术需要对肠道周围间隙进行不同程度的分离，可能会导致不同的神经损伤。但目前仍很难确定单独的肠切除术对自主神经功能的影响，因为内异症患者单纯行肠切除术的病例较少，往往在术中还切除了其他的内异症病灶，这可能也会影响预后。有研究者尝试在内异症手术中保留自主神经，并报道了"保留神经"技术，以减少术后与盆腔去神经相关的功能问题（尿潴留、便秘、性功能障碍）。

三、肠道内异症的药物治疗

1. 肠道内异症药物治疗的效果　现有的证据显示，药物治疗 DIE 能改善深部性交痛、排便痛和一些肠道主诉。但总体而言，不同药物之间的治疗效果似乎没有明显差异。因此，应该更加重视药物的安全性、耐受性和成本等方面。肠道内异症的药物治疗缺少可靠的对照研究，所以很难精确地比较每一种药物的效果。

一线用药包括低剂量的单相口服避孕药和孕激素，其优点是疗效可靠、不良反应小和成本较低，可长期使用。有不少研究报道，对于肠腔狭窄<60%的患者，抑制排卵可改善一部分肠道内异症的症状。激素抑制已被证明可以显著改善肠道狭窄程度<60%的患者的疼痛和胃肠道症状。Vercellini 等的研究数据显示，孕激素单独使用或与低剂量雌激素联合使用均可减轻痛经、性交困难等症状。Egekvist 等的研究发现，在 238 例有症状的直乙状结肠内异症患者中，56%的患者最终通过

使用口服避孕药或孕激素避免了手术。Ferrero 等的研究表明，小剂量炔诺酮（2.5 mg/d）可以显著减少肠道内异症患者的腹泻、肠疼挛和周期性直肠出血等症状。当然，也要注意长期使用孕激素可能会影响血脂和骨矿含量。有研究者建议，对于直肠阴道病变，应首选醋酸炔诺酮或地诺孕素，而加入芳香化酶抑制药并没有在很大程度上提高疗效，反而增加了不良反应，提高了成本。该研究推荐长期使用的二线方案，主要是 GnRH 激动药（GnRH agonist，GnRHa）联合反向添加疗法，能有效缓解 DIE 相关的疼痛及其他伴随症状，被认为是手术风险较大患者的长期用药选择。

其他药物治疗方案包括左炔诺孕酮宫内缓释系统、达那唑等。有研究报道了 11 例接受左炔诺孕酮宫内节育器患者的痛经和盆腔疼痛症状的改善。Razzi 等报道，21 例直肠阴道内异症患者可以很好地耐受达那唑 200 mg/d，并在 12 个月的随访中显著减轻疼痛，这与另一些关于阴道用药效果较好的报道一致。

对于已经完成肠道内异症手术的患者，术后也离不开药物的长期管理。有研究报道，术后 5 年随访得到的盆腔疼痛和生活质量的改善也可能是术后药物治疗的结果。

2. 肠道内异症药物治疗的注意事项

（1）对于一部分大而浸润深的病灶，药物治疗相对无效。药物治疗只是抑制而不能治愈深部内异症。当深层病变没有通过药物治疗得到改善时，仍需手术治疗。

（2）药物的不良反应影响了依从性及长期使用。

（3）用药之前，若无组织学检查结果，无法真正明确疾病诊断。因此，应尽量进行活检，得到病理诊断。

（4）很难区分药物对深部内异症和腹膜内异症、卵巢内异症的具体效果，因为不同表型的内异症病灶通常是同时存在的。

四、治 疗 建 议

1. 肠道内异症的治疗目的是减轻疼痛、缓解消化道症状、促进生育、减少复发。治疗的选择取决于诸多个体化因素，如患者年龄、激素水平、疼痛程度及是否有生育要求等。在临床检查和（或）影像学检查中，被诊断为内异症的无症状患者不需要进行手术。若没有绝对的手术指征，应先选择药物治疗。

手术应仅在以下情况下进行：①药物治疗失败，出现重度疼痛［视觉模拟评分（VAS）>7分］、疾病进展者。②有药物禁忌证者。③对于肠梗阻，急诊手术和节段性肠切除术是唯一合理的选择。④累及直肠和乙状结肠管腔的大病变，伴随严重出血。⑤对于少部分药物治疗无效、随诊过程中发现的进展性病变，不能除外恶变可能。⑥既往反复 IVF 失败的患者。⑦如果在肠道内异症手术过程中，评估发现下述问题，应行肠道切除术，包括内异症病灶使大面积全层肠道受累，病灶太大以致削切术后无法缝合；对肠壁肌肉的广泛损害而没有全层损伤，但对肠道功能有影响时；广泛的肠道侧向剥离损伤了肠壁的血管化和（或）神经时。

2. 对于肠道内异症患者的疼痛及其伴随症状（多数伴随消化道症状），前文已经阐述，药物治疗和手术治疗对于症状的缓解率均较高，80% 以上的症状都能有效缓解。有学者研究了有症状的结直肠内异症患者在共同决策过程（shared decision making，SDM）后选择药物治疗或手术治疗的满意度情况，结果显示，无论是先选择了药物治疗或先选择了手术治疗，最终因为症状缓解率高，患者的满意度均较高，且两组症状缓解率并无显著差异。但肠道内异症手术有发生并发症的概率，一旦出现并发症，将对患者的生活质量产生较大影响。所以对于无生育要求且没有持续严重肠道亚闭塞症状的患者，治疗方案应首选长期服用低剂量口服避孕药或孕激素。手术则是对药物治疗无效、不能耐受药物治疗或有禁忌证患者的二线治疗。应将现有药物的作用充分发挥到最优状态，而药物和手术的综合治疗可以被视为循序渐进的后续手段。

一旦有症状的患者药物治疗无效，病情发展到必须进行肠道手术，则需要考虑手术并发症及术后复发的问题。当医生考虑行手术治疗腹膜内异症和卵巢内异症时，有效性（干预对于临床有效吗）和效率（干预的效果是否值得所消耗的资源）是需要关注的主要问题，而手术的安全性通常不是核心问题。结直肠手术似乎正好相反，最需要关注的是手术的获益能否足够平衡手术的并发症发生风险。近年来，越来越多的研究强调了术后肠道功能结果的重要性。肠道切除可能导致肠神经受损及随后的大小便失禁和里急后重等症状，或膀胱受损并导致尿潴留。对于一小部分患者来说，这些器官功能受损是永久性的。保守手术或激进手术——这 2 个观点仍然存在争议。目前已发表的不同手术方法的数据很难相互比较，因为乙状结肠和直肠的位置往往缺乏详细和标准化的描述。此外，内异症手术结果的观察性研究经常存在关于患者选择和手术方式的偏倚。因此，要根据患者的特点（如年龄、保留生育功能的意愿、病灶位置）及手术医生的专业知识和经验来选择最佳的手术方式，将患者的获益最大化，而将手术风险降至最低。值得强调的是，肠道内异症患者通常需要多学科管理，需要训练有素的妇科医生和熟悉内异症的胃肠道手术医生共同参与。在术前知情同意的过程中，患者应该充分了解手术的直接风险和长期功能改变的风险。正确的手术操作应保持良好的止血和无张力的吻合口，将吻合口瘘的风险降至最低。术后应与患者密切沟通随诊。

3. 对于不孕患者，肠道 DIE 手术是否能改善生育结局仍存在争议。通常情况下，如果 DIE 合并不孕患者的疼痛等症状不明显，应首选 ART。早期有证据提示，DIE 患者直接行 IVF，3 个周期累计妊娠率可高达 68.6%。直肠阴道隔 DIE 的切除，对于不孕患者并无获益。使用 CO_2 激光治疗的 III 期或 IV 期患者，手术同时切除肠道与不切除肠道对比，患者术后 3 年的累计妊娠率无差异（50% *vs.* 51%）。同时，凡涉及肠道的手术，手术风险和并发症是不可避免的问题。有文献报道，切除肠道的内异症手术与不切除肠道的手术比较，不仅妊娠率并未得到改善，手术并发症的概率还更高。手术后，肠道相关并发症与泌尿系统相关并发症比较，妊娠率也显著下降（33.3% *vs.* 83.3%，$P<0.05$）。Ferrier 等报道了一系列内异症结直肠手术后出现主要并发症患者的生育结局，6%（53/900）的患者出现了主要并发症，包括直肠阴道瘘、吻合口瘘、盆腔脓肿、输尿管肾积水、膀胱阴道瘘及肠梗阻；共有 48 例患者在术后有生育要求，其中 26 例术前诊断为不孕，术后自然妊娠率仅为 27%。手术并发症导致盆腔感染是影响生育结局的决定性因素。

对于肠道内异症合并不孕的患者，目前还没有高质量的研究。近几年，有一部分研究提示，手术似乎能改善生育结局。对于有症状的患者，肠道切除术后的妊娠率为 24%~57%。术前有妊娠意愿的患者，术后的妊娠率为 41.6%~45.5%。Iversen 等分析了 4 项回顾性研究和 3 项前瞻性观察性非对照研究，总结得到术后自然妊娠率在回顾性研究中为 21%~61%，平均为 49%；在前瞻性研究中为 8%~50%，平均为 21%。上述研究提出，肠道内异症手术对术后自然妊娠率和 IVF 妊娠率均有改善，但应注意手术相关并发症。还有研究报道了 36 例有生育要求的肠道内异症患者术后的妊娠结局，其中诊断为不孕的患者有 23 例（63%），术后随访时间为 50~79 个月。该研究的结果显示，到随访结束时，29 例（81%）妊娠，其中 17 例（59%）自然受孕；术后 12 个月、24 个月、36 个月、48 个月的累计妊娠率分别为 33.4%（95% CI：20.6~51.3%）、60.6%（44.8%~76.8%）、77%（61.5%~89.6%）和 86.8%（72.8%~95.8%）；在 23 例不孕患者中，47% 的患者在手术后自然受孕；术后 50 个月内，无论是手术后即刻开始（$P=0.008$），或是术后用药停药开始（$P=0.004$），尝试自然受孕的患者比接受 ART 的患者能更早妊娠。研究得出，直肠内异症手术治疗后妊娠率高，大多数是自然受孕。这一结论得到了其他证据支持。虽然该研究得到的妊娠结局并不受手术方式（保守手术或肠道切除术）的影响（$P=0.40$）。但有其他研究提出，行病灶削切术或肠壁楔形切除术的不孕患者的妊娠率［分别为36%（13/36）和44%（4/9）］高于行节段性肠切除术的患者［18%（2/11）］。尽管样本量有限，有研究表明，在某些情况下，可以进行肠壁楔形切除术，相对安全，并能获得良好的功能结果。

关于肠道手术对结直肠内异症合并不孕患者妊娠率的影响，目前还存在诸多问题及需要强调的方面。①有多种表型内异症存在的情况下，结直肠内异症和腹膜内异症、卵巢内异症及其他类型深部内异症病变常并存，很难区分不同类型病变的治疗效果。②手术医生的技术程度不一，技术能力较高的手术医生进行的盆腔手术最终可能会导致更高的自然妊娠率。③内异症相关性不孕患者的结直肠手术效果可能也受到合并的子宫腺肌病的影响。当深部内异症合并子宫腺肌病时，患者的生育结局极差。此时，肠壁楔形切除术或节段性肠切除术对自然受孕率均影响不大。

由于缺乏高水平的证据，目前对于结直肠内异症患者的最佳不孕治疗，尽管有国际指南曾提到，但也并没有达成共识。欧洲人类生殖与胚胎学学会（European Society of Human Reproduction and Embryology，ESHRE）发布的指南指出，在ART治疗内异症相关不孕的患者中，手术切除DIE的有效性在生殖结局方面尚未得到很好的证实。法国正在进行一项多中心随机对照研究，比较结直肠内异症合并不孕患者接受IVF或肠道病变根治性切除术+IVF的妊娠率，计划于2020年底完成入组。可以期待3~4年后该研究的结果。

因此，目前对于肠道内异症合并不孕患者的治疗原则为先对不孕患者进行充分的不孕相关检查和生育力评估，既往有内异症手术史、卵巢储备低和（或）存在男性因素导致不孕的患者也首选ART。如果合并卵巢内异症，必要时需进行卵母细胞冷冻。未合并其他不孕因素及其他需要手术治疗的内异症类型时，如果患者的疼痛程度轻，直接进行ART是最好的选择。如果是患有严重疼痛的Ⅲ~Ⅳ期内异症［肠道和（或）其他病变部位］患者，或反复ART失败者，可考虑手术，应优选保守手术，维持肠道的完整性，尽量避免可能引起盆腔感染的术后并发症。术后试孕失败时建议进行ART。DIE结节的"成功"手术并不总意味着"根治性手术"，而是旨在缓解症状或改善生育结局。但许多患者仍然接受不规范的手术，或是术者通常未考虑卵巢的储备功能，又或在有疼痛明显的DIE结节时重复进行ART。所以，"成功"的内异症手术迫切需要标准化、方法学化、充分的培训及质量控制。

对于药物治疗和手术治疗，并没有绝对的"最佳"选择。医生必须根据患者的个体情况及面临的主要临床问题提供建议。对于肠道手术，为了更好地保留器官功能，提倡侵袭性较小的手术已成为肿瘤和良性疾病治疗的普遍趋势，故肠道内异症的治疗在逻辑上也应该尽量维持肠道的完整性。同时，也应彻底告知患者不同治疗方案的潜在益处、潜在危害和医疗成本，并允许患者根据自己的喜好和个体的优先事项参与治疗决策。还需要强调的是，内异症是一种占据患者大半个生命周期的疾病，需要长期管理。要在规范随诊的过程中，根据患者的疾病治疗效果及病情进展情况，适时更换治疗策略。

肠道内异症的治疗建议见图10-1。

肠道内异症的治疗建议

病史［一般病史、视觉模拟评分（VAS）、生活质量评分、性功能、排尿功能、肠道功能、心理评估）］；
查体（全面检查阴道穹隆，三合诊判断直肠周围情况）

肠道内异症

疼痛　　肠梗阻、严重便血　　不孕

肠腔狭窄<60%　　肠腔狭窄60%以上　　不孕检查和生育力评估

药物治疗　　治疗失败　　手术治疗　　EFI<5或术后试孕失败　　ART
术后长期管理　　反复IVF失败

1.病灶浸润浆膜层或局限肌层；
2.有症状的接近更年期的患者；
3.无生育要求，术后需假绝经治疗的患者；
4.不孕患者无自然受孕的机会者

1.病灶浸润肠壁深肌层；
2.疾病晚期、有生育要求且症状严重的年轻患者；
3.直径≤3 cm的高位直肠结节；
4.距肛缘10 cm以内的直肠中、下部位的大结节（直径>3 cm）；
5.多灶性病变，2个病灶之间健康肠道>5 cm

1.直肠上部及以上位置的大结节（直径>3 cm）；
2.2个连续深部结节之间有多个深部病灶而正常的肠段较短；
3.病灶削切术或肠壁楔形切除术后症状持续存在

病灶削切术　　部分肠壁楔形切除　　节段性肠切除术

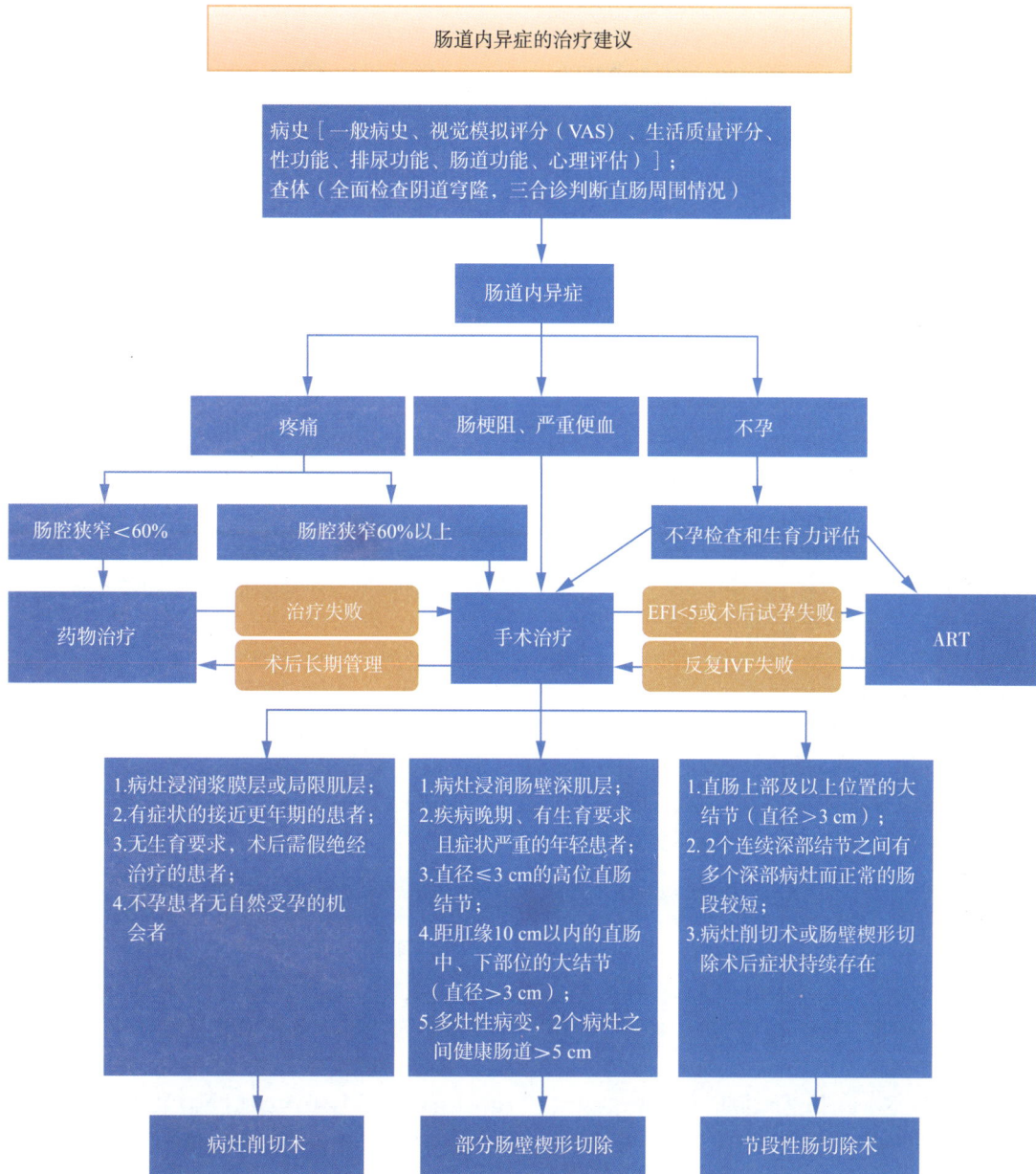

图 10-1　肠道内异症的治疗建议

注：ART. assisted reproductive technology，辅助生殖技术；EFI. endometriosis fertility index，子宫内膜异位症生育指数

参考文献

［1］中华医学会妇产科学分会子宫内膜异位症协作组. 子宫内膜异位症的诊治指南. 中华妇产科杂志，2015，50（3）：161-169.

［2］Chapron C，Marcellin L，Borghese B，et al. Rethinking mechanisms，diagnosis and management of endometriosis. Nat Rev Endocrinol，2019，15（11）：666-682.

［3］Keckstein J，Becker CM，Canis M，et al. Recommendations for the surgical treatment of endometriosis. Part 2：deep endometriosis. Hum

Reprod Open, 2020, 1：2.

[4] Wolthuis AM, Meuleman C, Tomassetti C, et al. Bowel endometriosis：colorectal surgeon's perspective in a multidisciplinary surgical team. World J Gastroenterol, 2014, 20 （42）：15616-15623.

[5] Meuleman C, Tomassetti C, Wolthuis A, et al. Clinical outcome after radical excision of moderate-severe endometriosis with or without bowel resection and reanastomosis：a prospective cohort study. Ann Surg, 2014, 259 （3）：522-531.

[6] Abo C, Moatassim S, Marty N, et al. Postoperative complications after bowel endometriosis surgery by shaving, disc excision, or segmental resection：a three-arm comparative analysis of 364 consecutive cases. Fertil Steril, 2018, 109 （1）：172-178.

[7] Nezhat C, Li A, Falik R, et al. Bowel endometriosis：diagnosis and management. Am J Obstet Gynecol, 2018, 218 （6）：549-562.

[8] Abrao MS, Petraglia F, Falcone T, et al. Deep endometriosis infiltrating the recto-sigmoid：critical factors to consider before management. Hum Reprod Update, 2015, 21 （3）：329-339.

[9] Wolthuis AM, Tomassetti C. Multidisciplinary laparoscopic treatment for bowel endometriosis. Best Pract Res Clin Gastroentero, 2014, 28 （1）：53-67.

[10] Vercellini P, Frattaruolo MP, Rosati R, et al. Medical treatment or surgery for colorectal endometriosis? Results of a shared decision-making approach. Hum Reprod, 2018, 33 （2）：202-211.

[11] Darwish B, Roman H. Surgical treatment of deep infiltrating rectal endometriosis：in favor of less aggressive surgery. Am J Obstet Gynecol, 2016, 215 （2）：195-200.

[12] Roman H, Moatassim-Drissa S, Marty N, et al. Rectal shaving for deep endometriosis infiltrating the rectum：a 5-year continuous retrospective series. Fertil Steril, 2016, 106 （6）：1438-1445.

[13] Bendifallah S, Roman H, Mathieu d'Argent E, et al. Colorectal endometriosis-associated infertility：should surgery precede ART? Fertil Steril, 2017, 108 （3）：525-531.

[14] Roman H, Hennetier C, Darwish B, et al. Bowel occult microscopic endometriosis in resection margins in deep colorectal endometriosis specimens has no impact on short-term postoperative outcomes. Fertil Steril, 2016, 105 （2）：423-429.

[15] Vercellini P, Vigano P, Frattaruolo MP, et al. Bowel surgery as a fertility-enhancing procedure in patients with colorectal endometriosis：methodological, pathogenic and ethical issues. Hum Reprod, 2018, 33 （7）：1205-1211.

[16] Donnez J. Introduction：from pathogenesis to therapy, deep endometriosis remains a source of controversy. Fertil Steril, 2017, 108 （6）：869-871.

[17] Ianieri MM, Mautone D, Ceccaroni M. Recurrence in deep infiltrating endometriosis：a systematic review of the literature. J Minim Invasive Gynecol, 2018, 25 （5）：786-793.

[18] Roman H, Tuech JJ, Huet E, et al. Excision versus colorectal resection in deep endometriosis infiltrating the rectum：5-year follow-up of patients enrolled in a randomized controlled trial. Hum Reprod, 2019, 34 （12）：2362-2371.

[19] Riiskjaer M, Greisen S, Glavind-Kristensen M, et al. Pelvic organ function before and after laparoscopic bowel resection for rectosigmoid endometriosis：a prospective, observational study. BJOG, 2016, 123 （8）：1360-1367.

[20] Vercellini P, Buggio L, Somigliana E. Role of medical therapy in the management of deep rectovaginal endometriosis. Fertil Steril, 2017, 108 （6）：913-930.

[21] 何政星, 王姝, 冷金花, 等. 子宫内膜异位症恶变的临床风险分析. 中华妇产科杂志, 2018, 53 （4）：282-284.

[22] Ballester M, d'Argent EM, Morcel K, et al. Cumulative pregnancy rate after ICSI-IVF in patients with colorectal endometriosis：results of a multicentre study. Human reproduction, 2012, 27 （4）：1043-1049.

[23] Vercellini P, Pietropaolo G, De Giorgi O, et al. Reproductive performance in infertile women with rectovaginal endometriosis：is surgery worthwhile? Am J Obstet Gynecol, 2006, 195 （5）：1303-1310.

[24] Douay-Hauser N, Yazbeck C, Walker F, et al. Infertile women with deep and intraperitoneal endometriosis：comparison of fertility outcome according to the extent of surgery. J Minim Invasive Gynecol, 2011, 18 （5）：622-628.

[25] Kondo W, Daraï E, Yazbeck C, et al. Do patients

manage to achieve pregnancy after a major complication of deeply infiltrating endometriosis resection? Eur J Obstet Gynecol Reprod Biol, 2011, 154 (2): 196-199.

[26] Iversen ML, Seyer-Hansen M, Forman A. Does surgery for deep infiltrating bowel endometriosis improve fertility? A systematic review. Acta Obstet Gynecol Scand, 2017, 96 (6): 688-693.

[27] Roman H, Chanavaz-Lacheray I, Ballester M, et al. High postoperative fertility rate following surgical management of colorectal endometriosis. Hum Reprod, 2018, 33 (9): 1669-1676.

[28] Pluchino N, Petignat P, Wenger JM. Laparoscopic "successful" excision of deep endometriosis: a fertility-enhancing surgery. Ann Surg, 2015, 262 (1): e26.

[29] 冷金花, 史精华. 子宫内膜异位症长期管理策略. 山东大学学报 (医学版), 2019, 57 (6): 1-5.

子宫肌瘤剔除术与子宫切除术的掌握——"子宫保卫战"

第 11 章

樊庆泊

中国医学科学院　北京协和医学院　北京协和医院

当你唯一的工具是一把锤子时，每一个问题看起来都像一个钉子。如果专科医生只知道用专业手段来解决问题，即使有更适当的、花费更少的、可能更有效的及风险更小的选择方案，其往往还是会从专业角度做决定，忽视社会和患者的心理问题。作为专科医生，往往会进入自己专业的"怪圈"。郎景和院士在《外科医生的哲学理念和人文修养》一文中指出，"医学模式的改变，来自患者、家属及社会价值要求、愿意与医学原则的矛盾等"，给外科医生在选择手术适应证、治疗疑难重症及解决并发症和非理想后果等方面都提出了新的问题。

子宫肌瘤是女性最常见的良性肿瘤，由子宫平滑肌组织增生形成。子宫肌瘤在育龄期女性中的发生率为 20%~30%，亦有报道称可高达 70%；在年龄>50 岁的女性中高达 80%。有研究显示，子宫肌瘤在黑种人女性中的发生率高达 90%。20%~50% 的子宫肌瘤患者需要治疗。虽然子宫肌瘤是多发病、常见病，但其诊治仍存在许多误区，需要与时俱进，建立规范化的诊疗流程。

一、病因和发病机制

目前，子宫肌瘤的病因尚未明确。高危因素包括年龄>40 岁、初潮年龄小、未生育、晚育、高血压、肥胖、多囊卵巢综合征、激素替代治疗、黑色人种、子宫肌瘤家族史等，不良的饮食习惯（牛肉、其他红肉类或火腿；饮酒，尤其是啤酒）也与子宫肌瘤的发病风险增加密切相关。足月妊娠、多次妊娠、低龄生产、糖尿病、使用激素类避孕药、良好的饮食习惯（绿色蔬菜、水果或乳制品）可使子宫肌瘤的发生率降低。

子宫肌瘤的发病机制可能与遗传易感性、性激素水平和生长因子有关。

二、临　床　分　型

子宫肌瘤按生长部位分为子宫体肌瘤和子宫颈肌瘤，前者约占 90%，后者约占 10%。

根据子宫肌瘤与子宫壁的关系，分为 4 种，即肌壁间肌瘤、黏膜下肌瘤、浆膜下肌瘤及阔韧带肌瘤。

子宫肌瘤的分型也可采用 2011 年 FIGO 报道的 9 型分类方法：①0 型，带蒂的黏膜下肌瘤。②1 型，无蒂的黏膜下肌瘤，向子宫肌层扩展≤50%。③2 型，无蒂的黏膜下肌瘤，向子宫肌层扩展>50%。④3 型，肌壁间肌瘤，位置靠近子宫腔，瘤体外缘距子宫浆膜层≥5 mm。⑤4 型，肌壁间肌瘤，位置靠近子宫浆膜层，瘤体外缘距子宫浆膜层<5 mm。⑥5 型，子宫肌瘤贯穿全部子宫肌

层。⑦6 型，子宫肌瘤突向浆膜。⑧7 型，子宫肌瘤完全位于浆膜下，有蒂。⑨8 型，其他特殊类型或部位的子宫肌瘤，如子宫颈肌瘤、子宫角肌瘤、阔韧带肌瘤。

三、病　理

1. 大体观　子宫肌瘤的颜色呈灰白色或略带红色，切面平滑肌束纵横交织呈旋涡状纹理及编织样结构。较大的子宫肌瘤有时为多个肌瘤结节聚合在一起，可呈不规则形状。子宫肌瘤也可表现出类似恶性肿瘤的蔓延，或转移形成弥散性平滑肌瘤，或向血管内生长，甚至可到达心脏内形成血管内平滑肌瘤。子宫肌瘤常见的退行性变有萎缩、透明变性、黏液变性、囊性变、红色变性、脂肪变性及钙化等。

2. 镜下观　典型的子宫肌瘤是来源于子宫平滑肌的单克隆细胞组成的良性肿瘤，由大量变异细胞外基质组成。镜检时，子宫肿瘤的平滑肌细胞呈大小一致的长梭形、纺锤形，细胞界限不清楚；细胞核呈温和一致的长杆状，核的两端圆钝，状似"雪茄烟"；染色质细小，分布均匀，可见小核仁，有丰富纤细的嗜酸性胞质。子宫肌瘤的细胞常纵横交错，排列成编织的束状或旋涡状，失去正常肌层的层次结构。子宫肌瘤周围的正常肌层常因受压萎缩成界限清楚的"包膜"，因其并非真正的纤维性包膜而称为"假包膜"。

四、临床表现

1. 症状　子宫肌瘤可无明显症状。具体的症状与子宫肌瘤的部位、生长速度及变性有密切关系。月经改变常见于 0~3 型子宫肌瘤，表现为经量增多、经期延长、淋漓出血及月经周期缩短，发生继发性贫血，也可出现阴道分泌物增多或阴道排液。子宫肌瘤较大时可扪及腹部包块，压迫膀胱、直肠或输尿管等，出现相应的压迫症状。黏膜下肌瘤可引起痛经，浆膜下肌瘤蒂扭转可出现急腹痛，子宫肌瘤红色变性时可出现腹痛伴发热。子宫肌瘤还可影响子宫腔形态、阻塞输卵管开口或压迫输卵管使之扭曲变形等，可能导致继发性不孕。

2. 体征　表现为子宫增大，呈球形或不规则形；也可表现为与子宫相连的肿块，与子宫肌瘤的体积大小、部位及数量有关。带蒂的黏膜下肌瘤（0 型）可从子宫颈口脱出至阴道。浆膜下肌瘤查体易误诊为卵巢实性肿物。

五、诊　断

1. 临床症状和体征　可依据上述的临床症状和体征进行诊断。

2. 影像学检查　子宫肌瘤的影像学诊断方法主要包括超声、MRI 及 CT。腹部及阴道超声、MRI 的影像学特征对子宫平滑肌瘤患者的治疗具有重要价值，对计划行子宫肌瘤切除术的患者尤为重要。

（1）超声：是诊断子宫肌瘤的常用方法，具有较高的敏感性和特异性，也是评估盆腔情况的首选方法。大部分子宫肌瘤患者只需行超声即可，但超声对多发性小肌瘤（如长径在 0.5 cm 以下）的准确定位及计数还存在一定误差。经阴道超声检查最常用，但对于超出盆腔的肿物、肥胖及无性生活的女性，传统的经腹壁超声更适用。超声对 20% 的子宫肌瘤病例可以给出明确的诊断，对 59% 的病例不能提供确切的诊断。

（2）MRI：能发现长径为 0.3 cm 的子宫肌瘤，能准确辨别子宫肌瘤的体积大小、位置及数量，是超声的重要补充手段。但其费用高，患者有宫内节育器时会影响诊断。MRI 可明确诊断子宫肌瘤。部分黏膜下肌瘤患者经 MRI 检出后行宫腔镜手术，避免了开腹手术；部分患者可通过 MRI 区分子宫平滑肌瘤与附件肿瘤，避免不必要的腹腔镜剖腹探查。MRI 可区分子宫平滑肌瘤、局限性和弥散性子宫肌腺病及弥散性平滑肌瘤。MRI 是发现平滑肌瘤及其定位最准确的影像学手段，还可以判断细胞成分含量、变性、坏死及钙化，对于肉瘤变也能初步诊断，是术前子宫肌瘤定位及术者决定子宫肌瘤切除方案的最有价值的辅助检查手段。

（3）CT：对软组织的分辨能力相对较差，对子宫肌瘤的体积大小、部位及数量特异性略差，一般不作为子宫肌瘤的常规检查，但能显示有无肿大的淋巴结及肿瘤转移等。

六、治　疗

子宫肌瘤如果出现症状，可采用多种方法治疗。治疗方法分为非手术治疗和手术治疗，手术是主要的治疗手段，但治疗的选择要根据患者的年龄和生育要求决定，避免扩大性处理。非手术治疗包括期待治疗、药物治疗等。手术治疗包括子宫肌瘤剔除术（宫腔镜、腹腔镜或开腹手术）、子宫切除术（经阴道、腹腔镜或开腹手术）、子宫动脉栓塞（uterine artery embolization，UAE）、高强度聚焦超声（high intensity focused ultrasound，HIFU）及其他微无创手术等。从手术途径上可划分为经腹手术和经阴道手术。目前有研究者认为，虽然子宫肌瘤较大，但如果没有症状，仍可采用期待治疗。下面详细介绍主要的子宫肌瘤治疗方法。

1. 期待治疗　一般情况下，子宫肌瘤生长缓慢，不能预测其生长状态及症状的进展规律。2010 年，Mavrelos 等的研究发现，子宫肌瘤的生长存在很大差异性且可以自然退化。因此，对于无症状的子宫肌瘤可行观望态度，随诊过程中详细记录其体积大小、形状及症状的改变，至少每年定期复查。

2. 药物治疗　对子宫肌瘤的疗效为中等，且有不良反应。目前认为，药物治疗的效果是有限的。控制子宫出血的激素治疗包括雌激素和孕激素，雌激素在卵泡期可以上调雌激素受体和孕激素受体，孕激素在黄体期可以促进有丝分裂。有研究显示，作用于受体及基因水平的新型药物可能会提供更有效的治疗方案。针对子宫肌瘤引起的异常子宫出血，可采用左旋炔诺酮宫内释放系统、GnRHa、选择性孕激素受体调节药、口服避孕药、孕激素类药物、达那唑等。针对子宫肌瘤引起的压迫症状，可采用选择性孕激素受体调节药、GnRHa 等。针对子宫肌瘤引起的急性出血，可采用保守治疗方式止血，如雌激素、选择性孕激素受体调节药、抗纤溶药、弗雷尿管压迫及宫腔镜手术，有条件的医疗机构可采用 UAE 止血。

3. UAE　亦称为子宫肌瘤栓塞（uterine fibroid embolization，UFE），一般用于绝经前出现子宫肌瘤相关症状且要求保留子宫的女性，可避免长期药物治疗的不良反应及手术。绝经后、妊娠期、有生育要求、活动期或未治疗的子宫感染、怀疑子宫肉瘤或附件恶性肿瘤、严重子宫肌腺病、黏膜下肌瘤及同时采用 GnRHa 治疗为禁忌证。

4. HIFU　是一种新型非侵入性的微创治疗方法，已在临床应用于子宫肌瘤的治疗。原理是利用超声波所具有的特性，将超声源所发出的声能量聚焦于人体的病变组织内，使焦点温度瞬间超过 60℃，并维持 1 至数秒，使焦点处组织出现凝固性坏死，通过机体自身溶解吸收，使子宫肌瘤缩小，从而改善患者的临床症状。HIFU 治疗采取镇静、镇痛的措施，治疗时患者有清醒的意识，过程中出现任何不适都能直接和治疗医生沟通，且整个过程中治疗焦点的位置都是在超声或 MRI 的监控（MRI 引导下聚焦超声）下完成的，可实时调整，因而可有效避免皮肤、神经及肠道的损伤，进而保证 HIFU 的安全性及有效性。Chen 等对 109 例行 HIFU 治疗子宫肌瘤的患者进行 6

个月的随访，结果发现，87% 的患者子宫肌瘤体积缩小 >50%，79.3% 的患者临床症状明显好转。目前，HIFU 一般用于治疗绝经前无生育要求的子宫肌瘤患者。该方法的优点是可以门诊进行，但其安全性、子宫肌瘤体积大小的选择、对于生育的影响及费用问题仍需进一步探讨。

有研究发现，30% 接受聚焦超声治疗的子宫肌瘤患者 2 年后需接受手术治疗，还发现聚焦超声治疗的子宫肌瘤患者妊娠并发症较多。由于没有病理结果保证，HIFU 治疗有生育要求患者的有效性及安全性还缺乏大样本的临床对照研究支持。

5. 手术治疗　外科手术的指征可以分为 3 种类型，即挽救生命、解除痛苦、纠正畸形。手术是子宫肌瘤最直接、最有效的治疗方法。近年来，腔镜技术的进步极大改善了子宫肌瘤的处理结果。尽管腹腔镜（包含机器人腹腔镜）子宫肌瘤剔除术和子宫切除术普遍开展，但是由于子宫肌瘤的类型、体积大小差异很大，患者的治疗要求各异，故针对不同患者应选择不同的治疗方式、手术路径、手术技巧及有效的术前处理，以提高术后疗效。生活质量和保持整体内分泌的稳定是临床医生选择治疗方案的重点。目前，子宫肌瘤的手术处理分为 2 种状况：①对于完成生育的女性，可考虑子宫切除术。②对于要求保留子宫或有生育要求女性，可考虑子宫肌瘤剔除术。1976年，Neuwirth 等首次报道了宫腔镜黏膜下肌瘤切除术。1979 年，Semm 首次报道了腹腔镜子宫肌瘤剔除术。1988 年，Harry 完成了首例子宫肌瘤的腹腔镜下全子宫切除手术。

子宫肌瘤患者如果出现便秘、尿频、盆腔不适或压迫、子宫不规则出血等症状和（或）继发性不孕，应考虑手术治疗。手术途径如下。

（1）经腹手术

1）经腹子宫肌瘤剔除术：1844 年，Atlee 兄弟、Washton 和 John 在美国成功施行了世界首例经腹子宫肌瘤剔除术。20 世纪早期，随着医学的进步，经腹子宫肌瘤剔除术得到了很大发展。但由于手术并发症如出血、感染、术后粘连造成肠梗阻的发生率太高，直到 20 世纪中期，该手术还未得到广泛应用。1982—1988 年，Grady Memorial 医院完成了 43 例经腹子宫肌瘤剔除术，1989—1995 年又完成了 168 例经腹子宫肌瘤剔除术。随着手术技术的进步，外科医生可以有效控制术中出血；伴随麻醉、输血技术的进步和联合应用 GnRHa，经腹子宫肌瘤剔除术逐渐成为治疗有症状子宫平滑肌瘤的有效方法。

子宫肌瘤剔除术并非急诊手术，患者有足够的时间做术前准备。患者应了解和理解为何要施行子宫肌瘤剔除术，更重要的是，患者应被告知术中或术后可能改为子宫切除术，如弥散性子宫平滑肌瘤、子宫肌瘤恶变、巨大子宫颈肌瘤、子宫肌瘤剔除术不适用。

经腹子宫肌瘤剔除术适用于以下情况：①有生育要求、期望保留子宫者。②对于子宫肌瘤数量较多、长径大（如长径 >10.0 cm）、特殊部位的子宫肌瘤、盆腔严重粘连导致手术难度增大、可能增加未来妊娠时子宫破裂发生风险者，宜行开腹手术。③对于可能存在不能确定恶性潜能的子宫平滑肌瘤甚至平滑肌肉瘤者，子宫肌瘤粉碎过程中可能存在弥散的风险（ⅢB 级证据），应选择开腹手术。④对于生长位置在肌壁间和浆膜下的子宫肌瘤，可以采用腹腔镜子宫肌瘤剔除术。

不同国家根据子宫肌瘤的特征（数量、大小等）和手术医生的经验及能力，发布了各自的指南，如法国妇产科学会（French College of Obstetrics and Gynecollege，FCOG）报道，子宫肌瘤数量较少（<3 个）、长径 <8.0 cm 可采用腹腔镜子宫肌瘤剔除术。如果子宫肌瘤出现症状，患者接受手术治疗，由于有复发风险，医生应考虑患者的年龄再决定手术方式。Radosa 等对 224 例行子宫肌瘤剔除术的患者进行回顾性研究，平均随诊 108 个月。结果发现，75 例（33.4%）复发；年龄为 30~40 岁的女性，手术切除 1 个以上子宫肌瘤，术后复发率较高。Kim 等的研究发现，年龄 >45 岁的女性接受子宫肌瘤剔除术，复发率降低。

为了减少手术的并发症，提高手术的成功率，术前可通过药物干预，减小子宫肌瘤体积，增加术前血红蛋白水平。既往最常用的方法是 GnRHa 治疗。Lethaby 等的研究发现，术前注射 GnRHa 可明显提高术前和术后的血红蛋白水平、缩小子宫肌瘤体积，不良反应是在治疗期间出现更年期症状等。根据一些 Meta 分析的结果，推荐子宫肌瘤剔除术前使用 GnRHa 治疗 3~4 个月。Donnez 等的随机对照研究发现，醋酸乌利司他可减少出血症状、缩小子宫肌瘤体积，但不能改变手术抑制途径，该药对于手术的影响尚需进一步评估。还有研究将子宫动脉栓塞或预防性子宫动脉阻断（永久性或暂时性）等方法用于腹腔镜子宫肌瘤剔除术，作为术前处理，其治疗效果尚需进一步探讨。有研究报道，术后子宫创面应用防粘连制剂以减少粘连有助于降低再次手术的难度，但在改善生育及妊娠结局方面尚无足够的数据证实。术后 3 个月常规行超声检查，若发现仍有子宫肌瘤，为残留；若此后检查出有子宫肌瘤，为复发。远期随访发现，子宫肌瘤的术后复发率接近 50%，约 1/3 的患者最终需要再次手术。

比较发现，不同的手术方式各有优劣。2014 年，Neuwirth 等对腹腔镜子宫肌瘤剔除术和开腹子宫肌瘤剔除术进行比较，主要对比术后疼痛、住院时间、手术时间、月经症状改善、生活质量改善、子宫肌瘤复发、后续二次手术（再次行子宫肌瘤剔除术或子宫切除术）等方面，结果发现，腹腔镜子宫肌瘤剔除术的主要优点是术后疼痛、发热较少出现，住院时间较短。亦有单孔腹腔镜子宫肌瘤剔除术、机器人腹腔镜子宫肌瘤剔除术的报道，但这些方法的实际意义和优点仍需进一步评估。

子宫肌瘤患者手术时，一些手术医生使用腹腔镜电动旋切器粉碎子宫肌瘤，该器械于 20 世纪 90 年代开始在临床上使用。2014 年 4 月，美国 FDA 发表声明，因子宫肌瘤行子宫切除术或子宫肌瘤剔除术时，子宫肉瘤的发生率为 0.28%，由于术前缺乏有效鉴别子宫肌瘤与子宫肉瘤的方法，电动旋切器粉碎子宫肌瘤可能使隐匿的恶变组织弥散，降低患者的生存时限，不建议继续使用腹腔镜电动旋切器，医患双方应充分考虑其他的治疗方案。我国对 30 个省、市中 30 家医院的 33 723 例子宫肌瘤剔除术进行统计，发现子宫肉瘤的发生率为 0.18%，恶性风险与是否为绝经后、子宫肌瘤的生长速度快及超声示子宫肌瘤血流丰富（尤其是中心部位血流丰富）相关。因为不高的恶变发生率而简单禁用腹腔镜电动旋切器不免有失偏颇，不过若使用，应在使用前让患者充分知情并签字。腹腔镜手术前未能发现而术中发现子宫肌瘤组织可疑恶变，建议使用标本袋，并在标本袋内粉碎子宫肌瘤以免弥散，必要时转行开腹手术。

2）经腹子宫切除术：在公元前 5 世纪，就有子宫切除的文献记录。1517 年，意大利人 Jacopo 做了首例经阴道子宫切除术。1600 年，奥地利 Schenk 报道了 26 例经阴道子宫切除术。这些最早的子宫切除术是经阴道的，通常是由于子宫脱垂或子宫内翻而做手术。1853 年，Walter 成为第 1 个为子宫肌瘤患者成功做子宫切除术的医生。回顾历史，子宫切除术在过去 500 余年的时间里发生了巨大的演变和发展，从最危险的手术，演变为在合理选择患者的条件下，可以挽救生命和改善生活质量的重要治疗方式。

1878 年，德国医师 Freund 对经腹子宫切除术进行了改进，他使用麻醉、消毒技术和 Tredelenburg 体位，对韧带和大血管进行结扎。20 世纪开始，子宫切除术被越来越多地应用于妇科疾病的治疗。有合适指征的子宫切除术可以恢复患者的健康，甚至挽救其生命。但在临床工作中，医生经常看到，有许多患者在无适当指征的情况下被建议做子宫切除术。1985 年，在美国 15 岁及以上的 9700 万女性中，约有 1850 万做了子宫切除术。

子宫切除术的指征包括出现病变的子宫、药物治疗无效、完成生育任务。子宫肌瘤是行子宫切除术最常见的原因，约占 30%。手术路径的选择可根据子宫大小、手术史、相关疾病（如子宫内膜异位症等）及阴道的手术条件决定。具体选择腹腔镜、经阴道手术还是开腹手术，取决于术者的手术操作技术和经验，以及患者自身的条件。对于可能存在不能确定恶性潜能的平滑肌肿瘤甚至平滑肌肉瘤者，子宫肌瘤粉碎过程中可能存在弥散的风险（ⅢB 级证据），应选择开腹手术。对于年轻希望保留子宫颈者也可行次全子宫切除术，术前应做宫颈癌的筛查，该术式目前已很少选择。

大量研究表明，子宫切除术对保留的卵巢无不良影响。但对于许多完成生育计划的女性，子宫在性别特征、性生活、人际关系及自我意识方面都非常重要，远比对简单的生殖功能保持要重要。妇科手术医生要了解子宫切除术会导致一小部分女性出现情绪危机，如焦虑和恐惧。1890 年，Kraft Ebing 就指出，与其他手术相比，子宫切除术会更多地引起精神问题，有 33% 的患者在子宫切除 3 年内会经历情绪低落。手术医生如果在手术前做出足够的、合适的解释，在手术后能给予患者心理上的支持和理解，其发生不良结局的风险就会降低。影响患者子宫切除后出现精神问题的一个因素是缺乏来自朋友和亲属的关心和支持，特别是缺乏来自丈夫或性伴侣的关心和支持。很多男性对子宫切除给女性带来的心理、社会及性方面的影响缺乏了解，这种情况会造成严重后果，故应鼓励已婚女性的丈夫和妇科医生一起讨论治疗方案，应鼓励单身女性的好友或家庭成员参与讨论。

（2）经阴道手术

1）宫腔镜子宫肌瘤切除术：在过去的 30 年，随着医疗器械和手术技术的进步，使黏膜下肌瘤成为宫腔镜手术的最佳适应证，且可以在门诊进行。2016 年，随着宫腔镜电动旋切器的出现，使宫腔镜黏膜下肌瘤切除术更加安全、有效。

宫腔镜黏膜下肌瘤切除术的适应证包括：①0 型黏膜下肌瘤；②1、2 型黏膜下肌瘤，长径≤5.0 cm；③肌壁间内突肌瘤，表面覆盖的肌层≤0.5 cm；④各类脱入阴道的子宫或子宫颈黏膜下肌瘤；⑤子宫腔长度≤12.0 cm；⑥子宫体积小于妊娠 8~10 周大小，排除子宫内膜及子宫肌瘤恶变。

除通用禁忌证外，子宫颈瘢痕致子宫颈坚硬不能充分扩张者为宫腔镜手术的禁忌证。

要注意宫腔镜黏膜下肌瘤切除术的并发症。1、2 型子宫肌瘤由于瘤体向子宫肌层内扩展，术中容易损伤子宫肌壁，进而引起肌壁组织损伤、大出血，甚至子宫穿孔，故术中提倡应用 B 超监测，B 超能提示宫腔镜切割电极作用的方向和深度，并能及时发现子宫穿孔。由于子宫肌瘤体积过大，术前没有充分进行子宫颈预处理，可导致子宫颈损伤，故提倡术前进行充分的子宫颈预处理，避免术中暴力扩张子宫颈，产生子宫颈损伤。注意灌流液吸收和稀释性低钠血症会导致肺水肿与水电解质紊乱，是宫腔镜手术的特有并发症，宫腔镜子宫肌瘤切除术更易发生上述情况，术中应注意观察灌流液的出入量，警惕低钠血症的发生。

2）经阴道子宫切除术及子宫肌瘤剔除术：经阴道手术具有多个优点，如经阴道手术通过人体的自然腔道进行，能保持腹部皮肤及腹壁组织的完整性；具有减少围手术期并发症、缩短住院时间、减少疼痛、改善生命质量、恢复快、无须昂贵的医疗设备、医疗费用低等特点（Ⅰ级证据）。经阴道手术对于伴有肥胖、糖尿病、高血压、肺心病等内科合并症及不能耐受开腹或腹腔镜手术的患者是理想术式。对于合并盆腔器官脱垂的患者，可同时进行盆底修复手术。

但经阴道手术亦有局限性，如手术视野小、操作空间受限、手术难度大、操作不当易损伤邻近器官并增加感染概率、对术者的操作技术有较高要求。因此，提高术者的手术熟练程度至关重要，术前进行充分评估是手术成功的重要保障。

子宫肌瘤经阴道手术的适应证，如经阴道子宫肌瘤剔除术应选择子宫活动好的已婚患者，子宫肌瘤数量≤2 个，长径≤6.0 cm，位于子宫颈、子宫颈峡部、子宫下段、子宫前后壁的子宫肌瘤。术前充分掌握患者的情况，严格选择适应证并做好术中转行开腹的准备。

此外，还要注意经阴道手术的禁忌证，如阴道炎症、阴道狭窄、阴道畸形无法暴露手术野者；

盆腔重度粘连，子宫活动度受限，有可能伤及盆腔器官者；2 次及以上妇科腹部手术史，尤其是不能排除子宫体部剖宫产术史，有增加手术难度、中转开腹可能者；年老不能耐受手术或不能取膀胱截石位者；盆腔恶性肿瘤及有开腹探查指征者。

七、小　结

综上所述，子宫肌瘤是女性最常见的良性肿瘤，其治疗方式的选择主要取决于患者的症状、年龄及子宫肌瘤的体积大小、生长部位、复发率、恶变风险等因素，还要考虑患者的生育要求和生活质量等因素。有关子宫肌瘤剔除术与子宫切除术的掌握，要关注"锤子与钉子"的关系定律，严格掌握手术及各种处理方法的适应证，拓宽思路，开展"子宫保卫战"。专科医生不仅要用专业手段解决临床问题，还要重视患者的社会和心理问题，不能进入自己专业的"怪圈"。要学习郎景和院士《医学的观念与医学的发展》一文中指出的，"医疗并不总意味着治愈某种疾病，应更重视体恤和关怀"。随着医学模式的改变，作为专科医生，在选择手术适应证、治疗疑难重症及解决并发症和非理想后果时，不仅要"如临深渊""如履薄冰"，还要拓宽思路、与时俱进。

参考文献

[1] Rice K, Secrist J, Woodrow E, et al. Etiology, diagnosis, and management of uterine leiomyomas. Journal of Midwifery & Women's Health, 2012, 57 (3)：241-247.

[2] Vilos GA, Allaire C, Laberge PY, et al. The management of uterine leiomyomas. J Obstet Gynaecol Can, 2015, 37 (2)：157-181.

[3] Munro MG, Critchley HO, Broder MS, et al. FIGO Working Group on Menstrual Disorders. FIGO classification system（PALM-COEIN）for causes of abnormal uterine bleeding in nongravid women of reproductive age. Int J Gynaecol Obstet, 2011, 113 (1)：1-2.

[4] Griffin KW, Ellis MR, Wilder L, et al. Clinical inquiries：What is the appropriate diagnostic evaluation of fibroids? Journal of Family Practice, 2005, 54 (5)：458-462.

[5] Jacques D, Marie MD. Uterine fibroid management：from the present to the future. Human Reproduction Update, 2016, 21 (6)：665-686.

[6] Jacques D, Pablo A, Olivier D, et al. Emerging treatment options for uterine fibroids. Expert Opinion on Emerging Drugs, 2018, 23 (1)：17-23.

[7] DeWaay DJ, Syrop CH, Nygaard IE, et al. Natural history of uterine polyps and leiomyomata. Obstetrics & Gynecology, 2002, 100 (1)：3-7.

[8] Mavrelos D, Ben NJ, Holland T, et al. The natural history of fibroids. Ultrasound in Obstetrics & Gynecology, 2010, 35 (2)：238-242.

[9] Kashani BN, Centini G, Morelli SS, et al. Role of medical management for uterine leiomyomas. Best Pract Res Clin Obstet Gynaecol, 2016, 34：85-103.

[10] Rice K, Secrist J, Woodrow E, et al. Etiology, diagnosis, and management of uterine leiomyomas. Journal of Midwifery & Women's Health, 2012, 57 (3)：241.

[11] Goldberg J, Pereira L, Berghella V. Pregnancy after uterine artery embolization. Obstetrics & Gynecology, 2002, 100 (5 Pt 1)：869.

[12] Hovsepian DM, Siskin GP, Bonn J, et al. Quality improvement guidelines for uterine artery embolization for symptomatic leiomyomata. Journal of Vascular Interventional Radiology, 2009, 20 (7)：S193-S199.

[13] Chen L, Xiao X, Wang QL, et al. High intensity focused ultrasound ablation for diffuse uterine leiomyomatosis a case report. Ultrasonics Sonochemistry, 2015, 27：717-721.

[14] Kim YS, Lim HK, Park MJ, et al. Screening magnetic resonance imaging-based prediction model for assessing immediate therapeutic response to magnetic resonance imaging-guided high-intensity

focused ultrasound ablation of uterine fibroids. Invest Radiol, 2016, 51 (1): 15-24.

[15] Fischer K, McDannold NJ, Tempany CM, et al. Potential of minimally invasive procedures in the treatment of uterine fibroids: a focus on magnetic resonance-guided focused ultrasound therapy. Int J Womens Health, 2015, 7: 901.

[16] Jacoby VL, Kohi MP, Poder L, et al. PROMISe trial: a pilot, randomized, placebo-controlled trial of magnetic resonance guided focused ultrasound for uterine fibroids. Fertil Steril, 2015, 105 (3): 773-780.

[17] Clark NA, Mumford SL, Segars JH. Reproductive impact of MRI-guided focused ultrasound surgery for fibroids: a systematic review of the evidence. Curr Opin Obstet Gynecol, 2014, 26 (3): 151-161.

[18] Baskett TF. Hysterectomy: evolution and trends. Best Pract Res Clin Obstet Gynaecol Juin, 2005, 19 (3): 295-305.

[19] Marret H, Fritel X, Ouldamer L, et al. Therapeutic management of uterine fibroid tumors: updated French guidelines. Eur J Obstet Gynecol Reprod Biol, 2012, 165 (2): 156-164.

[20] Radosa MP, Owsianowski Z, Mothes A, et al. Long-term risk of fibroid recurrence after laparoscopic myomectomy. Eur J Obstet Gynecol Reprod Biol, 2014, 180: 35-39.

[21] Kim DH, Kim ML, Song T, et al. Is myomectomy in women aged 45 years and older an effective option? Eur J Obstet Gynecol Reprod Biol, 2014, 177: 57-60.

[22] Donnez J, Tomaszewski J, Vazquez F, et al. Ulipristal acetate versus leuprolide acetate for uterine fibroids. N Engl J Med, 2012, 366 (5): 421-432.

[23] Goldman KN, Hirshfeld-Cytron JE, Pavone ME, et al. Uterine artery embolization immediately preceding laparoscopic myomectomy. Int J Gynaecol Obstet, 2012, 116 (2): 105-108.

[24] Dubuisson J, Ramyead L, Streuli I. The role of preventive uterine artery occlusion during laparoscopic myomectomy: a review of the literature. Arch Gynecol Obstet, 2015, 291 (4): 737-743.

[25] Yoon A, Kim TJ, Lee YY, et al. Laparoendoscopic Single-Site (LESS) myomectomy: characteristics of the appropriate myoma. Eur J Obstet Gynecol Reprod Biol, 2014, 175: 58-61.

[26] Bedient CE, Magrina JF, Noble BN, et al. Comparison of robotic and laparoscopic myomectomy. Am J Obstet Gynecol, 2009, 201 (6): 566.

[27] Lewis EI, Srouji SS, Gargiulo AR. Robotic single-site myomectomy: initial report and technique. Fertil Steril, 2015, 103 (5): 1370-1377.

[28] Carbonnel M, Goetgheluck J, Frati A, et al. Robot-assisted laparoscopy for infertility treatment: current views. Fertil Steril, 2014, 101 (3): 621-626.

[29] Kho KA, Nezhat CH. Evaluating the risks of electric uterine morcellation. Journal of the American MedicalAssociation, 2014, 311 (9): 905.

[30] Bettocchi S, Nappi L, Ceci O, et al. What does 'diagnostic hysteroscopy' mean today? The role of the new techniques. Curr Opin Obstet Gynecol, 2003, 15 (4): 303-308.

[31] Lee MM, Matsuzono T. Hysteroscopic intrauterine morcellation of submucosal fibroids: preliminary results in Hong Kong and comparisons with conventional hysteroscopic monopolar loop resection. Hong Kong Med J, 2016, 22 (1): 56-61.

[32] Munro MG. Hysteroscopic myomectomy of FIGO type 2 leiomyomas under local anesthesia: bipolar radiofrequency needle-based release followed by electromechanical morcellation. J Minim Invasive Gynecol, 2016, 23 (1): 12-13.

[33] 郎景和. 医学的观念与医学的发展. 中华妇产科杂志, 2020, 55 (3): 1.

阴道植入网片手术何去何从

第 12 章

孙智晶　朱　兰　郭　涛

中国医学科学院　北京协和医学院　北京协和医院

POP 是一种严重影响女性生活质量的盆底功能障碍性疾病。POP 的发病率较高，随着人口老龄化的加剧，预计到 2050 年，POP 将比 2010 年增加 46%。目前，POP 最主要的治疗方式为手术，女性终身因 POP 接受手术的概率为 11.8%~12.6%。7.9%~12.4% 的 POP 患者在术后需要再次接受手术，其中一部分患者再次手术的原因为一种术式带来的并发症——TVM 手术。

一、TVM 手术的发展历程

20 世纪 90 年代，TVM 手术开始用于治疗 POP。2002 年，第 1 款专门用于治疗 POP 的 TVM 作为 II 类（中度）风险医疗器械正式上市。植入网片后盆底重建手术可以最大限度地恢复解剖，故 TVM 被迅速推广开来。但随着手术数量的增加，TVM 相关并发症的报道也越来越多。因此，2008 年美国 FDA 首次发布了关于 TVM 的安全警告。美国 FDA 指出，2005—2008 年超过 1000 例 TVM 相关并发症被报道，主要并发症包括网片侵蚀、暴露、疼痛、感染等；2008—2010 年，又有 2874 例 TVM 相关并发症被报道，其中 1503 例为 POP 手术。故 2011 年，美国 FDA 针对此问题再次发出安全警告，并要求 34 家 TVM 制造商执行 "522 号令"，即进行上市后监测研究。大多数制造商收到 "522 号令" 后便停止生产用于治疗 POP 的 TVM。2016 年 1 月，美国 FDA 将用于治疗 POP 的 TVM 重新评定为 III 级医疗器械（最高风险级别），表明如果想要继续合法销售 TVM，制造商必须申请 PMA，并且将截止日期设定为 2018 年 7 月 5 日。由于没有制造商在限定期限内提交 PMA 申请，2019 年 4 月 16 日，美国 FDA 宣布在国内停止销售和使用用于治疗 POP 的 TVM。美国 FDA 颁布禁令以后，多个国家如英国、加拿大、澳大利亚、新西兰和机构如欧洲妇科泌尿协会等，相继颁布了同样的禁令。2019 年 10 月，中国国家药品监督管理局提出，如果 TVM 想要继续在临床应用，网片制造商必须在 2020 年 6 月之前提交 TVM 和自体组织修复手术比较的有效性和安全性证据，否则不能继续在临床使用。

二、TVM 手术的并发症

1. 并发症的现状　TVM 手术的并发症一直以来受到妇产科业界的广泛关注。在植入网片治疗 POP 出现的并发症中，TVM 手术的并发症占 71.6%。2011 年，*The New England Journal of Medicine* 刊登了一项随机对照研究，该研究在阴道前壁脱垂手术中将使用 TVM 和自体组织进行比较，随访 1 年，结果显示，TVM 组患者的有效率（60.8%）显著高于自体组织修补组（34.5%），但 TVM

手术有更长的手术时间、出血更多、膀胱穿孔率更高，3.2% 的患者因网片暴露需要再次接受手术，且 TVM 组术后发生尿失禁的比例（12.3%）也高于自体组织修复组（6.3%）。2017 年，*The Lancet* 发表了著名的 PROSPECT 研究，该研究比较了 TVM 和自体组织修补在阴道前后壁修补术中的作用，随访时间为 2 年，结果显示，TVM 手术的有效性并没有优势，虽然在生活质量和其他常见手术并发症方面也没有差异，但 TVM 组中 11.8% 的患者出现了 TVM 相关并发症，而且这些出现并发症的患者中有 72.5% 再次手术移除了 TVM，占 TVM 组总数的 8.5%。上述 2 项研究都只进行了关于 TVM 手术的短期随访，虽然在疗效上 TVM 手术优于或等效于自体组织修复术，但结果都表示，TVM 手术的短期并发症明显更高。几乎在 PROSPECT 研究发表的同时，*The Lancet* 还发表了一项长期队列研究，随访了 1997—2016 年英国苏格兰因尿失禁或 POP 进行手术的患者，结果显示，因 POP 进行手术的患者中，在阴道前壁修补术中使用网片的患者比未使用网片的患者术后发生尿失禁的风险高 3.2 倍、再次因脱垂接受手术的风险高 1.7 倍、其他远期并发症的风险高 3.15 倍；在阴道后壁修补术中，使用网片的患者这 3 项风险分别比未使用网片的患者高 1.4 倍、1.7 倍、2.8 倍；而针对阴道顶部脱垂的手术，无论是经阴道还是经腹，使用和不使用网片在手术效果和手术并发症方面均没有明显差异。因此，该研究的作者认为，在治疗阴道前壁和后壁脱垂的初次手术患者中，不推荐使用网片。

2. 并发症的管理　美国 FDA 颁布的一系列禁令和多项高质量的研究证据，使 TVM 术后并发症的问题引起业内的广泛关注和思考，由于已经完成的和正在进行的 TVM 手术数量巨大，多个国家和机构均提出，对于已经接受 TVM 手术的患者，应进行行术后长期、科学、统一的随访。2011 年，IUGA 和 ICS 联合发表了关于女性盆底手术中针对移植和植入材料类特有并发症的分类及术语规范，提出了基于 "CTS" 的分类，CTS 指并发症的种类（category，C）、时间（time，T）及位置（site，S）。在 CTS 分类的基础上，每一种具体的 TVM 相关并发症均被赋予编码，从而便于表述、统计和分析。基于 CTS 量表，我国从 2017 年开始在中华医学会妇产科学分会妇科盆底学组的领导下进行盆底重建手术并发症的登记管理，27 家该学组成员所在医院参与其中并定期讨论和总结，现已初步形成了我国的盆底重建手术并发症随访数据库，并正在持续进行登记和管理。术后随访一方面使医生及时发现并上报相关并发症，从而进行规范化的处理，保障患者的最大利益；另一方面，有助于数据库的建立和完善，通过对随访数据库的分析，医生能更全面地认识 TVM 的术后并发症，发现目前 TVM 手术中存在的问题，未来可以更精确地筛选出潜在适合 TVM 手术的患者，保证这些患者的治疗效果。

中国除了进行 TVM 手术并发症的随访工作，为了使广大临床医生规范处理目前出现的相关并发症，2018 年初，中华医学会妇产科学分会妇科盆底学组发布了《女性盆底重建手术人工合成移植物相关并发症处理的中国专家共识》，该共识对相关并发症的临床表现、病史采集要点及多学科合作诊治等均做出了详细指导。需要特别指出的是，由于网片相关并发症处理复杂、可能涉及多学科协作，除了症状极轻可做试验性保守治疗或随诊的情况，该共识对 POP 手术的网片并发症均建议 "转诊至有处理盆底并发症经验的资深医生"，并强调了转诊的重要性。另外，目前并发症的处理存在局限性和不可预知性，特别是疼痛、性交痛在并发症手术后仍有部分患者无法缓解，甚至加重。此外，该共识强调了患者充分知情同意的重要性。该共识结合客观证据和中国医疗特色，为临床实践提供了有力支持，是我国在处理女性盆底重建手术中移植物相关并发症问题上的重要一步。

三、业内观点、并发症防范及未来展望

目前，国内外专家对 TVM 的观点不一，但对 TVM 手术 "一刀切" 的禁令引起了很多妇科泌尿专家的反对。事实上，目前包括美国泌尿协会（American Urological Association，AUA）、欧洲泌尿协会（European Association of Urology，EAU）在内的多家学术组织均明确提出，TVM手术应该为高风险的POP患者保留，如复发且伴有其他手术禁忌证、慢性咳嗽、长期腹压增加的患者，因为在这些患者中，TVM手术的收益要大于风险。由于并发症问题研究的伦理性，无法在并发症高危人群中开展随机对照研究，为了更精确地确定TVM手术的适应人群，必须有真实世界研究的证据提供支持。

手术并发症的出现，和医生也有不可分割的关系。2011年，发表在 *The New England Journal of Medicine* 的一项研究显示，因为网片暴露需要接受再次手术的患者只占3.2%，明显低于其他报道。该研究的作者分析其中一个原因就是与严格监管下的医生培训有关。所以，探索建立TVM手术培训制度及资质认证，提高手术医生的准入门槛及手术技能，将会为未来TVM手术继续在临床应用提供支持。多个国家和学术组织在面对TVM手术并发症的问题上均提出了针对手术医生的要求，澳大利亚、新西兰、美国、加拿大等国家要求手术医生必须是具有丰富盆底重建手术经验的医生，必须针对每一种网片装置接受专门培训，必须可以独立完成各类非网片植入的POP修复手术，部分地区还要求手术医生具术中行膀胱镜检查的经验和专业知识，以便在术中确定有无膀胱和输尿管损伤。

对于网片材料的改进和开发也是减少植入网片并发症的探索方向，目前使用的网片材料多为聚丙烯，聚丙烯以其无毒、性质稳定、不被吸收的特性被使用至今，但其本身所引发的异体反应也导致了手术并发症的发生。植入的网片周围长期存在巨噬细胞和多核巨细胞，并存在致密结缔组织的沉积和纤维化，硬度较大的网片在周围产生的"应力遮挡"效应可能会导致周围组织降解，增加网片暴露的风险。未来，随着更好的生物补片或其他高分子材料（如聚偏二氟乙烯）进入临床，也许TVM手术会迎来更客观的发展。

TVM手术的发展正面临一个关键时刻，国内医生曾经欣喜地看到TVM给POP的手术效果带来改善，也逐渐受到其并发症带来的困扰，现在似乎到了"要去要留"的决定时刻。但是随着TVM手术并发症随访的持续进行，医生对TVM手术并发症的认识不断加深，适应证的进一步精确、手术技术的不断规范及网片材料的不断改进，取其精华，去其糟粕，相信未来TVM手术仍有用武之地。

参考文献

[1] Jennifer MW, Andrew FH, Rebekah GF, et al. Forecasting the prevalence of pelvic floor disorders in U. S. women：2010 to 2050. Obstet Gynecol, 2009, 114（6）：1278-1283.

[2] Jennifer MW, Catherine AM, Mitchell MC, et al. Lifetime risk of stress urinary incontinence or pelvic organ prolapse surgery. Obstet Gynecol, 2014, 123（6）：1201-1206.

[3] Fialkow MF, Newton KM, Lentz GM, et al. Lifetime risk of surgical management for pelvic organ prolapse or urinary incontinence. Int Urogynecol J Pelvic Floor Dysfunct, 2008, 19（3）：437-440.

[4] Ea L, Lars AM, Jennie L, et al. Reoperation for pelvic organ prolapse：a Danish cohort study with 15~20 years' follow-up. Int Urogynecol J, 2018, 29（1）：119-124.

[5] Shilpa I, Sylvia MB. Transvaginal mesh：a historical review and update of the current state of affairs in the United States. Int Urogynecol J, 2017, 28（4）：527-535.

[6] U. S. Food and Drug Administration. 522 postmarket surveillance studies. [2020-04-20]. https：//www.accessdata. fda. gov/scripts/cdrh/cfdocs/cfPMA/pss. cfm.

[7] U. S. Food and Drug Administration. FDA takes action to protect women's health, orders

manufacturers of surgical mesh intended for transvaginal repair of pelvic organ prolapse to stop selling all devices. (2019-04-16) [2020-04-20]. https：//www. fda. gov/news-events/press-anno-uncements/fda-takes-action-protect-womens-health-orders-manu-facturers-surgical-mesh-intendedtransvaginal.

[8] 朱兰，梁硕. 植入合成网片盆底重建术后并发症规范化登记亟待进行. 中国实用妇科与产科杂志，2020，36（1）：23-24.

[9] Sophie W, Majd L, Renaud de T, et al. Reoperations for mesh-related complications after pelvic organ prolapse repair：8-year experience at a tertiary referral center. Int Urogynecol J, 2017, 28（8）：1139-1151.

[10] Daniel A, Tapio V, Marie EE, et al. Anterior colporrhaphy versus transvaginal mesh for pelvic-organ prolapse. N Engl J Med, 2011, 364（19）：1826-1836.

[11] Cathryn MG, Suzanne B, Andrew E, et al. Mesh, graft, or standard repair for women having primary transvaginal anterior or posterior compartment prolapse surgery：two parallel-group, multicentre, randomised, controlled trials（PROSPECT）. Lancet, 2017, 389（10067）：381-392.

[12] Joanne RM, David AM, Wael A, et al. Adverse events after first, single, mesh and non-mesh surgical procedures for stress urinary incontinence and pelvic organ prolapse in Scotland, 1997-2016：a population-based cohort study. Lancet, 2017, 389（10067）：629-640.

[13] Bernard TH, Robert MF, Steven ES, et al. An International Urogynecological Association（IUGA）/ International Continence Society（ICS）joint terminology and classification of the complications related directly to the insertion of prostheses（meshes, implants, tapes）& grafts in female pelvic floor surgery. Neurourol Urodyn, 2011, 30（1）：2-12.

[14] Urogynocology Subgroup, Chinese Society of Obstetrics and Gynocology, Chinese Medical Association. Chinese experts consensus on management of artifical graft complications in pelvic reconstrctive surgery. Zhonghua Fu Chan Ke Za Zhi, 2018, 53（3）：145-148.

[15] Rathin M, Santanu M, Amit R, et al. Effect of plate geometry modifications to reduce stress shielding during healing stages for tibial fracture fixation. J Long Term Eff Med Implants, 2018, 28（2）：131-140.

[16] William DA, Jenna D, Stephen FB. The challenge of stress incontinence and pelvic organ prolapse：revisiting biologic mesh materials. Curr Opin Urol, 2019, 29（4）：437-442.

输卵管妊娠治疗方法的抉择

章

中国医学科学院 北京协和医学院 北京协和医院

异位妊娠是指种植于子宫体腔以外的妊娠，约占所有妊娠的 2%。输卵管妊娠是最常见的一种异位妊娠，占异位妊娠总数的 90% 以上。治疗方法包括药物治疗、手术治疗及期待治疗。早期诊断技术的发展促进了甲氨蝶呤（methotrexate，MTX）的应用。手术治疗主要包括输卵管切除术及输卵管造口术。本章对相关文献进行回顾，探讨输卵管妊娠治疗方法的抉择。

一、药物治疗

MTX 作为一种叶酸拮抗药，可抑制 DNA 合成和细胞增生，主要适用于病情稳定的输卵管妊娠患者。MTX 治疗输卵管妊娠的指征包括输卵管妊娠未破裂、无明显腹腔内出血、没有药物禁忌、hCG≤5000 U/L、异位妊娠包块长径<3.5 cm、未见心血管活动、具备随访条件。药物治疗前需排除子宫内妊娠。在恰当的患者中，药物治疗的总成功率接近 90%。

1. 用药方案 MTX 有 3 种用药方案，即单剂量方案、二次剂量方案、多剂量方案。单剂量方案（MTX，50 mg/m²）是输卵管妊娠的常用方法，15%~20% 的患者需接受二次剂量方案，不到 1% 的患者需要接受多剂量方案。二次剂量方案即治疗第 4 天给予第 2 剂 MTX，多剂量方案为第 1、3、5、7 天给予 MTX（1 mg/kg），第 2、4、6、8 天给予亚叶酸钙（0.1 mg/kg）。

2016 年发表于 *Human Reproduction* 的一项随机对照试验显示，单剂量方案与二次剂量方案的成功率相似（82.6% *vs.* 87.0%，$RR=0.95$，95%*CI*：0.80~1.13），且二次剂量方案的 hCG 降至正常范围所需的时间更短（25.7 天 *vs.* 31.9 天，$P=0.025$）；亚组分析结果显示，hCG>5000 U/L 时，二次剂量方案的成功率更高（80.0% *vs.* 58.8%）；该作者建议异位妊娠药物治疗第 4 天 hCG 下降不满意者将单剂量方案可更改为二次剂量方案。Barnhart 等系统性回顾了 26 项观察性研究，共纳入 1327 例异位妊娠患者，结果显示，与多剂量方案相比，单剂量方案的成功率略低（88.1% *vs.* 92.7%，$OR=1.71$，95%*CI*：1.04~2.82），但恶心、腹泻、口腔溃疡、肝转氨酶升高等不良反应的发生率也偏低（31.3% *vs.* 41.2%）。Yang 等对 3 种用药方案进行了荟萃分析，结果显示，多剂量方案、二次剂量方案的成功率与单剂量方案相似（$RR=1.07$，95%*CI*：0.99~1.17；$RR=1.09$，95%*CI*：0.98~1.20），多剂量方案的不良反应更常见（$RR=1.64$，95%*CI*：1.15~2.34）；分层分析的结果显示，二次剂量方案对高 hCG 患者有更高的成功率。Hamed 等的研究亦提示，hCG 偏高时（hCG 为 3600~5500 U/L），二次剂量方案的成功率更高。在临床实践中，可能重叠使用多种方案。总体来看，单剂量方案更经济、所需的监测强度更低；二次剂量方案与多剂量方案相比，并发症和不良反应较少且患者的满意度较高。

2. 疗效的相关因素　Menon 等的研究显示, hCG 升高是 MTX 治疗失败的最主要因素, hCG>5000 U/L 的患者治疗失败率显著增加（14.3% *vs.* 3.7%, *OR* = 5.45, 95%*CI*: 3.04~9.78）。超声提示, 心血管搏动是药物治疗失败的另一个相关因素。在一项荟萃分析中, 7.2%（65/903）的异位妊娠超声显示心血管搏动。因此认为, 心血管搏动与治疗失败显著相关（*OR* = 9.01, 95% *CI*: 3.76~21.95）。异位妊娠病灶较大（长径≥4 cm）通常被用作药物治疗的排除标准。Lipscomb 等的研究显示, 长径<3.5 cm 的异位妊娠包块患者 MTX 治疗的成功率增加（93% *vs.* 90%）。此外, MTX 治疗前需注意排除子宫内妊娠, 必要时需考虑刮宫术。

二、手 术 治 疗

手术治疗的优点是解决输卵管妊娠的时间更快、无须长期观察。如果患者的病情需要急诊处理或有 MTX 禁忌证、预计 MTX 治疗效果欠佳, 则需手术治疗。输卵管妊娠的手术治疗包括根治性手术和保守手术。根治性手术完全切除患侧输卵管。保守手术目前常用的是输卵管造口术, 即切开输卵管浆肌层, 暴露并挤压、钳夹妊娠物以保留输卵管的完整性。这 2 种手术的入路均首选腹腔镜。输卵管切除术是治疗输卵管妊娠的主要方法, 但对于有生育要求的育龄期女性, 相对保守的输卵管造口术更易被接受。

持续性异位妊娠是指异位妊娠初次治疗未能完全清除滋养细胞, 治疗后 hCG 水平持续不降或升高, 发生率为 3.9%~11.0%, 是输卵管妊娠术后常见的并发症。2014 年发表于 *The Lancet* 的一项关于输卵管造口术与输卵管切除术的随机对照研究显示, 输卵管造口术组持续性输卵管妊娠的发生率明显增高（7% *vs.* <1%）；该作者认为输卵管造口术并不能明显改善生育结局, 对侧输卵管正常的输卵管妊娠患者应更倾向于输卵管切除术以避免发生术后持续性异位妊娠。宋菁华等对 237 例因输卵管妊娠行腹腔镜保守手术的患者的术后持续性异位妊娠的相关因素进行多因素分析, 结果显示, 术前 hCG 偏高、使用输卵管内妊娠物挤出术、术中未剥除妊娠黄体及未使用 MTX 均为发生持续性异位妊娠的独立危险因素。

对于有异位妊娠史的女性, 复发性异位妊娠的发生率为 4%~10%；2 次异位妊娠后, 复发风险上升至 27.8%。马耀梅等对输卵管造口术后影响子宫内妊娠的相关因素进行 Logistic 分析（共 107 例患者）, 结果显示, 术后子宫内妊娠率与盆腔粘连（*OR* = 7.57, 95% *CI*: 0.95~60.17）和对侧输卵管通畅（*OR* = 6.92, 95% *CI*: 0.87~55.24）相关。张军等通过输卵管造影评价术后输卵管功能, 152 例于腹腔镜保守手术后 3~6 个月行输卵管造影, 结果显示, 患侧输卵管通畅率为 58.6%, 影响手术效果的因素包括术前 hCG 水平、异位妊娠的包块大小, 若输卵管妊娠包块长径 ≥5 cm 或 hCG>5000 U/L 需慎重选择输卵管造口术。

三、期 待 治 疗

期待治疗是指患者诊断异位妊娠后在一定时期内不采取药物或手术等治疗措施, 仅给予临床随访, 关注病情变化。其适应证包括：①随诊可靠、无腹痛或轻微腹痛的稳定患者；②超声未提示有明显的腹腔内出血；③输卵管妊娠包块平均长径<3 cm 且无心血管搏动；④hCG 偏低（<1000 U/L）且持续下降。如果随访期间患者出现明显腹痛、hCG 持续上升或>2000 U/L, 则需进一步治疗。

期待治疗的成功率与 hCG 值呈反比。有研究显示, hCG<1000 U/L 时, 期待治疗的成功率为 80%；hCG<2000 U/L 时, 期待治疗的成功率为 60%~67%。Jurkovic 等将 hCG<1500 U/L 且临床稳定的 80 例输卵管妊娠患者随机分为 MTX 治疗组和期待治疗组, 结果显示, 两组的治疗成功率相

似（MTX 治疗组 83% *vs.* 期待治疗组 76%），hCG 降至正常的中位时间无统计学差异（17.5 天 *vs.* 14 天）；分层分析的结果显示，hCG 偏高时（1000～1500 U/L），MTX 治疗组的失败率更低（38% *vs.* 67%），而 hCG 每增加 1 U，治疗失败的风险则增加 0.12%。另一项随机对照研究显示，将 hCG<1500 U/L 的输卵管妊娠和 hCG<2000 U/L 疑似异位妊娠的不明位置妊娠随机分为 MTX 治疗组和期待治疗组，两组的治疗成功率无显著差异。除 hCG 的绝对值水平外，其下降趋势亦是期待治疗成功的预测指标。Kirk 等的研究显示，48 小时 hCG/初始 hCG<0.80 时，期待治疗的成功率增加。

综上所述，hCG 初始水平低且呈下降趋势是期待治疗成功的重要因素，如果患者出现腹痛明显或 hCG 升高，应终止期待治疗，转为药物治疗或手术治疗。

四、小　　结

对于病情稳定的非破裂型输卵管妊娠，药物治疗、手术治疗或期待治疗均是安全有效的方法，需要根据临床表现、实验室检查及患者知情选择来决定治疗方式。MTX 无创且有效，符合条件的输卵管妊娠患者可首选药物治疗。如果患者生命体征不稳定或输卵管妊娠破裂，则手术治疗为首选。手术方式需要结合患者的既往史、临床表现、手术过程中的盆腔情况及患者的生育期望（如果患者无生育要求或对侧输卵管正常，则输卵管切除为首选；如果患者对侧输卵管异常且有生育要求，则可考虑输卵管造口术）来抉择。

参考文献

［1］From the Centers for Disease Control and Prevention. Ectopic pregnancy-United States, 1990—1992. JAMA, 1995, 273（7）：533.

［2］Bouyer J, Coste J, Fernandez H, et al. Sites of ectopic pregnancy：a 10 year population-based study of 1800 cases. Human reproduction, 2002, 17（12）：3224-3230.

［3］Barnhart KT. Clinical practice. Ectopic pregnancy. The New England Journal of Medicine, 2009, 361（4）：379-387.

［4］王玉东, 陆琦. 输卵管妊娠诊治的中国专家共识. 中国实用妇科与产科杂志, 2019, 35（7）：780-787.

［5］Barnhart KT, Gosman G, Ashby R, et al. The medical management of ectopic pregnancy：a meta-analysis comparing "single dose" and "multidose" regimens. Obstetrics and gynecology, 2003, 101（4）：778-784.

［6］ACOG. Practice Bulletin No.193：tubal ectopic pregnancy. Obstetrics and Gynecology, 2018, 131（3）：e91-e103.

［7］Lipscomb GH, Givens VM, Meyer NL, et al. Comparison of multidose and single-dose methotrexate protocols for the treatment of ectopic pregnancy. American Journal of Obstetrics and Gynecology, 2005, 192（6）：1844-1847.

［8］Barnhart K, Hummel AC, Sammel MD, et al. Use of "2-dose" regimen of methotrexate to treat ectopic pregnancy. Fertility and Sterility, 2007, 87（2）：250-256.

［9］Song T, Kim MK, Kim ML, et al. Single-dose versus two-dose administration of methotrexate for the treatment of ectopic pregnancy：a randomized controlled trial. Human Reproduction, 2016, 31（2）：332-338.

［10］Yang C, Cai J, Geng Y, et al. Multiple-dose and double-dose versus single-dose administration of methotrexate for the treatment of ectopic pregnancy：a systematic review and meta-analysis. Reproductive Biomedicine Online, 2017, 34（4）：383-391.

［11］Hamed HO, Ahmed SR, Alghasham AA. Comparison of double-and single-dose methotrexate protocols for treatment of ectopic pregnancy. International Journal of Gynaecology and Obstetrics,

2012, 116 (1): 67-71.

[12] Menon S, Colins J, Barnhart KT. Establishing a human chorionic gonadotropin cutoff to guide methotrexate treatment of ectopic pregnancy: a systematic review. Fertility and Sterility, 2007, 87 (3): 481-484.

[13] Tzafettas J, Stephanatos A, Loufopoulos A, et al. Single high dose of local methotrexate for the management of relatively advanced ectopic pregnancies. Fertility and Sterility, 1999, 71 (6): 1010-1013.

[14] Lipscomb G, McCord M, Stovall T, et al. Predictors of success of methotrexate treatment in women with tubal ectopic pregnancies. The New England Journal of Medicine, 1999, 341 (26): 1974-1978.

[15] Lipscomb G, Bran D, McCord M, et al. Analysis of three hundred fifteen ectopic pregnancies treated with single-dose methotrexate. American Journal of Obstetrics and Gynecology, 1998, 178 (6): 1354-1358.

[16] Newbatt E, Beckles Z, Ullman R, et al. Ectopic pregnancy and miscarriage: summary of NICE guidance. BMJ, 2012, 345: e8136.

[17] Hajenius PJ, Mol F, Mol BW, et al. Interventions for tubal ectopic pregnancy. The Cochrane Database of Systematic Reviews, 2007, 2: Cd000324.

[18] Li X, Zhang C, Li Y, et al. Predictive values of the ratio of beta-human chorionic gonadotropin for failure of salpingostomy in ectopic pregnancy. International Journal of Clinical and Experimental Pathology, 2019, 12 (3): 901-908.

[19] Mol F, van Mello NM, Strandell A, et al. Salpingotomy versus salpingectomy in women with tubal pregnancy (ESEP study): an open-label, multicentre, randomised controlled trial. Lancet, 2014, 383 (9927): 1483-1489.

[20] Cheng X, Tian X, Yan Z, et al. Comparison of the fertility outcome of salpingotomy and salpingectomy in women with tubal pregnancy: a systematic review and meta-analysis. PloS One, 2016, 11 (3): e0152343.

[21] Chouinard M, Mayrand MH, Ayoub A, et al. Ectopic pregnancy and outcomes of future intrauterine pregnancy. Fertility and Sterility, 2019, 112 (1): 112-119.

[22] Tulandi T. Reproductive performance of women after two tubal ectopic pregnancies. Fertility and Sterility, 1988, 50 (1): 164-166.

[23] 马耀梅, 张景玉. 输卵管妊娠腹腔镜两种术式对照分析. 实用妇产科杂志, 2009, 25 (23): 421-422.

[24] Stewart L, Stewart C, Spilsbury K, et al. Association between pelvic inflammatory disease, infertility, ectopic pregnancy and the development of ovarian serous borderline tumor, mucinous borderline tumor and low-grade serous carcinoma. Gynecologic Oncology, 2020, 156 (3): 611-615.

[25] van Mello NM, Mol F, Verhoeve HR, et al. Methotrexate or expectant management in women with an ectopic pregnancy or pregnancy of unknown location and low serum hCG concentrations? A randomized comparison. Human Reproduction, 2013, 28 (1): 60-67.

[26] Cohen MA, Sauer MV. Expectant management of ectopic pregnancy. Clinical Obstetrics and Gynecology, 1999, 42 (1): 48-54.

[27] Shalev E, Peleg D, Tsabari A, et al. Spontaneous resolution of ectopic tubal pregnancy: natural history. Fertility and Sterility, 1995, 63 (1): 15-19.

[28] Jurkovic D, Memtsa M, Sawyer E, et al. Single-dose systemic methotrexate vs expectant management for treatment of tubal ectopic pregnancy: a placebo-controlled randomized trial. Ultrasound Obstet Gynecol, 2017, 49 (2): 171-176.

[29] Kirk E, Van Calster B, Condous G, et al. Ectopic pregnancy: using the hCG ratio to select women for expectant or medical management. Acta Obstet Gynecol Scand, 2011, 90 (3): 264-272.

加速康复外科在妇科围手术期的应用及争议

第14章

刘海元

中国医学科学院　北京协和医学院　北京协和医院

加速康复外科（enhancement recovery after surgery，ERAS）于 20 年前始于欧洲，经过学术界的质疑和讨论，最终得到广泛认可。目前，ERAS 的效果得到了肯定，理念得到了广泛传播，各国相继成立了相关的学术组织，多学科积极参与，实施的医疗机构和科室越来越多。2007 年，黎介寿院士首先把 ERAS 这一概念引进国内，并在胃肠外科领域率先应用。但很长一段时间内，国内学者并未高度重视 ERAS，故 ERAS 在国内其他外科领域应用得不多。近几年，国内学者广泛应用 ERAS，并积累了丰富的临床经验，取得了颇多成绩，在各学科领域大力推广。但 ERAS 在临床实践中，许多医疗机构仍存在一些疑虑，在如何广泛、深入、持久地开展该项工作方面仍面临许多困难，在对 ERAS 的具体落实上仍缺乏行之有效的方法。针对这些问题，本章总结、分享北京协和医院普通妇科关于 ERAS 的临床经验和成效，并结合国外最新的 ERAS 指南，探讨 ERAS 发展中面临的问题和争议，供临床医生借鉴。

近几年，ERAS 来在妇产科学领域进入了快速发展阶段，表现为概念的普及，参与的医疗机构和分支学科越来越多，国家的卫生主管部门和医院的管理部门积极推进，论文的发表数量增加，高质量的临床研究不断深入等。但 ERAS 在发展中也存在许多问题和争议，主要表现在以下 6 个方面。

一、中国相关指南证据不足

迄今为止，国际加速康复外科（ERAS）学会颁布的十余部指南覆盖了早期的直结肠手术及目前的胃肠手术和妇科肿瘤手术。2019 年，国内也颁布了《妇科手术加速康复的中国专家共识》。但国内的 ERAS 专家共识基于的文献资料主要来源于国外研究，缺乏基于中国医疗条件和人群的多中心随机临床研究，证据强度和推荐力度有待加强。

二、ERAS 的评价标准不仅限于缩短平均住院日

目前，ERAS 的出院标准和传统的出院标准完全一致，即能进食半流质饮食和排便、自由行走、停止静脉输液、口服镇痛药能有效镇痛及患者接受出院。实施 ERAS 的本质在于最大限度地减少患者的创伤和应激，加快、促进患者恢复。缩短平均住院日只是 ERAS 实施结果的一个方面，不能盲目、片面地追求缩短术后住院日，要结合患者的个体情况循序渐进地开展。另外，从长远效果看，越来越多的研究表明，ERAS 与肿瘤患者的预后有关。

三、正确面对 ERAS 实施过程中的困惑和挑战

目前，国外的三级卫生服务系统比较健全，我国的三级卫生服务系统尚不健全。在此情况下，我国如何确保患者掌握和落实出院后关于运动、饮食、后续治疗及护理等方面的医嘱；医生如何随访掌握患者的信息和病情变化；患者一旦在院外出现并发症，如何及时发现并及时处理；医院是否具备接收再入院患者的快速通道等，都是需要面对的挑战。另外，ERAS 项目的实施需要注意病种的差异和患者的个体化差异。正如欧洲 ERAS 主席 Olle 所说，ERAS 的指南永远在变化，ERAS 永远在路上。

四、ERAS 的病理生理学研究不足

目前，国内医生对 ERAS 包含的复杂病理生理学机制变化及其相互关系了解得不够多，也不够深入。ERAS 的各种措施实施后，机体的免疫功能，细胞水平的平衡变化，细胞和组织因子的释放及其利弊，炎症反应的"双刃剑"作用，炎症的恢复与肿瘤细胞的生长关系，肿瘤的复发和患者的长期生存，化疗、免疫治疗、靶向治疗及其他的治疗方法与 ERAS 的内在关系等方面的内涵，需要今后在临床与基础密切结合的基础上，增加研究投入和产出才能阐明。

五、行政管理的作用和障碍

在实施 ERAS 的过程中，十分强调多学科协作及配合，故医院的行政管理部门的协调和支持非常重要。一种情况下为多学科间自觉的主动合作，遇到各种问题大部分可以经过多学科讨论后解决，此时医院行政管理部门的工作就容易得多；另一种情况是各学科对 ERAS 的认识不统一，主动性不够或不完全，被动地配合做工作，此时医院的行政管理部门就非常重要，可以从行政、经济、硬件软件配套等方面全面协调，克服多学科间的不协调问题。国家卫生健康委员会十分重视这个问题，并且成立相关部门进行研究和指导，将在全国试点（骨科）推广 ERAS，相信可推动 ERAS 在各级医院的落地和发展。

六、持续质量改进不够

目前，ERAS 在国内的开展尚处于发展阶段，表现为实施项目多、各部门分工细、实施效果评价不一致等。即使在开展 ERAS 较好的医疗机构和科室，实施的项目之间尚存在执行率差异，提高 ERAS 项目的执行率需要临床各科室的医生和护理团队的不懈努力。临床研究表明，ERAS 实施的项目应用越多，预后越好；患者对实施 ERAS 的依从性越高，住院时间越短。故各开展 ERAS 的医疗机构要定期总结自己前期的工作，分析各个环节之间的衔接是否顺畅，讨论 ERAS 失败或患者依从性低的原因，这样才能不断提升自己的 ERAS 水平。目前，各医疗机构对定期总结和评价工作不够重视，不够持久，不够深入，有时又有倦怠情绪，这样容易导致回到 ERAS 之前的状态，必须避免这种情况发生。

总之，ERAS 经过 20 年的发展，已经从一个起初不被人们所接受的理念逐渐成为医学的一大热点。在美国克利夫兰医学中心预测的 2018 年医学十大进展中，ERAS 排在第 8 位。目前，ERAS 不再处于该不该实施的阶段，而是处于如何更好地开展和深化的阶段。

参考文献

［1］Ashlie N, Emily AP, Charles JV, et al. Understanding surgical residents' postoperative practices and barriers and enablers to the implementation of an Enhanced Recovery After Surgery（ERAS）Guideline. J Surg Educ, 2014, 71（4）: 632-638.

［2］中华医学会外科学分会，中华医学会麻醉学分会. 加速康复外科中国专家共识及路径管理指南（2018 版）. 中国实用外科杂志, 2018, 38（1）: 1-20.

［3］中华医学会妇产科学分会加速康复外科协作组. 妇科手术加速康复的中国专家共识. 中华妇产科杂志, 2019, 54（2）: 73-79.

第四篇

妇科肿瘤疾病

系统性淋巴结切除术在晚期卵巢癌手术治疗中的意义

潘凌亚　陈佳钰

中国医学科学院　北京协和医学院　北京协和医院

第15章

　　上皮性卵巢癌（epithelial ovarian cancer，EOC）是女性生殖系统发病率居第3位、病死率居第1位的恶性肿瘤，位于全球女性恶性肿瘤总死亡率的第5位。目前，卵巢癌的5年总生存率约为46.5%，但晚期患者仅为29%。随着对卵巢癌分类和发病机制等生物学特征的深入研究，建立了在致力于R0理想减瘤术的基础上辅助铂类为主的治疗策略。美国国家综合癌症网络（National Comprehensive Cancer Net work，NCCN）指南基于高等级的循证证据同时推荐了新辅助化疗和中间型肿瘤细胞减灭术等治疗模式。近年来，伴随新的特异性靶向药物的问世，贝伐珠单抗与多腺苷二磷酸核糖聚合酶［poly（ADP-ribose）polymerase，PARP］抑制药相继被推荐用于卵巢癌患者的一线与后线的维持治疗，ECO的治疗进入了手术、化疗与维持治疗三足鼎立的时代。手术治疗作为卵巢癌综合治疗的基石，仍是决定疾病预后最重要的因素之一，抉择足够恰当的手术范围对患者十分重要。

　　盆腹腔内广泛的种植性转移是卵巢癌重要的生物学特征。除此之外，淋巴结转移是卵巢癌常见的转移方式，并且被FIGO纳入卵巢癌的手术分期与病理学分期。现有研究表明，对早期卵巢癌患者行系统性淋巴结清扫术（systematic lymph node dissection，SLND）后的病理提示，淋巴结转移率为20%~30%，其中Ⅰ期为10.6%~24.0%，多数约在14%；Ⅱ期为30%~70%，多数在40%~50%。晚期卵巢癌患者的淋巴转移率显著升高，为55.0%~85.7%，其中Ⅲ期患者的转移率为50%~67%，Ⅳ期患者为80%~100%。上述数据提示，淋巴结转移可能为卵巢癌预后不良的高危因素。因此，FIGO在1988年公布的卵巢癌手术分期的方案中包括了盆腔和主动脉旁淋巴结采样或淋巴结清扫。后续的临床研究发现，术前影像学及术中探查淋巴结均无明显转移者，镜下可出现微小淋巴结转移，表明影像学及术中探查均不能有效地反映卵巢癌淋巴结转移的情况。此外，淋巴结中局部血供减少，导致转移灶对化疗药物不敏感，从而衍生出淋巴结是化疗药物"避难所"的假说。基于此，SLND无论在卵巢癌的全面分期术还是减瘤术中都成为FIGO分期的必要组成部分。然而，围绕卵巢癌淋巴结清扫术的临床意义近几十年来争议不断。SLND会显著延长手术时间，增加围手术期的并发症，其在早期EOC患者中的治疗意义主要在于准确评估早期卵巢癌的临床分期，指导之后的辅助治疗。因此，SLND一直得到美国NCCN指南的持续推荐。但其手术范围逐渐成为争议焦点。对于晚期EOC患者，在完成理想肿瘤细胞减灭术后行SLND的意义则在于尽量切除可能的转移灶，以改善患者的生存期。2019年，Lion的研究结果发布，是高等级的循证医学证据，对晚期卵巢癌淋巴结镜下转移患者实施SLND的意义提出了充分挑战，在卵巢癌的临床治疗领域引起了轩然大波，并由此引发了美国NCCN相关指南的更新。此外，对于晚期卵巢癌较少见的病理类型，如低级别浆液性癌、黏液性癌，以及间歇性肿瘤细胞减灭术（interval debulking surgery，IDS）中是否均需要行SLND仍存在很大的研究空白。本章将对这些问题进行讨论。

一、SLND 对于改善晚期 EOC 患者生存的意义

晚期 EOC（advanced EOC，AEOC）是指 FIGO 分期为Ⅲ期及Ⅳ期的 EOC。据统计，EOC 在诊断时超过 70% 为晚期，约 70% 的患者在最初治疗的 3 年内复发。目前，标准的治疗方案是在致力于 R0 的初始肿瘤细胞减灭术（primary debulking surgery，PDS）的基础上辅助铂类为基础的化疗。据统计，伴随 FIGO 分期的升高，卵巢癌腹膜后淋巴结的转移率明显增加。其中，Ⅲ期为 50%~67%，Ⅳ期为 80%~100%。据文献报道，从淋巴结转移的部位看，与早期卵巢癌相似。但转移累及的淋巴结数目显著升高，平均为 4~6 枚，且超过 50% 的患者同时存在盆腔及腹主动脉旁淋巴结转移。

目前，已经有充分的循证证据证明，手术残留病灶的大小是影响晚期 EOC 患者生存的最重要的预后因素，其中无肉眼残留病灶（R0）患者的预后最好。对于有明确淋巴结转移的患者，切除肿大淋巴结是 PDS 中必不可少的一部分。对于 PDS 后有明显残留病灶的患者，实施 SLND 很难获得生存获益。迄今为止，样本量最大的有关晚期卵巢癌淋巴结清扫术的研究来自美国斯坦福癌症中心。该研究收集了 1998—2001 年美国 SEER 数据库报道的 13 918 例Ⅲ~Ⅳ期卵巢癌患者，采用 Kaplan-Meier 统计和 Cox 回归模型对淋巴结清扫术的范围和生存进行了分析。结果表明，共有 4260 例（30.6%）实施了淋巴结清扫术，平均淋巴结清扫的数目为 6 枚，伴随淋巴结清扫数目的增加，患者的生存率进行性升高（$P<0.001$），见图 15-1。该研究的进一步分析还表明，全部样本中共有 2563 例Ⅲc 期患者淋巴结阳性，伴随阳性淋巴结清扫数目的增加，生存率不断改善，统计学有显著性差别，见表 15-1。该研究的主要优点为观察的样本量大、覆盖全美国、数据客观。不足之处有 3 点：①是一项回顾性研究；②未能收集到手术本身肿瘤细胞减灭术的理想程度；③对于术者的专业程度无从统计。

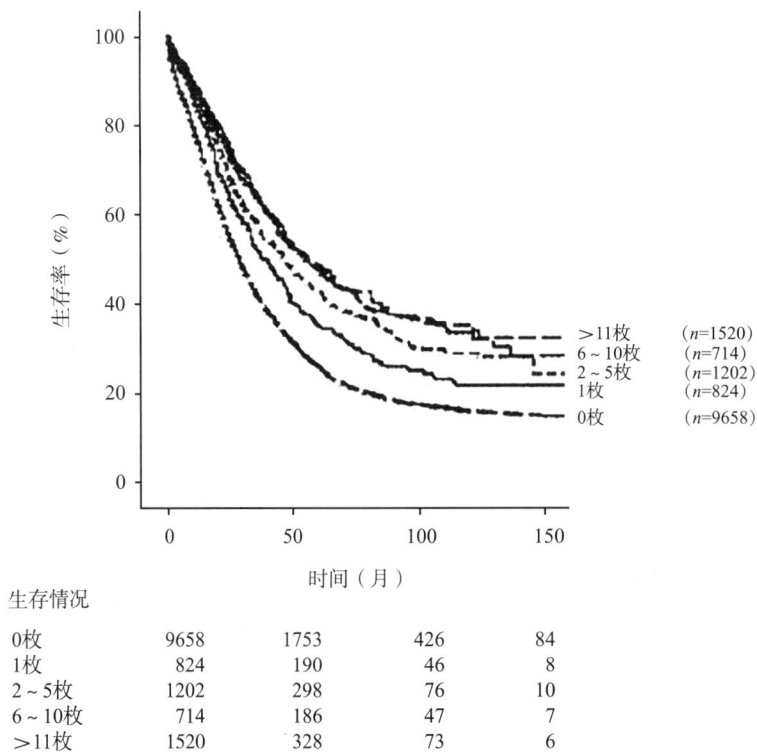

图 15-1 晚期卵巢癌淋巴结清扫的数目与生存情况分析

注：Kaplan-Meier 统计淋巴结清扫术的范围（$n=13\ 918$，$P<0.001$）

表 15-1　晚期卵巢癌阳性淋巴结清扫数目与 5 年疾病特异性生存率分析

阳性淋巴结数目	例数 (n)	总（%）(s. e.)	总阳性淋巴结清扫数目					P
			1 枚 （%）(s. e.)	2~5 枚 （%）(s. e.)	6~10 枚 （%）(s. e.)	11~20 枚 （%）(s. e.)	>20 枚 （%）(s. e.)	
所有患者	2563	38.0 (1.3)	32.8 (2.6)	36.8 (24)	38.7 (3.1)	420 (2.9)	41.7 (3.3)	P=0.002
1 枚阳性淋巴结	1067	40.1 (1.9)	32.8 (2.6)	45.8 (4.1)	48.1 (6.1)	43.7 (6.5)	58.2 (8.1)	P<0.001
2~5 枚阳性淋巴结	972	37.0 (2.1)	—	31.4 (3.0)	38.9 (4.5)	44.2 (4.7)	40.2 (5.7)	P<0.001
>5 枚阳性淋巴结	524	35.6 (2.8)	—	—	29.6 (5.5)	38.7 (4.6)	36.5 (4.6)	P=0.883

注：s. e. 表示标准误差；"-"表示无数据

　　第 1 项有关对晚期卵巢癌患者实施淋巴结清扫术的前瞻性随机对照研究来自意大利。该研究收集了 427 例Ⅲb~Ⅲc 期晚期卵巢癌患者，随机分为行 SLND 和仅对增大淋巴结行切除术两组。结果显示，两组的无瘤生存期分别为 29.4 个月和 22.4 个月（P=0.01）；总生存期分别为 58.7 个月和 56.3 个月（P=0.85）。结果表明，实施 SLND 可以改善患者的无瘤生存期，但总生存期得不到进一步的改善。由于该研究中大部分患者未达到满意的肿瘤细胞减灭，有腹部病灶残留，淋巴结清扫术对于患者生存的作用可能受到较多偏倚因素的影响。

　　2010 年，国际临床肿瘤的权威杂志 JCO 刊登了 du Bois 等对来自德国的 3 个前瞻性随机多中心Ⅲ期临床试验中的淋巴结清扫术进行了探索性分析。共纳入 1924 例晚期卵巢癌患者，均接受了标准的 PDS 与铂类+紫杉醇化疗，分为 2 个对列进行了探索性分析。①比较淋巴结清扫术与残存肿瘤的关系。结果表明，淋巴结清扫术可以对无肉眼残留病变的患者提供生存受益。对无肉眼残留病变的患者实施淋巴结清扫术与否的生存时间分别为 103 个月和 84 个月，5 年生存率分别为 67.4% 和 59.2%（P=0.016 6）。②比较淋巴结清扫术与临床淋巴结状态的关系。临床淋巴结状态是指术前经过影像学评估和术中探查淋巴结的情况。单因素分析表明，对手术无残留病变、临床无淋巴结转移的患者实施淋巴结清扫术与否的生存时间分别为 108 个月和 83 个月（P=0.008 1）；对临床怀疑有淋巴结转移的患者实施淋巴结清扫术与否的 5 年生存率分别为 28% 和 17%（P=0.003 8）。进一步的多因素分析发现，实施淋巴结清扫术仅对于临床怀疑有淋巴结转移的患者能够提供生存受益；对于临床评估无淋巴结转移的患者实施淋巴结清扫术则不能获得生存受益。这项研究综合 3 项前瞻性试验进行探索性分析，对临床最关注的结局本着由表及里、由浅入深的逻辑思路，最终揭示出对于晚期卵巢癌实施 SLND 的受益人群是临床提示已经有淋巴结转移的患者。

　　2019 年 2 月，《新英格兰医学杂志》发表了来自欧洲各国和韩国 52 个妇科肿瘤中心有关晚期卵巢癌淋巴结清扫术的前瞻性随机对照临床试验（Lion 研究）。该研究收集了 2008—2012 年 1895 例ⅡB~Ⅳ期晚期卵巢癌患者。经过术前影像学的充分评估，对盆腹腔病变有可切除性、无腹膜后淋巴结转移者实施 PDS。手术达到无肉眼残留病变（R0）之后，打开后腹膜，从双侧腹股沟至肾静脉探查无增大的淋巴结即符合随机条件。共纳入 647 例，随机分为实施和不实施 SLND 两组，分别为 323 例和 324 例；主要研究终点为总生存期（overall survival，OS），次要研究终点为无进展生存期（progressionfree survival，PFS）和手术的严重并发症。结果表明，实施 SLND 组的平均 OS 为 65.5 个月，未实施 SLND 组为 69.2 个月（P=0.65）（图 15-2）；两组的 PFS 均为 25.5 个月（图 15-3）；手术的严重并发症发生率分别为 12.4% 和 6.5%（P=0.01）。值得注意的是，SLND 组有 55.7% 的患者术后病理有镜下的淋巴结转移。LION 研究的结果提示，对于晚期卵巢癌患者，经过术前的严密评估与术中的详尽探查，达到 R0 的手术结局后，对于淋巴结阴性者的进一步 SLND 不能改善生存，并且增加手术的并发症发生率。LION 研究通过精心的试验设计和严格的入组标准与质控，克服了之前相关临床研究的固有混杂因素，具有极高的循证医学证据等级。因此，该研究一经公布就带来 2019 年美国 NCCN 指南（第 3 版）的更新，即对于晚期卵巢癌 PDS 的原则，推荐切除能够切除的肿大或可疑淋巴结，临床阴性的淋巴结不是必须切除的。

A 总生存期（OS）

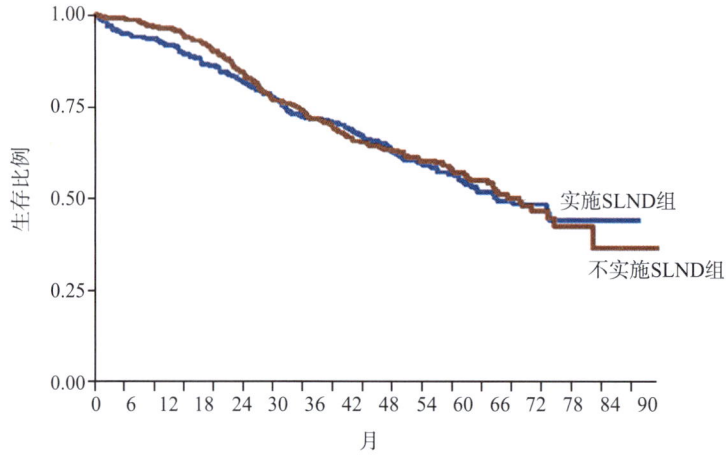

生存情况
实施SLND组 　　　　323 289 271 248 227 210 194 184 167 135 93 55 28 11 3 0
不实施SLND组 　　　 324 308 297 282 252 228 208 187 170 144 105 66 30 10 4 3

图 15-2　LION 研究两组患者的 OS

B 无进展生存期（PFS）

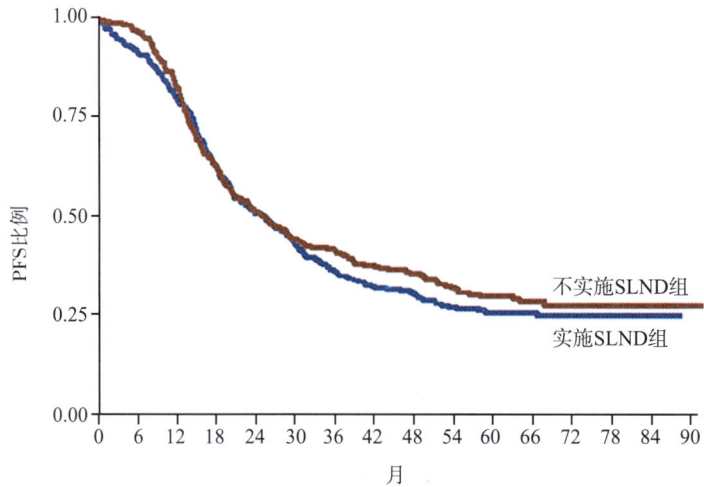

生存情况
实施SLND组 　　　　323 282 239 183 143 120 100 89 82 65 45 31 14 6 2 0
不实施SLND组 　　　 324 303 256 193 155 133 122 109 97 78 55 33 14 5 2 2

图 15-3　LION 研究两组患者的 PFS

　　综合上述研究的结果，改善晚期卵巢癌患者预后最关键的因素是，在实施 PDS 时病变完全切除干净。为达到此目的，术前影像学和临床检查的详尽评估及妇科肿瘤医生的手术经验、技能和不懈的努力十分重要。对于有淋巴结转移的患者，实施 SLND 的意义在于达到理想减瘤。对于已经达到 R0、无淋巴结转移的患者，则不必进行 SLND 以缩短手术时间、减少手术并发症。从理论上说，保留患者淋巴系统的完整性对于调动机体主动的抗肿瘤能力和提高对于免疫靶向治疗的响应能力应该大有裨益。

二、IDS 中实施淋巴结清扫术的意义

晚期卵巢癌患者由于病变过于广泛，经妇科肿瘤医生全面评估后，不能达到完全或基本切净时，经过约 3 个疗程的新辅助化疗（neoadjuvant chemotherapy，NACT）后，实施 IDS 已成为晚期卵巢癌较为常用的临床治疗手段，国外统计占 AEOC 患者的 10%~50%，国内远高于这一比例。对于 IDS 的争议主要在于新辅助化疗是否诱导肿瘤耐药、影响疾病预后。近年来，多项高等级的临床研究证明，行 IDS 患者的生存期并不劣于 PDS。因此，IDS 作为一种治疗晚期卵巢癌的策略得到了美国 NCCN 指南的推荐，同时提出了 IDS 的手术原则。与 PDS 一样，IDS 中实现无肉眼残留病灶是预后的独立危险因素。

经过新辅助化疗后，已有的腹膜后淋巴结转移会不会减少或消失？研究发现，在 IDS 时行 SLND，术后病理证实的淋巴结转移率与 PDS 相似，表明淋巴结内转移瘤对化疗不敏感，这一现象与前文所述的化疗药物"避难所"假说相吻合。因此，有学者提出假设，在 IDS 时行 SLND 可能切除潜在耐药的淋巴结转移瘤，进而减少复发，改善患者预后。一项回顾性研究纳入了 133 例晚期卵巢癌患者，以切除淋巴结的数目小于或大于 20 枚分为淋巴结取样组与 SLND 组。结果显示，相比于淋巴结取样组，SLND 组的复发率显著降低、生存期显著延长；对于术前影像学诊断为阴性的患者，差异更显著。但该研究存在较大的偏倚：①是一项未经过设计的回顾性研究。②手术切除淋巴的数目受术者的手术水平、患者的自身条件及病理医生取材等多种因素影响，以 20 枚淋巴结为界也存在较大的主观性。

2012 年，意大利的 Fagotti 等开展了一项双中心的病例对照研究，分析了 2005—2010 年 151 例行 IDS 的卵巢癌患者，以 1：2 的比例分为行 SLND（50 例，SLND 组）或单纯切除肿大淋巴结（101 例，试验组）两组。两组中 80% 的患者达到 R0，手术的复杂程度也无显著性差别。结果表明，两组术后淋巴结阳性率相似。经过平均 36 个月的随访，两组 2 年的 PFS 与 OS 均无显著差别（图 15-4）。SLND 组手术时间显著延长，输血比例显著增加。这一结果也得到了相似临床研究的回应。

迄今为止，有关 IDS 中实施淋巴结清扫术意义的临床研究，其最大的问题是病例数少，无一项前瞻性随机研究，循证等级较低。但从手术治疗对于卵巢癌预后的影响着眼，切除全部肉眼可见病变依然是改善肿瘤预后的关键。由于经过新辅助化疗，病变会有不同程度的减小，甚至消失。因此，仔细回顾化疗前的影像资料十分重要。美国 NCCN 指南推荐，在 IDS 中切除可以切除的可疑和（或）增大淋巴结，初次诊断时疑有潜在转移可能者即使无增大的淋巴结也必须切除。

三、少见组织学类型的卵巢癌实施淋巴结清扫术的意义

卵巢癌为一类异质性很强的恶性肿瘤，这一特点也被认为是该病预后不良的主要原因之一。目前认为，卵巢癌主要包括 5 种组织学类型，分别为高级别浆液性癌（70%）、子宫内膜样癌（10%）、透明细胞癌（10%）、黏液性癌（3%）及低级别浆液性癌（5%）。基于组织形态学和分子遗传学研究的结果，美国约翰霍普金斯大学医学院的 Kurman 和 Shih 提出了关于 EOC 新的分类方法，将高度异质性的卵巢癌分为 I 型和 II 型。I 型包括低级别浆液性癌、低级别子宫内膜样

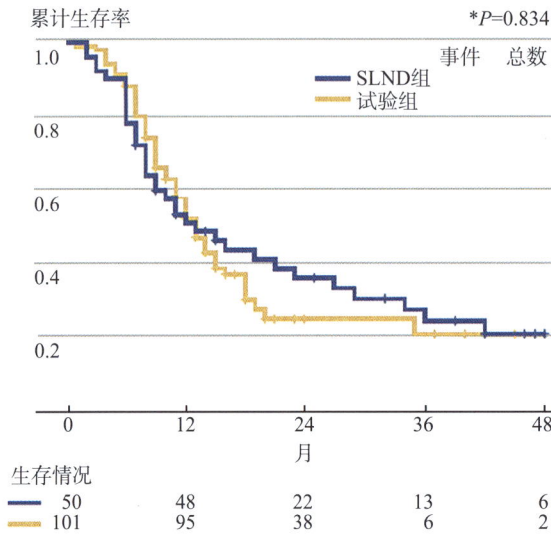

图 15-4　IDS 中行淋巴结清扫术与否对生存的影响

癌、透明细胞癌、黏液性癌及移行细胞癌。Ⅰ型卵巢癌一般的生物学行为显示惰性，发病时病变局限于卵巢，遗传学相对稳定，对于化疗的敏感性约为 20%。美国 NCCN 指南将Ⅰ型卵巢癌统称为少见组织学类型的卵巢癌。Ⅱ型包括高级别浆液性癌、癌肉瘤及未分化癌。Ⅱ型卵巢癌表现出高度的侵袭性，疾病进展迅速，出现症状时已处于临床晚期。80% 的病例有 $p53$ 基因的突变，为罕见Ⅰ型卵巢癌中出现的基因突变，对于化疗敏感。以上述分型为基础，衍生出关于卵巢癌发生和起源的新学说。现有研究认为，卵巢浆液性癌起源于输卵管伞端；卵巢子宫内膜样癌和透明细胞癌起源于由通过输卵管的子宫内膜细胞形成的子宫内膜异位症；卵巢黏液性癌和移行细胞（Brenner）癌起源于输卵管伞与腹膜相接触的输卵管-间皮连接部的移行上皮。显然，不同起源的卵巢癌具有不同的生物学特征。研究表明，不同的组织学类型和分级是影响 EOC 淋巴转移率的重要因素。其中，浆液性癌的转移率显著高于非浆液性癌，前者超过 60%，而后者约为 30%。这种差别在早期卵巢癌中更为显著，浆液性癌为非浆液性癌的 5~10 倍。在非浆液性癌中，不同组织学亚型的淋巴转移率亦有差别，如黏液性癌的转移率为 0~10%，子宫内膜样癌为 0~20%，透明细胞癌约为 15%，而未分化癌则超过 50%。

　　卵巢低级别浆液性癌是一种典型的Ⅰ型卵巢癌，其在临床的发病率高于卵巢黏液性癌，约为 5%，占卵巢浆液性癌的 10%。法国的一项多中心回顾性研究共纳入 126 例低级别浆液性癌患者，其中Ⅲ/Ⅳ期的患者占 86.1%，91 例患者（74.6%）实施了淋巴结清扫术。结果表明，术前影像学提示的淋巴结阳性率仅为 9.5%，术后 53 例（60.9%）病理示淋巴结阳性。其中，44.5% 为盆腔淋巴结阳性，55.6% 为腹主动脉旁淋巴结阳性。术前评估为Ⅰ/Ⅱ期患者的组织学淋巴结阳性率为 9%。生存分析表明，系统性盆腔和腹主动脉旁淋巴结清扫术不改善低级别浆液性癌患者的 OS 和 PFS。该研究虽然为一项多中心回顾性分析，但与 LION 研究得出了十分接近的结果，即晚期低级别浆液性癌也有较高的组织学淋巴结转移率，淋巴结的镜下转移对于低级别浆液性癌的生存无明显影响。

　　卵巢非浆液性癌具有一系列独立的临床特点和生物学特征，晚期患者的淋巴结转移率及预后与浆液性癌相比有无特殊性？目前的研究显示，不同组织学类型的卵巢癌淋巴结转移的分布规律相似。土耳其的一项多中心回顾性研究收集了 2007—2016 年来自 7 个妇科肿瘤中心的 179 例卵巢非浆液性癌患者，全部为Ⅲ期，均实施了理想的肿瘤细胞减灭术与盆腔和腹主动脉旁淋巴结清扫术。结果表明，在 179 例患者中，子宫内膜样癌 52 例（29.1%）、透明细胞癌 48 例（26.8%）、黏液性癌 47 例（26.2%）、混合性癌 32 例（17.9%）。术后病理提示，共有 107 例（59.7%）腹膜后淋巴阳性，其中 35 例仅有淋巴结转移，72 例同时有腹腔内和腹膜后淋巴结转移。统计学分析表明，患者的 5 年生存率，前者为 74.4%，后者为 36%。该研究表明，晚期卵巢非浆液性癌腹膜后淋巴结转移率与浆液性癌相似，孤立的淋巴结转移预后较好。

与Ⅱ型卵巢癌相比，Ⅰ型卵巢癌的临床期别较早。据文献报道，Ⅰ期黏液性癌的转移率极低，大部分为 0~1.7%，SLND 不影响患者预后。早期的子宫内膜样癌和透明细胞癌，淋巴结转移率亦比较低，为 2%~5%。但有几项回顾性研究表明，淋巴结清扫术可显著延长Ⅰ期子宫内膜样癌和透明细胞癌患者的生存期。

SLND 是卵巢癌分期手术的重要组成部分，但其临床意义始终存在争议。总体上看，由于缺少充分的高质量前瞻性随机研究的数据，对于其在不同临床期别和不同组织学类型卵巢癌治疗中的作用及对于预后的影响仍需深入观察。

参考文献

[1] Siegel RL, Miller KD, Jemal A. Cancer statistics, 2019. CA, 2019, 69: 7-34.

[2] National Comprehensive Cancer Network (NCCN). Clinical Practice Guidelines in Oncology. Ovarian Cancer, Version 1.2020. (2020-03-11) [2020-06-05]. https://www.nccn.org/professionals/physician_gls/default.aspx.

[3] Florian H, Philipp H, Beyhan A, et al. Stage-and histologic subtype-dependent frequency of lymph node metastases in patients with epithelial ovarian cancer undergoing systematic pelvic and paraaortic lymphadenectomy. Ann Surg Oncol, 2018, 25(7): 2053-2059.

[4] Maggioni A, Benedetti Panici P, Dell'Anna T, et al. Randomised study of systematic lymphadenectomy in patients with epithelial ovarian cancer macroscopically confined to the pelvis. British Journal of Cancer, 2006, 95: 699-704.

[5] Mitsuaki S, Michitaka O, Tetsuo Y, et al. Lymph node metastasis in stage Ⅰ epithelial ovarian cancer. Gynecologic Oncology, 2000, 79: 305-308.

[6] Philippe M, Franklin J, Sophie C, et al. Lymph node involvement in epithelial ovarian cancer: analysis of 276 pelvic and para-aortic lymphadenectomies and surgical implications. J Am Coll Surg, 2003, 197(2): 198-205.

[7] Benedetti-Panici P, Greggi S, Maneschi F, et al. Anatomical and pathological study of retroperitoneal nodes in epithelial ovarian cancer. Gynecol Oncol, 1993, 51: 150-154.

[8] Edgar P, Manfred L, Karl T, et al. Lymphadenectomy in stage Ⅰ ovarian cancer. Am J Obstet Gynecol, 1994, 170: 656-662.

[9] Noriaki S, Hideto Y, Mamoru O, et al. Prognostic significifiicance of lymph node metastasis and clear cell histology in ovarian carcinoma limited to the pelvis (pT₁M₀ and pT₂M₀). Gynecologic Oncology, 2000, 79: 251-255.

[10] Antonino D, Fabio M, Claudio R, et al. Systematic para-aortic and pelvic lymphadenectomy in early stage epithelial ovarian cancer: a prospective study. Ann Surg Oncol, 2012, 19: 3849-3855.

[11] Cecelia AP, Giovanni DA, Jamie NBG, et al. Risk factors for lymph node metastasis in apparent early-stage epithelial ovarian cancer: implications for surgical staging. Gynecologic Oncology, 2011, 122: 536-540.

[12] Augusto P, Javier FM, Victoria R, et al. Pelvic and aortic lymph node metastasis in epithelial ovarian cancer. Gynecologic Oncology, 2007, 105: 604-608.

[13] Gil D, Philippe M, Annie R, et al. Lymph node spread in stage Ⅲ or Ⅳ primary peritoneal serous papillary carcinoma. Gynecologic Oncology, 2005,

97：136-141.

［14］ Natacha R, Yaelle Z, Catherine U, et al. Should pelvic and para-aortic lymphadenectomy be difffferent depending on histological subtype in epithelial ovarian cancer? Annals of Surgical Oncology, 2007, 15（1）：333-338.

［15］ Takeshima N, Hirai Y, Umayahara K, et al. Lymph node metastasis in ovarian cancer：difference between serous and non-serous primary tumors. Gynecol Oncol, 2005, 99：427-431.

［16］ Harter P, Gnauert K, Hils R, et al. Pattern and clinical predictors of lymph node metastases in epithelial ovarian cancer. Int J Gynecol Cancer, 2007, 17：1238-1244.

［17］ Panici PB, Maggioni A, Hacker NF. et al. Systematic aortic and pelvic lymphadenectomy versus resection of bulky nodes only in optimally debulked advanced ovarian cancer：a randomized clinical trial. J Natl Cancer Inst, 2005, 97：560-566.

［18］ Esunpai K, Minhee S, Hyun JC, et al. Impact of lymphadenectomy on survival after recurrence in patients with advanced ovarian cancer without suspected lymph node metastasis. Gynecol Oncol, 2016, 143（2）：252-257.

［19］ Burghardt E, Winter R. The effect of chemotherapy on lymph node metastases in ovarian cancer. Bailliere's Clin Obstet Gynecol, 1989, 3：167-171.

［20］ Morice P, Joulie F, Rey A, et al. Are nodal metastases in ovarian cancer chemo resistant lesions? Analysis of nodal involvement in 105 patients treated with preoperative chemotherapy. Eur J Gynaecol Oncol, 2004, 25：169-174.

［21］ Harter P, Sehouli J, Lorusso D, et al. A randomized trial of lymphadenectomy in patients with advanced ovarian neoplasms. N Engl J Med, 2019, 380：822-832.

［22］ Heintz AP, Odicino F, Maisonneuve P, et al. Carcinoma of the ovary. FIGO 26th annual report on the results of treatment in gynecological cancer. Int J Gynaecol Obstet, 2006, 95（Suppl 1）：S161.

［23］ Ledermann JA, Raja FA, Fotopoulou C, et al. Newly diagnosed and relapsed epithelial ovarian carcinoma：ESMO clinical practice guidelines for diagnosis, treatment and follow-up. Ann Oncol, 2013, 24（Suppl 6）：24-32.

［24］ du Bois A, Reuss A, Pujade-Lauraine E, et al. Role of surgical outcome as prognostic factor in advanced epithelial ovarian cancer：a combined exploratory analysis of 3 prospectively randomized phase 3 multicenter trials：by the Arbeitsgemeinschaft Gynaekologische Onkologie Studiengruppe Ovarialkarzinom（AGO-OVAR）and the Groupe d'Investigateurs Nationaux Pour les Etudes des Cancers de l'Ovaire（GINECO）. Cancer, 2009, 115：1234-1244.

［25］ Chan JK, Urban R, Hu JM, et al. The potential therapeutic role of lymph node resection in epithelial ovarian cancer：a study of 13 918 patients. Br J Cancer, 2007, 96：1817-1822.

［26］ du Bois A, Reuss A, Harter P, et al. Potential role of lymphadenectomy in advanced ovarian cancer：a combined exploratory analysis of three prospectively randomized phase Ⅲ multicenter trials. J Clin Oncol, 2010, 28：1733-1739.

［27］ National Comprehensive Cancer Network（NCCN）. Clinical Practice Guidelines in Oncology. Ovarian Cancer, Version 3.2019.（2019-11-26）［2020-04-05］. https：//www. nccn. org/professionals/ physician_ gls/default. aspx.

［28］ Wright AA, Bohlke K, Armstrong DK, et al. Neoadjuvant chemotherapy for newly diagnosed, advanced ovarian cancer：society of Gynecologic Oncology and American Society of Clinical Oncology clinical practice guideline. J Clin Oncol, 2016, 34：3460-3473.

［29］ Fagotti A, De Iaco P, Fanfani F, et al. Systematic pelvic and aortic lymphadenectomy in advanced ovarian cancer patients at the time of interval debulking surgery：a double-institution case-control study. Ann Surg Oncol, 2012, 19（11）：3522-3527.

［30］ Vergote I, Trope CG, Amant F, et al. Neoadjuvant chemotherapy or primary surgery in stage ⅢC or Ⅳ ovarian cancer. N Engl J Med, 2010, 363：943-953.

［31］ Kehoe S, Hook J, Nankivell M, et al. Chemotherapy or upfront surgery for newly diagnosed advanced ovarian cancer：results from the MRC CHORUS trial. J Clin Oncol, 2013, 31（15 Suppl）：5500.

［32］ Onda T, Yoshikawa H, Yasugi T, et al. The optimal debulking after neoadjuvant chemotherapy in ovarian cancer：proposal based on interval look during upfront surgery setting treatment. Jpn J Clin

Oncol, 2010, 40: 36-41.

[33] Eoh KJ, Yoon JW, Lee I, et al. The efficacy of systematic lymph node dissection in advanced epithelial ovarian cancer during interval debulking surgery performed after neoadjuvant chemotherapy. J Surg Oncol, 2017, 116 (3): 329-336.

[34] Iwase H, Takada T, Iitsuka C, et al. Clinical significance of systematic retroperitoneal lymphadenectomy during interval debulking surgery in advanced ovarian cancer patients. J Gynecol Oncol, 2015, 26 (4): 303-310.

[35] Baiocchi G, Grosso G, di Re E, et al. Systematic pelvic and paraaortic lymphadenectomy at second-look laparotomy for ovarian cancer. Gynecol Oncol, 1998, 69: 151-156.

[36] Shih IeM, Kurman RJ. Ovarian tumorigenesis: a proposed model based on morphological and molecular genetic analysis. Am J Pathol, 2004, 164: 1511.

[37] Kurman RJ, Shih IEM. The origin and pathogenesis of epithelial ovarian cancer-a proposed unifying theory. Am J Surg Pathol, 2010, 34: 433-443.

[38] Hoogendam JP, Vlek CA, Witteveen PO, et al. Surgical lymph node assessment in mucinous ovarian carcinoma staging: a systematic review and meta-analysis. BJOG, 2017, 124 (3): 370-378.

[39] di Re F, Baiocchi G, Fontanelli R, et al. Systematic pelvic and paraaortic lymphadenectomy for advanced ovarian cancer: prognostic significance of node metastases. Gynecol Oncol, 1996, 62: 360-365.

[40] Simon V, Ngo C, Pujade-Lauraine E, et al.

Should we abandon systematic pelvic and paraaortic lymphadenectomy in low-grade serous ovarian cancer? Ann Surg Oncol, 2020, 3: 5.

[41] Sahin H, Meydanli MM, Sari ME, et al. Does the primary route of spread have a prognostic significance in stage III non-serous epithelial ovarian cancer? J Ovarian Res, 2018, 11 (1): 21.

[42] Nasioudis D, Chapman-Davis E, Witkin SS, et al. Prognostic significance of lymphadenectomy and prevalence of lymph node metastasis in clinically-apparent stage I endometrioid and mucinous ovarian carcinoma. Gynecol Oncol, 2017, 144 (2): 414-419.

[43] Schmeler KM, Tao X, Frumovitz M, et al. Prevalence of lymph node metastasis in primary mucinous carcinoma of the ovary. Obstet Gynecol, 2010, 116: 269-273.

[44] Zhao Y, Wang S, Qu YM, et al. Prognostic analysis for Chinese patients with stage I ovarian endometrioid carcinoma. J Ovarian Res, 2017, 10 (1): 63.

[45] Ho CM, Chien TY, Shih BY, et al. Evaluation of complete surgical staging with pelvic and para-aortic lymphadenectomy and paclitaxel plus carboplatin chemotherapy for improvement of survival in stage I ovarian clear cell carcinoma. Gynecol Oncol, 2003, 88 (3): 394-399.

[46] Yamazaki H, Todo Y, Shimada C, et al. Therapeutic significance of full lymphadenectomy in early-stage ovarian clear cell carcinoma. J Gynecol Oncol, 2018, 29 (2): e19.

宫颈癌开腹手术和腹腔镜手术的效果与预后的差别

吴 鸣

中国医学科学院　北京协和医学院　北京协和医院

第 16 章

　　宫颈癌是目前最常见的妇科恶性肿瘤之一。宫颈癌的经典治疗方法包括手术治疗和放疗。

　　世界上首例真正意义的腹式宫颈癌根治术是由奥地利的妇科医生 Ernst Wertheim 于 1898 年进行的，一开始该手术的病死率非常高，为 50%，之后逐渐降至 18%，而手术的并发症发生率也从 50% 以上下降至 31%。Ernst Wertheim 在一生中完成了超过 1300 例腹式宫颈癌手术，后人为了纪念他及他对宫颈癌手术所做的贡献，将宫颈癌手术命名为 Wertheim 手术，以后无数次的关于宫颈癌手术的改良或革新都是基于他创造的这个手术。

　　在宫颈癌手术的无数次改良中，有 2 次改良值得记住。一次来自日本的妇科医生冈林秀一，他对宫颈癌手术进行了非常彻底的改良，其更加遵循解剖规律，强调子宫旁组织要彻底切除，并且创造性地将膀胱子宫颈韧带分成前后叶来做。另一次对宫颈癌手术进行的重要改良来自美国妇科医生 Joe Vincent Meigs，他于 20 世纪 40 年代就提出了宫颈癌手术要强调盆腔淋巴结的彻底切除，认为这样可以明显改善预后；他还特别强调手术的解剖特点，认为这样既可以为手术提供便利，又能减少手术的相关并发症；此外，他特别强调手术的方法学，并于 1945 年对于宫颈癌手术进行了大宗报道，病例超过了 500 例，当时报道的手术病死率已经下降至 1% 以下，纯粹的手术 5 年生存率已经达到 75%。近年来，欧美国家制定的关于宫颈癌手术的标准就明确提出，宫颈癌手术的生存率不应低于 75%，病死率也不应超过 1%，和 1945 年 Joe Vincent Meigs 提出的十分相似。那么从另外一个角度来看，可以认为从 1945 年到现在，宫颈癌手术的生存率并没有真正意义的提高，病死率也没有实质性的下降。

一、宫颈癌的手术标准需要规范

　　为什么说宫颈癌的手术标准需要规范？实际上，在世界各地都存在类似的情况，即现代医生只学习前人的经验，很少有人会问这样做到底对不对。20 世纪 70 年代，有学者第 1 次提出了宫颈癌手术的国际分类，他们把宫颈癌的手术分成五大类，即 Piver-Rutledge-Smith 分类（表 16-1）。Ⅰ类手术属于筋膜外子宫切除，主要针对子宫颈的原位癌和早期浸润癌。Ⅱ类手术指的是改良根治术或半根治术或次广泛术，其范围类似于经典的 Wertheim 手术，主要针对特殊情况的早期浸润癌［如ⅠA1 期伴有淋巴血管间隙浸润（lymph vascular space invasion，LVSI）］或放疗后子宫颈局部复发的微小肿瘤患者。Piver-Rutledge-Smith 分类指出，手术要求切除主韧带和子宫骶韧带内侧的一半，并于输尿管的内侧切断子宫动脉，这是Ⅱ类手术的主要切除标记。Ⅲ类手术指的是真正意义的宫颈癌根治术，也就是根治性子宫切除术或广泛子宫切除术，主要针对Ⅰ～ⅡA 期的宫颈癌患者，还有少部分宫颈癌放疗后膀胱直肠未受累的中央型复发患者。Ⅲ类手术要求对子宫旁组织及阴道旁组织进行扩大的根治性切除，输尿管需要解剖至膀胱部位，子宫骶韧带需要游离至其起始部进行切断，主韧带要游离至侧盆壁进行切断，子宫的血管应该分离至起始部（髂内动脉、子宫动脉的起始部）切断。Ⅳ类手术指的是扩大根治性子宫切除术（LEER），主要针对ⅡB 期患者，以及部分中央型复发但没有累及直肠和膀胱的患者，它力求对于肿瘤进行根治性切除，为达到足够的无瘤切缘，需要切除部分盆壁组织。Ⅴ类手术指的是经典的盆腔廓清术，主要是针对那些肿瘤累及膀胱、输尿管及直肠的宫颈癌或宫颈癌复发患者。

表 16-1　Piver-Ruledge-Smith 分类

Ⅰ类	筋膜外子宫切除术 子宫颈的原位癌和早期浸润癌
Ⅱ类	改良的根治性子宫切除术（Wertheim 手术） 特殊情况的早期浸润癌（ⅠA1 期伴 LVSI） 放疗后局限于子宫颈的微小复发
Ⅲ类	根治性子宫切除术（Meigs 或 Okabayashi） Ⅰ～ⅡA 期宫颈癌 放疗后膀胱直肠未受累的中央型复发
Ⅳ类	扩大根治性子宫切除术（LEER） ⅡB 期患者 部分中央型复发（未累及直肠和膀胱）
Ⅴ类	盆腔廓清术 累及膀胱和输尿管的中央型复发

自从 Piver-Rutledge-Smith 分类出现之后，广大的妇产科同仁有了这个经典手术的标准，同时也出现了数个关于这个经典手术的解剖示意图，其中有一个解剖示意图堪称经典（图 16-1）。该图出现在无数部关于宫颈癌手术的书籍中，但如果妇产科医生仔细阅读 Piver-Rutledge-Smith 分类对Ⅱ、Ⅲ类手术的要求要点，就会发现该图误导了大家几十年，因为按照该图进行宫颈癌手术，是无法达到 Piver-Rutledge-Smith 分类要求的手术标准的，也就是说，大家在根据一个不是十分确切的解剖示意图来进行如此经典的手术，同时也为这个经典的手术打上了引号。

将宫颈癌手术分类的经典标准和这个所谓经典的解剖示意图进行对比，会发现这个解剖示意图的错误主要在对子宫骶韧带的切除范围标示错误。对于Ⅱ类手术，子宫骶韧带的切除范围至少应该达到其 1/2，而该图的示意范围仅相当于筋膜外子宫切除的范围。再继续对比Ⅲ类手术，Piver-Ruledge-Smith 分类要求切除子宫骶韧带及主韧带的全部，而该图对于主韧带的切除范围和 Piver-Ruledge-Smith 分类的要求是相似的，但对子宫骶韧带的切除范围仅相当于Ⅱ类手术的范围，故此处应该进行修改（图 16-2）。可以想象，根据这个不是十分正确的解剖示意图来进行手术，而忽略了 Piver-Ruledge-Smith 分类的要求，就会很容易造成手术范围不足，直接导致手术后宫颈癌复发，尤其是盆腔局部复发或盆壁复发，而这种复发患者很难治疗，因为这些患者几乎无法施行盆腔廓清术。

2008 年，日本的藤井教授为了纪念冈林秀一及其在宫颈癌手术方面的贡献，在日本召开了有关宫颈癌手术的大会，在会上同仁对宫颈癌手术进行了非常透彻的讨论，并且在讨论之后制定了新的宫颈癌手术的国际分类，这个分类被称为 Querleu-Morrow（Q-M）分类（表 16-2，图 16-3，

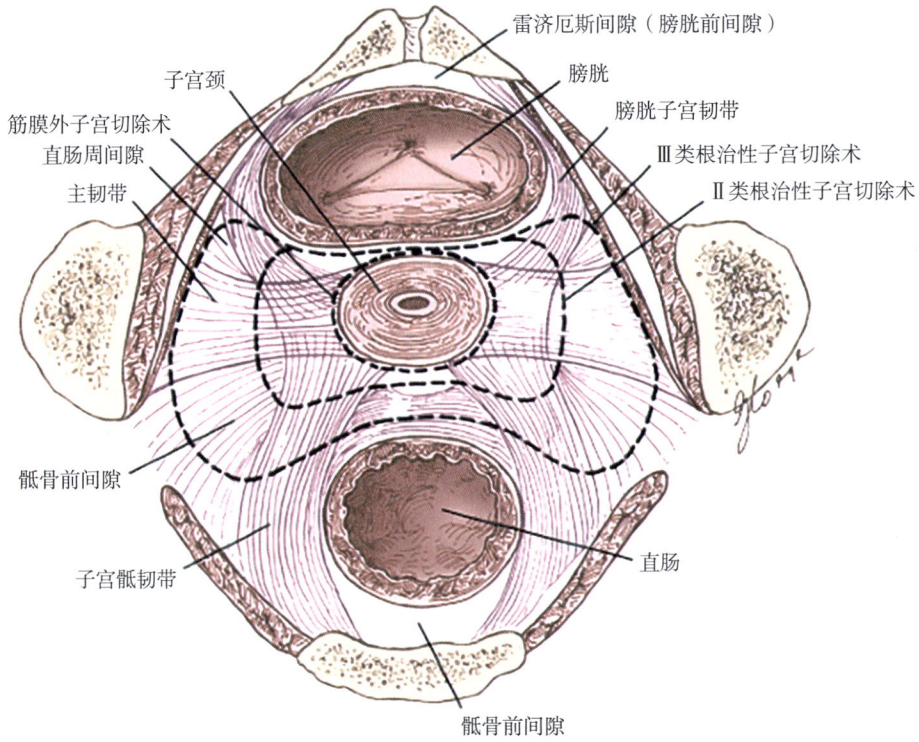

图 16-1 Piver-Ruledge-Smith 分类中 II、III 类手术的范围解剖示意图

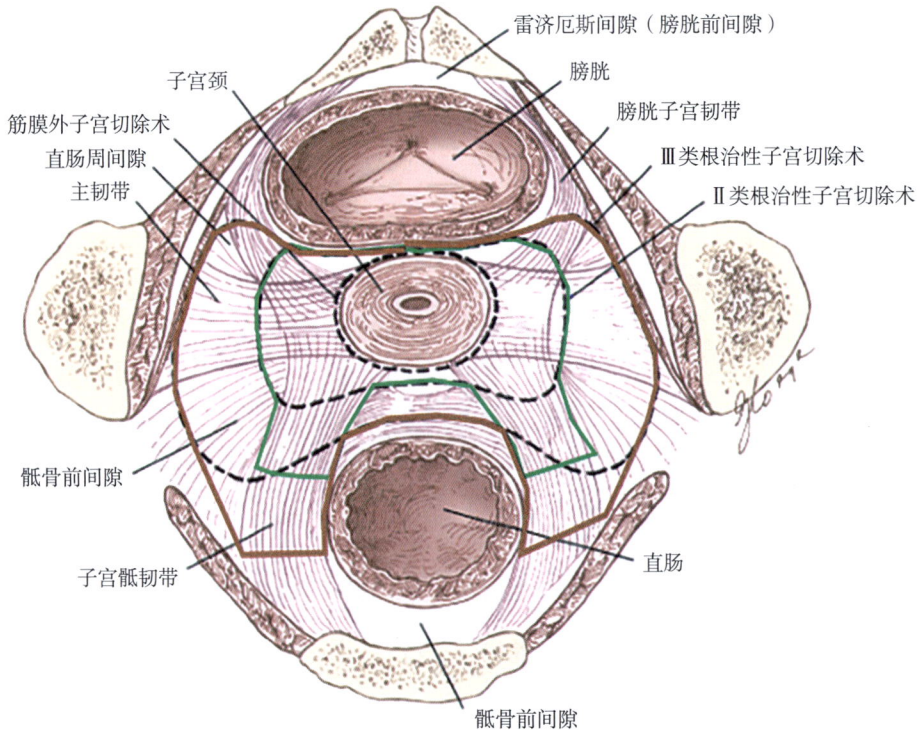

图 16-2 Piver-Ruledge-Smith 分类中对 II、III 类手术的范围进行修改后的解剖示意图

图 16-4）。Q-M 分类将保留神经的根治性子宫切除术命名为 C1 型手术，将没有保留神经的根治性子宫切除术命名为 C2 型手术。同时，Q-M 分类对淋巴结切除的水平进行了详细阐述，如果仅切除盆腔淋巴结，命名为水平 1 的淋巴结切除；如果切除的水平达到了髂总淋巴结，命名为水平 2 的淋巴结切除；如果淋巴结的切除范围达到了肠系膜下动脉水平以下，则命名为水平 3 的淋巴结切除；如果淋巴结的切除达到了肾血管水平，则命名为水平 4 的淋巴结切除。另外，Q-M 分类首次对淋巴结切除的质量进行了明确规定，提出淋巴结切除的质量必须在手术记录上加以描述，基本可分为 4 种情况，即前哨淋巴结取样、随机淋巴结取样、仅切除增大的淋巴结、系统切除或全部切除。

表 16-2　Q-M 分类

A 型子宫切除术	少量切除子宫颈旁组织
B 型子宫切除术	B1：于输尿管水平切断子宫颈旁组织
	B2：进一步切除子宫颈旁淋巴结（闭孔神经内侧）
C 型子宫切除术	于髂内血管连接处切断子宫颈旁组织
	C1：保留自主神经
	C2：不保留自主神经
D 型子宫切除术	侧方扩大切除
	D1：于侧盆壁水平完全切除子宫颈旁组织和子宫旁血管
	D2：D1+髂内血管及相邻的筋膜和肌肉
淋巴结切除术	4 个水平：髂内、髂外、髂总、肠系膜下动脉水平的腹主动脉和肾血管水平下的腹主动脉
	彻底性：前哨淋巴结取样，随机取样，仅切除增大的淋巴结，系统切除

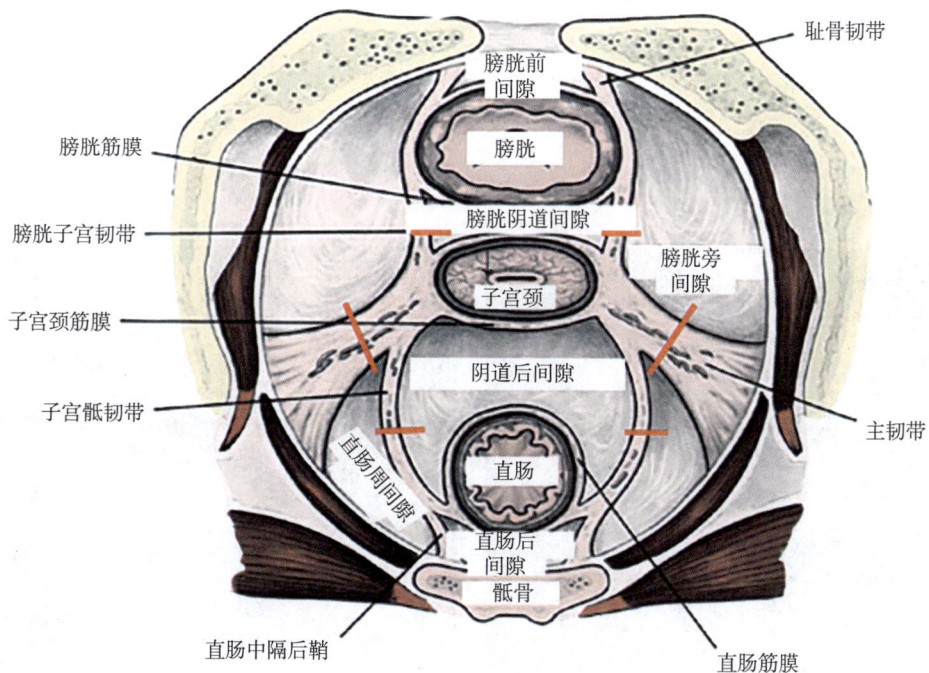

图 16-3　B 型手术的范围

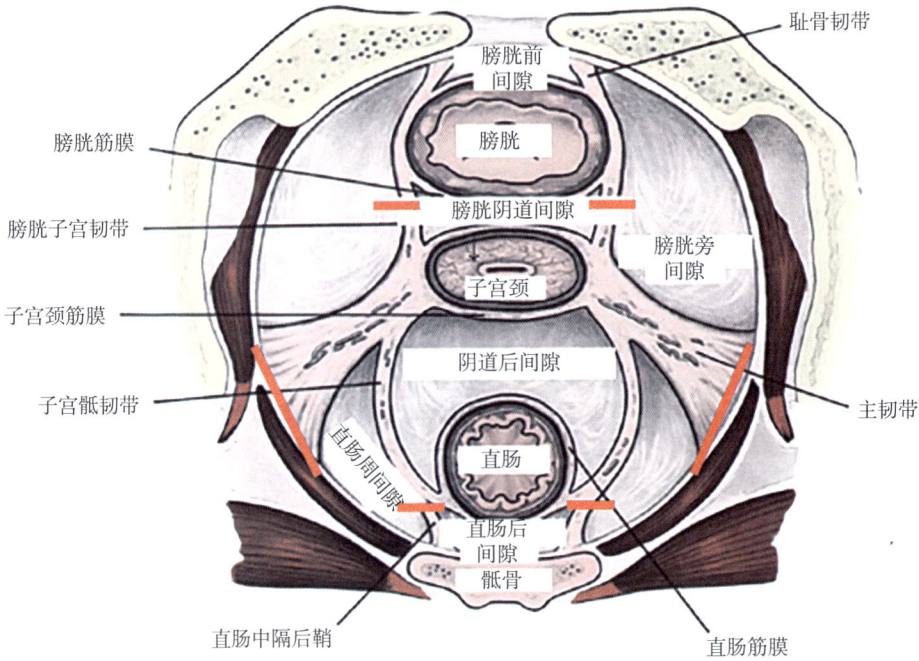

图 16-4　C 型手术的范围

相信有了新的宫颈癌手术分类标准，临床医生能够根据其来进行更加标准的手术，以减少由于手术的不足或失误导致的宫颈癌复发，因为宫颈癌的复发和其他癌症的复发是完全不同的，宫颈癌的复发几乎可以和死亡画等号，即宫颈癌的复发很难治愈。但按照规定去做一个规矩的手术也并不是完美无缺的，因为宫颈癌手术会因彻底切除韧带而相继损伤韧带里支配盆腔器官功能的自主神经，故标准的宫颈癌手术常会导致 3 个方面的功能障碍或严重受损，即膀胱功能障碍、结直肠功能障碍和性功能障碍。经过 20 余年的研究和探索，终于发现了可以解决宫颈癌手术上述并发症的方法，目前已经可以非常成功地在实施宫颈癌根治术的同时保留大部分支配盆腔器官功能的自主神经（也称为保留神经的根治性子宫切除术）（图 16-5 至图 16-8），这也是宫颈癌手术近20 年来的主要研究亮点或进展。正如前文所述，近 70 年并没有进一步改善宫颈癌患者的生存率，但在近 20 年，经过研究，已经减少了由于宫颈癌手术带来的神经损伤，使接受手术的宫颈癌患者的生活质量有所提高，这也是妇产科医生多年来努力的目标。

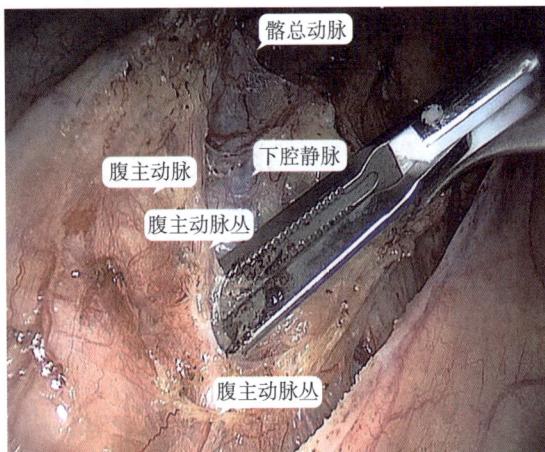

图 16-5　切除腹主动脉旁淋巴结时保护腹主动脉丛

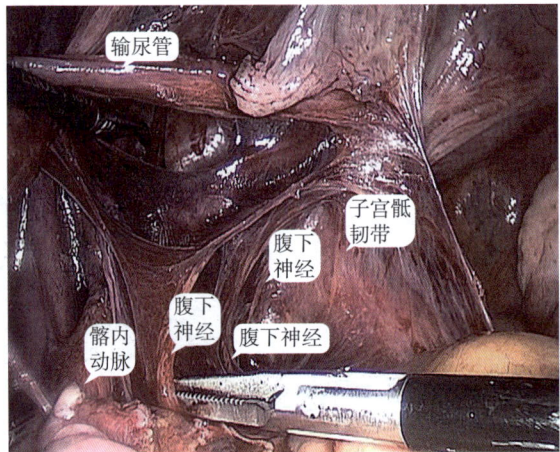

图 16-6　切断子宫骶韧带前保护好腹下神经丛

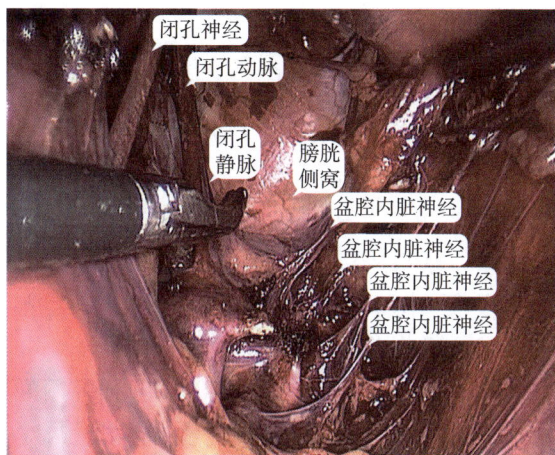

图 16-7　处理子宫旁组织时保护好盆腔内脏神经

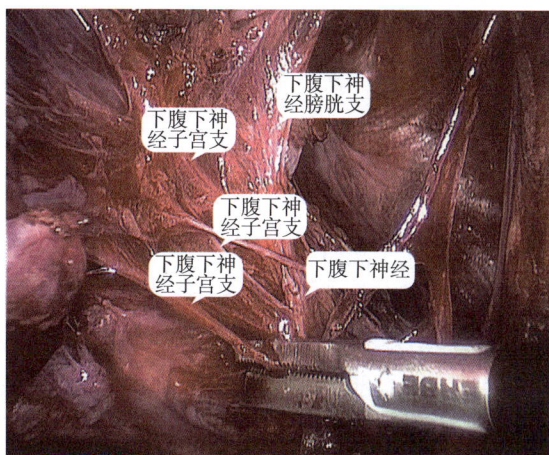

图 16-8　切断下腹下神经子宫支并保留其他分支

二、宫颈癌根治术的手术方式或入路

1. 宫颈癌手术方式的演变　宫颈癌最经典的手术方式是开腹宫颈癌根治术。如前所述，最早是由 Ernst Wertheim（1864—1920 年）于 1898 年首先实施的，随后这种术式得到广泛应用。当时，一些原因（如抗生素问世前）导致腹式宫颈癌手术的病死率极高，而阴式根治性子宫切除术由于其生存率和开腹手术相似（Friedrich Schauta，1849—1919 年），尤其是手术相关并发症发生率较低，同时具备术后恢复快的特点，一度取代了开腹宫颈癌根治术，但阴式手术有一个最致命的弱点就是不能进行淋巴结切除，而淋巴结是否受累又恰恰是影响宫颈癌预后的一个非常重要的因素，故在抗生素问世以后，开腹宫颈癌根治术又开始重新在临床上得到广泛应用。应该说，这样才有了 1945 年 Joe Vincent Meigs（1892—1963 年）公布的宫颈癌手术的结果。

20 世纪 90 年代初，由于腹腔镜广泛地应用于临床，越来越多的妇产科医生也尝试使用腹腔镜进行以宫颈癌为代表的恶性肿瘤的手术，通过长期的临床实践，使得腹腔镜宫颈癌根治术具备了其他手术（开腹/阴式）无可比拟的优点，如切口小，术后基本上不需要镇痛；术中视野清晰，具有良好的视觉感受，对于深处的细微结构也可以得到精细图像；出血少，术后恢复快，可及早恢复工作等。近 10 余年，由于机器人手术的飞速发展，使得使用机器人宫颈癌根治术为代表的妇科肿瘤手术成为现实，而机器人手术除了具备腔镜手术所具有的优点之外，还可以提供比较真实的三维图像，且能够最大限度地减少人体工程学对术者的影响，使得微创手术迅速变为各种肿瘤（包括妇科肿瘤）主要的手术方式之一，并在临床实践中得到广泛应用。

现今，对于宫颈癌的手术方式，尽管有争议，但妇产科医生基本上还是本着百花齐放、百家争鸣的原则在进行自己最擅长的手术为患者服务，当然也在不断尝试新的手术入路。近些年，涌现出不少宫颈癌手术的大专家，有人擅长开腹手术，有人擅长阴式手术，也有人擅长腔镜手术，目前越来越多的妇产科医生在学习利用机器人进行宫颈癌手术。

那么对于宫颈癌患者，究竟哪种手术方式最佳？这个问题非常难以回答。笔者认为，对患者来说，术者最擅长的手术方式就应该是最好的方式，患者可能最大限度地获益。如果术者采用不擅长或不经常使用的术式，那么很有可能在术中发生一些意外，对患者造成一定伤害，这也是所有医生不愿意看到的。

如果不考虑医生的因素，究竟哪种手术方式是宫颈癌手术的最佳方式？决定因素是生存率，而在获得最高生存率的前提下，患者的感受越好，手术方式越佳。近30年的临床数据显示，微创手术有非常好的发展前景，其可以在和开腹手术获得相似或相同生存率的前提下，减少对患者的伤害（证据级别并不是非常高）。因此，从长远角度来看，微创手术是患者所需求的较好的手术方式，会给患者带来一定益处。此外，微创手术还具有上述腹腔镜手术的优点，这是开腹手术无法比拟的。

2. 循证医学的时代仍没有过时　有关宫颈癌手术不同入路的研究非常多，但证据级别都十分有限。既往的证据基本上支持长期以来医生对开腹手术和微创手术的认识，但是这些认识近2年来几乎被完全颠覆。

2018年，美国妇科肿瘤学会（Society of Gynecologic Oncologists，SGO）大会上的2项研究颠覆了妇产科医生长期临床实践所积淀的认识。其研究结果让人震惊，也使妇产科医生不断发问和反思。

第1项研究是由美国MD Anderson癌症中心的Alejandro Rauh-Hain医生报道的微创手术与开腹手术治疗早期宫颈癌的疗效比较，是一项回顾性研究，资料基于美国国家癌症数据库，该数据库包含美国新发病例的70%，研究对象主要是2010—2012年诊断的ⅠA2或ⅠB1期的子宫颈鳞癌、腺鳞癌和腺癌患者，她们都接受了根治性子宫切除术和盆腔淋巴结切除术。经过倾向性评分的处理，使得开腹手术和微创手术具有非常好的可比性。该研究的结果发现，与开腹手术相比，微创手术使患者的死亡风险增加了48%（$HR = 1.48$），4年的病死率分别为8.4%和4.7%，5年的病死率分别为11.3%和7.4%（$P = 0.02$），2条生存曲线几乎完全分开（图16-9）。根据手术的病理结果，两组淋巴结切除的数量、子宫旁组织浸润的发生率、切缘阳性的发生率、淋巴结受累的比例均没有明显差异。此外，该作者还把2000—2010年美国国家癌症数据库宫颈癌的4年相对生存率

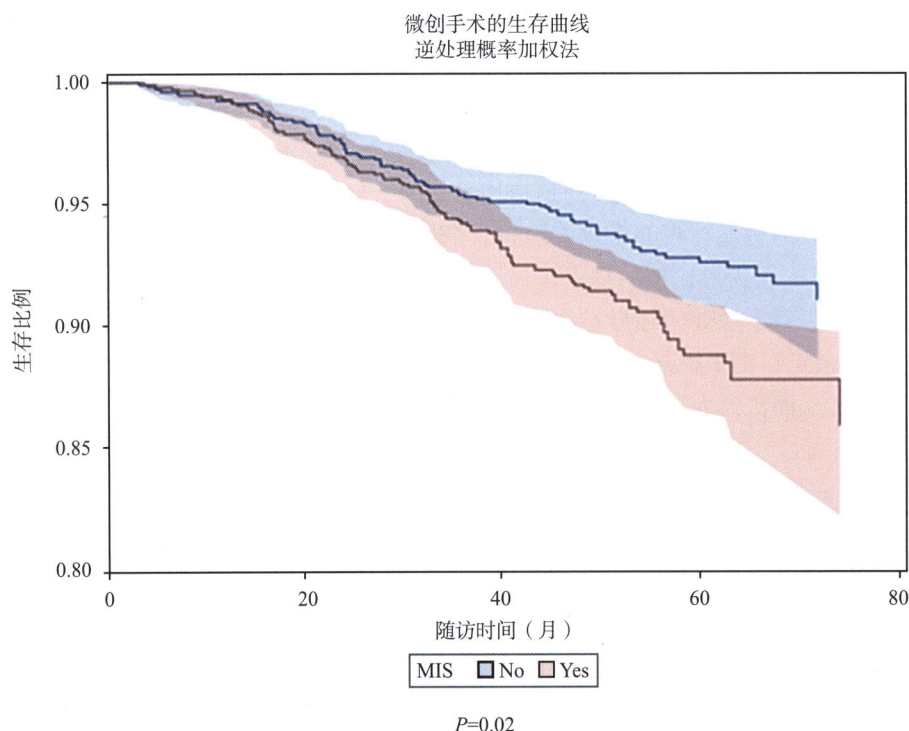

微创手术的生存曲线
逆处理概率加权法

$P = 0.02$

图 16-9　Alejandro Rauh-Hain 研究的生存曲线

进行了比较。结果发现，在 2006 年以前，宫颈癌手术以开腹手术为主，患者的生存率以每年提高 0.4% 的速度缓慢上升，而在接近 2006 年时达到高峰，超过了 90%，但 2006 年开始，微创手术爆发式增长，而宫颈癌手术的生存率也随之缓慢下降，每年约下降 1%（图 16-10）。这两者的规律是巧合还是实际发生的？该作者认为，使用微创的手段进行宫颈癌根治术，死亡风险有上升的趋势；同时也认为，无论是采用机器人手术还是常规的腹腔镜手术，都伴随着死亡风险的上升。自 2006 年以来，在美国采用微创手段来完成宫颈癌根治术的患者的 4 年生存率呈下降趋势（图 16-10）。

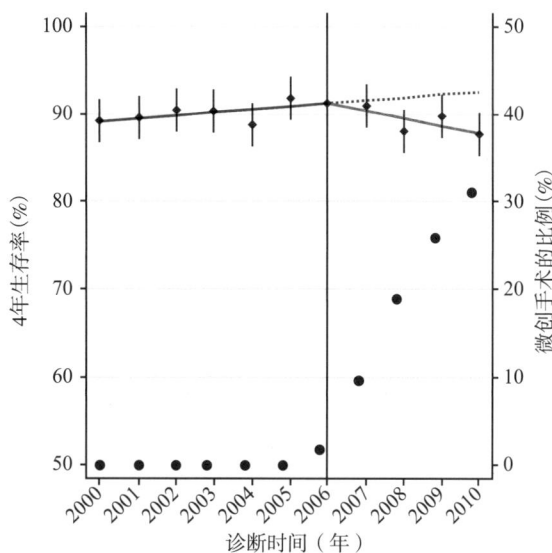

图 16-10　Alejandro Rauh-Hain 研究中的宫颈癌历年生存率

第 2 项研究由美国 MD Anderson 癌症中心的 Pedro T Ramirez 主持，是一项国际多中心 III 期随机试验，比较腹腔镜或机器人宫颈癌根治术与开腹宫颈癌根治术治疗早期宫颈癌的疗效（LACC 研究）。主要的研究目标是对比腹腔镜或机器人宫颈癌根治术与开腹宫颈癌根治术治疗早期宫颈癌 4.5 年的无病生存（disease free survival，DFS）率。该研究从 2008 年 6 月开题以来共录入 631 例 IA1 期伴有 LVSI、IA2 期、IB1 期鳞癌、腺癌、腺鳞癌的患者，这些患者都经过了随机分组，两组患者分别为 312 例和 319 例，两组在基线特征、组织学分级、浸润深度、肿瘤大小、脉管浸润、子宫旁浸润、阴道切缘方面没有明显区别，但两组中均有 28% 的患者组织学分级不明，均有约 1/3 的患者浸润深度不明，均有约 1/3 的患者肿瘤大小不明，均有 5%~9% 的患者脉管浸润不明，分别有 7% 和 6% 的患者子宫旁浸润的情况不明，均有 10% 的患者阴道切缘的情况不明，不明的数据比例过高，这种情况在高质量的临床试验中不应该发生。手术病理发现，两组淋巴结的切除数目和受累情况没有差别，但 4.5 年的 DFS 率可以看出明显的差别，开腹手术更高（$P=0.002$，$HR=3.74$）（图 16-11）；在 PFS 率方面，开腹手术与腹腔镜手术也存在明显差异（$P<0.001$，$HR=3.88$）（图 16-12）；也就是说，采用腹腔镜或机器人进行宫颈癌手术，复发的风险可能增加了约 3 倍（图 16-13）。该研究对两组患者的复发特点也进行了阐述，开腹组有 7 例复发，而腹腔镜或机器人组复发明显增加，达 24 例。另外，从复发的部位来看，阴道残端复发和远处复发两组没有明显区别，有区别的是盆腔、腹腔及多点的复发，其构成了腹腔镜或机器人手术复发率明显增加的特点，且这种特点更类似于卵巢癌的复发（表 16-3）。另外，从局部复发的特点上看，开

腹手术的复发多发生在术后 1.5 年内，而腹腔镜或机器人手术的术后复发可以发生在术后 4 年内（$HR = 4.26$，$P = 0.009$）（图 16-13）。也就是说，与开腹宫颈癌根治术相比，腹腔镜或机器人宫颈癌根治术的局部复发率增加了 3 倍多。该研究最有价值的地方是其产生了总生存的结果（$HR = 6.0$，$P = 0.004$）（图 16-14），说明采用腹腔镜或机器人进行宫颈癌手术的 OS 率远不如开腹手术。因此，该作者认为，与开腹宫颈癌根治术相比，采用腹腔镜来完成宫颈癌根治术，伴有更高的复发率和更差的生存率，建议在施行根治性子宫切除术之前需要和患者充分地讨论手术计划和手术方式。

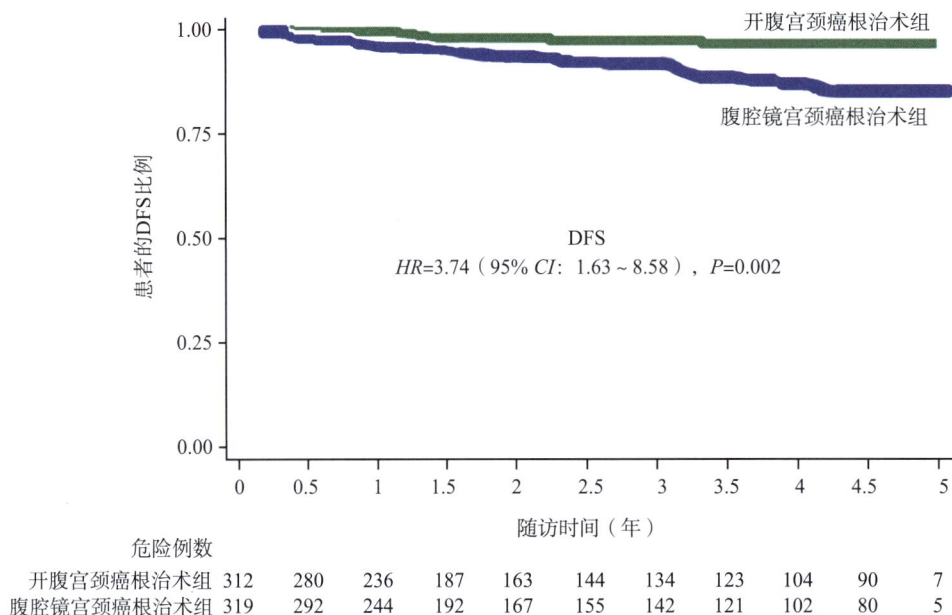

开腹宫颈癌根治术组

腹腔镜宫颈癌根治术组

DFS
$HR = 3.74$（95% CI: $1.63 \sim 8.58$），$P = 0.002$

危险例数											
开腹宫颈癌根治术组	312	280	236	187	163	144	134	123	104	90	7
腹腔镜宫颈癌根治术组	319	292	244	192	167	155	142	121	102	80	5

图 16-11　LACC 研究的 DFS 情况

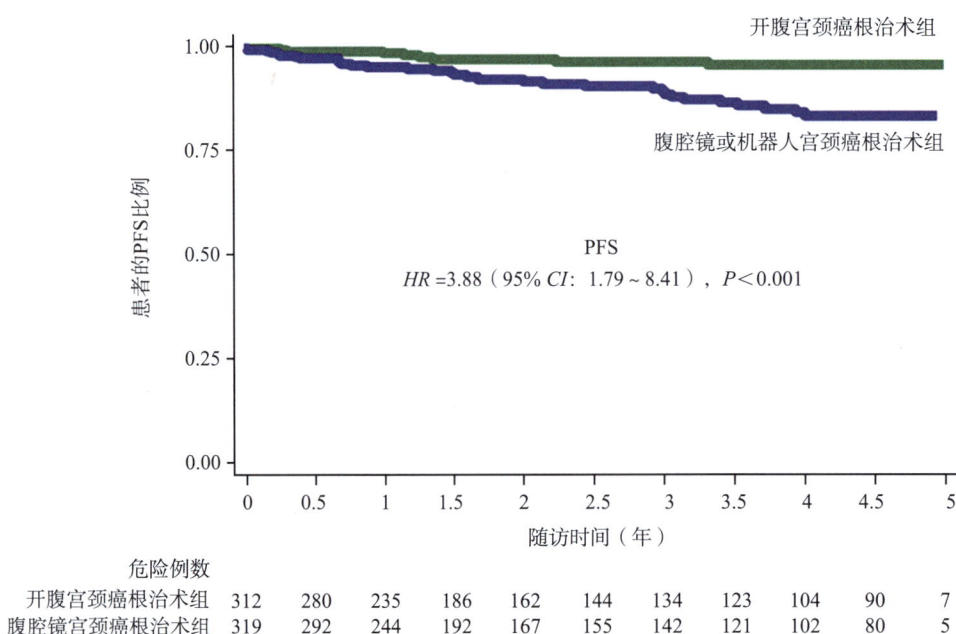

开腹宫颈癌根治术组

腹腔镜或机器人宫颈癌根治术组

PFS
$HR = 3.88$（95% CI: $1.79 \sim 8.41$），$P < 0.001$

危险例数											
开腹宫颈癌根治术组	312	280	235	186	162	144	134	123	104	90	7
腹腔镜宫颈癌根治术组	319	292	244	192	167	155	142	121	102	80	5

图 16-12　LACC 研究的 PFS 情况

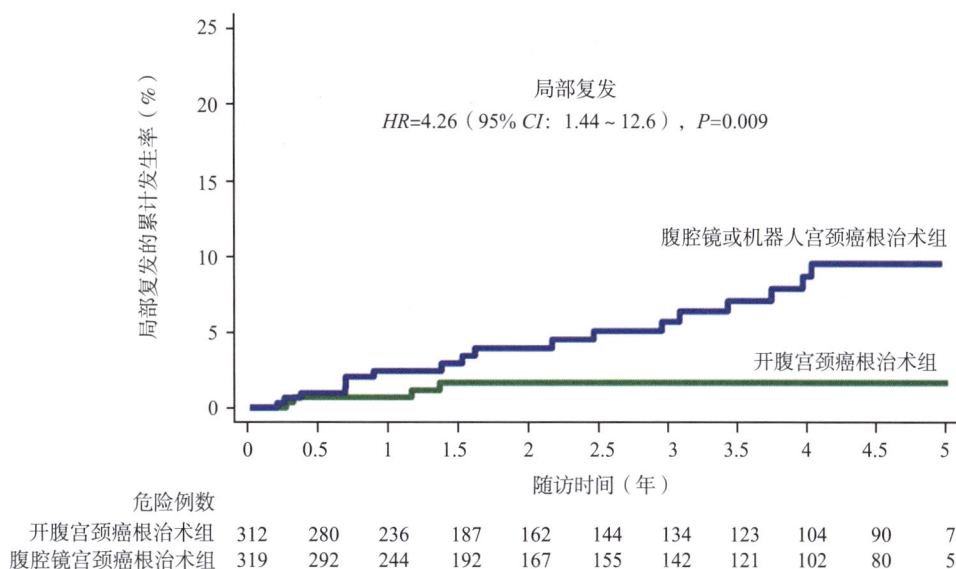

图 16-13　LACC 研究的局部复发情况

表 16-3　LACC 研究的首次复发部位

	开腹手术 [n（%）]	微创手术 [n（%）]
复发部位		
阴道残端	3（43%）	4（17%）
盆腔	0（0%）	7（29%）
腹腔	0（0%）	1（4%）
远处	1（14%）	2（8%）
多点	2（29%）	7（29%）
其他	1（14%）	3（13%）
复发总数（n）	7	24

　　此外，还有一项研究在 2018 年 ASCO 大会上报道，由西北大学的 Daniel J Margul 主持，是一项关于 I B1 期宫颈癌接受开腹、机器人和腹腔镜手术的预后和费用的回顾性研究，这项研究的数据仍来自美国国家癌症数据库。该研究筛选了 2010—2013 年美国国家癌症数据库中诊断为宫颈癌的患者 38 545 例，其中 2257 例为 I B1 期宫颈癌，接受了根治性子宫切除术，有 596 例因不合格而被排除，余下的 1661 例患者可用于分组进行研究。最终开腹组有 854 例（51%），微创组有 807 例（49%）；该作者还根据肿瘤的大小将患者分为肿瘤长径<2 cm 组和 2~4 cm 组。该作者对费用和并发症进行了分析，发现住院的天数开腹组最长，而微创组中腹腔镜亚组和机器人亚组都明显地短于开腹组（$P<0.001$）；住院费用开腹组明显高于微创组（$P<0.001$）；输血比例开腹组明显高于微创组（$P<0.001$）；手术并发症的发生率开腹组是微创组的 1 倍多（$P<0.001$）。两组在淋巴结切除数目、淋巴结受累、切缘阳性、接受放化疗的比例方面均没有明显差异，但肿瘤的组织学分级两组存在一些差异，可比性受到一些影响，如开腹组组织学分级达到Ⅲ级的占 32.8%，而微创组只有 27.0%（$P=0.035$）；开腹组腺癌仅为 35%，而微创组为 44%（$P<0.001$）。另外，在

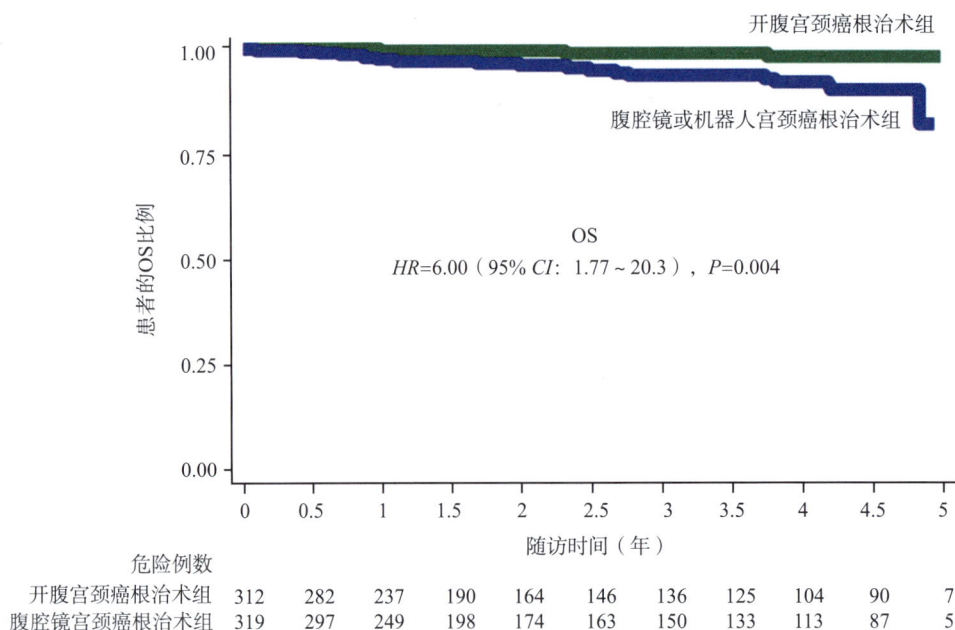

图 16-14 LACC 研究的 OS 情况

肿瘤大小方面两组也不同，开腹组的肿瘤偏大，长径为 2~4 cm 的肿瘤占 50.9%，而微创组肿瘤偏小，长径为 2~4 cm 的肿瘤占 42.1%（$P=0.001$）。最后发现，对于ⅠB1 期宫颈癌患者采取不同的手术方式，其生存率明显不同，开腹组的预后明显优于微创组（$P=0.021$，$HR=1.92$），宫颈癌患者接受微创手术的死亡风险会增加 92%（图 16-15）。进一步根据肿瘤的大小来分析其生存情况，发现肿瘤长径<2 cm 的患者，开腹手术和腹腔镜手术治疗的效果是相同的，生存情况没有差异（$P=0.683$）；而长径为 2~4 cm 的肿瘤，开腹手术的预后明显优于腹腔镜手术（$P=0.004$，$HR=2.39$）（图 16-16）。这个结果充分说明，微创手术更适合肿瘤较小的患者；而对于肿瘤大的患者，应该斟酌手术方式，最好采取开腹手术的策略。该作者最终认为，微创手术费用低、并发症少，但对于肿瘤长径为 2~4 cm 的ⅠB1 期宫颈癌患者，微创手术的生存率较差，未来需要对肿瘤的大小和手术途径的关系进行进一步的研究。该研究的结论和 LACC 研究是一致的。

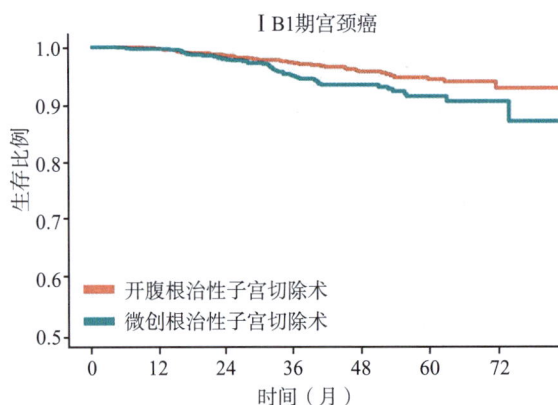

图 16-15 不同术式ⅠB1 期宫颈癌的生存情况（Daniel Margul 的研究）

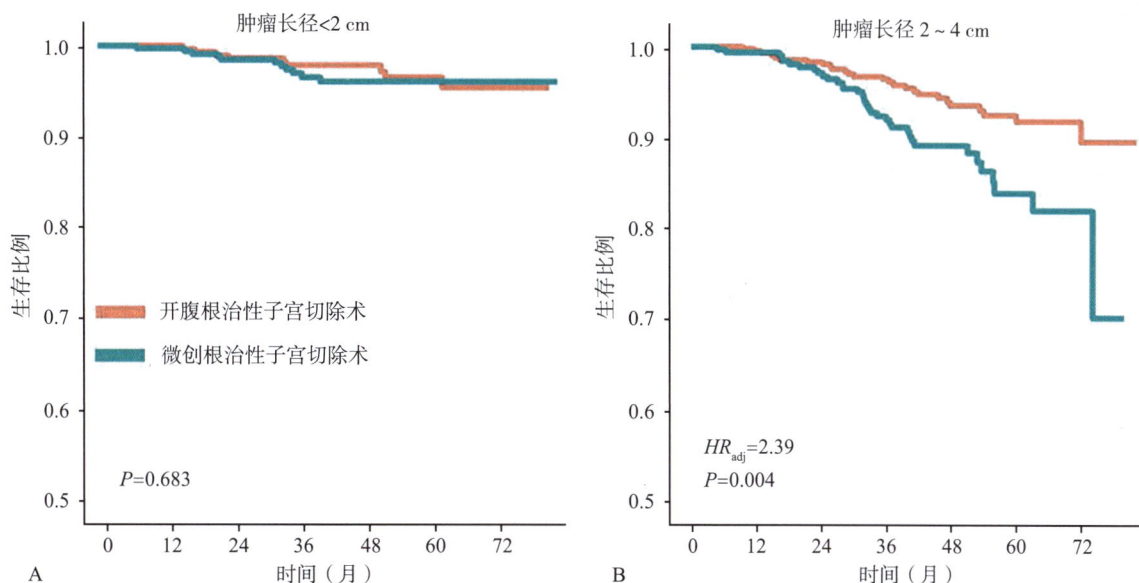

图 16-16　宫颈癌中不同术式、不同大小肿瘤的生存情况（Daniel Margul 的研究）

注：A. 肿瘤长径<2 cm；B. 肿瘤长径为 2~4 cm

自从 LACC 研究发布以后，全球范围内有关宫颈癌不同入路手术比较的研究如雨后春笋逐渐增多，但是多数为回顾性研究。2019 年，SGO 大会上发表了加拿大、美国、韩国的回顾性研究数据，均提示宫颈癌患者只要肿瘤不大，微创手术和开腹手术的 OS 相似。但这些研究（回顾性研究）在证据级别上显然不能和 LACC 研究（随机对照研究）相比，也不能完全推翻 LACC 研究的结果。

三、讨　　论

长期以来，妇产科医生一直认为微创手术优于传统的开腹手术。SGO 大会和 ASCO 大会报道的 3 项研究提示，微创手术在能够给患者带来诸多益处的同时，也带来了一些问题，如过高的复发率和病死率，以及过低的生存率。

回顾上文提及的研究，第 1 项研究还是存在一些问题：①只比较了 OS，没有对 PFS 进行比较。②对于 OS，也没有进行多因素分析。③微创手术的术者应该还处于初级阶段，即在学习曲线的上升期。④开腹组和微创组的病例特点有所不同，尤其是开腹组的腺癌患者及病灶较大的患者都要比微创组少。不知道这些差异是否会直接影响两组 OS 的结果。笔者认为，这项研究最关键且可能会影响结论的是医生们多数还处于学习曲线的上升阶段。而对于 LACC 研究，病例主要来源于美国，也包括其他的医疗中心（包括中国的一些医疗中心）。该研究的设计是比较科学的，获得的证据属于较高级别的证据，但实际情况在某些方面并不令人满意，如两组中均有 28% 的患者组织学分级不明，均有约 1/3 的患者浸润深度不明，均有 1/3 的患者肿瘤大小不明，均有 5%~9% 的患者脉管浸润不明，分别有 7% 和 6% 的患者子宫旁浸润的情况不明，均有 10% 的患者阴道切缘的情况不明，不明的数据比例过高，这种情况在高质量的临床试验中不应该发生。此外，该研究存在的主要问题是手术医生的资质需要斟酌。该研究要求每位参与者提供 10 例微创手术的预后结果和 2 例未剪切的录像，并且平均一家医疗中心 1 年要进行 2 例微创手术才可以参加。笔者认为这个标准太低，很难保证手术的质量和手术的治疗效果。在美国，很多大的、知名的医疗中心，每年收治的宫颈癌尤其是需要进行根治性手术的患者是十分有限的，甚至 1 年只做 2 例宫颈癌微创手术的医院或私人医生都不太多，很难对他们的手术质量有多高的期许。然而，该研究的结果显示，开腹手术的预后非常好，复发率只有 2.5%，难以相信这是宫颈癌 I B1 期和 I A2期患者的治疗结果，而微创手术的预后和大多数报道是相似的，复发率为 8.4%，这个结果是可以接受的，但不知道缺少多项数据是否会干扰结果。

对于宫颈癌手术，医生采用不同的手术方式，在相同的条件下，如具有相同的患者特点、相似的手术路径、相同的淋巴结切除质量、相同的手术范围及相同的术后辅助治疗标准，不出意外的话，应该会获得相同或相似的治疗结果。但 LACC 研究却发现微创手术的预后明显不同于开腹手术，是否是因为腹腔镜术中特有的技术而导致生存的差异或微创手术特有的操作导致生存的差异不明，为此，妇产科医生需要反思在进行宫颈癌根治术时一些操作步骤的合理性，尤其是和常规的开腹手术步骤相比，有哪些特殊的操作可能会影响患者的预后。回顾微创手术的步骤，具体为切除盆腔及腹主动脉旁淋巴结→处理子宫旁组织→处理子宫旁血管和主韧带→处理阴道直肠隔和宫骶韧带→处理膀胱腹膜反折且下推膀胱→处理膀胱子宫颈韧带的前后叶→切除部分阴道→将子宫自阴道取出。此外，微创手术常需要借助举宫器来协助进行。与开腹手术相比，淋巴结的取出方式、子宫的取出方式、举宫器的使用及二氧化碳的使用都是腹腔镜手术独有的，特别是腹腔镜手术不能像开腹手术那样在手术结束前采用大量的灌洗液进行冲洗。不知道腹腔镜手术独有的这些操作能否解释复发的不同。

那么又该如何解决腹腔镜手术所谓的"短板"？首先在进行淋巴结切除时，要积极使用标本袋，避免淋巴结对盆腹腔的污染。在取出子宫时应该注意子宫颈肿瘤，避免污染盆腹腔［由于手术中腹腔内的气压较高，同时切开阴道会有大量的气体外漏，只要子宫颈不意外地转向污染盆腹腔（绝对避免），常不会导致肿瘤的污染］。还有就是举宫器的使用，目前需要证据来证明是否是举宫器导致预后不佳，很多医生比较主观地认为举宫器的使用是造成肿瘤扩散的主要原因，并针对宫颈癌的微创手术采取了一些替代措施。例如，有研究者利用缝线缝合子宫底部位，进一步使用针持或缝线牵拉来代替举宫器的作用，同时减少了举宫器对肿瘤的干扰；还有研究者通过阴道途径来处理阴道残端，减少肿瘤的污染。但从 LACC 研究的数据可以看出，无论是开腹手术还是微创手术，阴道残端的复发率是相同的，换句话说，这是基于非常好的循证医学证据的结论，同时也证明了使用举动器与否和微创手术复发率高没有太大关系，即指认举宫器导致预后不佳缺乏有价值的证据。微创手术使用二氧化碳来协助操作值得关注，自从腹腔镜问世以来，一直有研究者对腹腔镜手术使用二氧化碳提出质疑，到现在也没有定论，但目前临床还未找到更好的能够替换二氧化碳的气体。也有研究者认为，腹腔镜手术之所以容易发生盆腔和腹腔多点的复发，主要原因是肿瘤的种植，这种情况更像卵巢癌的转移方式。因此，有研究者提出，微创手术之所以有这么多的散在复发，是因为术中的无瘤原则概念不佳，造成了肿瘤的扩散。开腹手术通常在手术结束前会使用大量的灌洗液进行冲洗，冲洗量可达到 1 ~ 2 L，而在腹腔镜手术时，用冲洗器很难做到像开腹手术那样使用大量的灌洗液进行冲洗。假设这是造成盆腹腔肿瘤种植的一个原因，那么妇产科医生在目前还没有获得十分确切的证据下，应该在腹腔镜手术中随时进行冲洗，以减少肿瘤的种植污染。

北京协和医院的数据发现，生存状况和手术方式关系不大，和学习曲线的关系更加密切。开腹手术需要学习曲线，而腔镜手术同样需要学习曲线，只是腔镜手术的学习曲线要比开腹手术的学习曲线上升得更慢一些，也就是说，如果医生在学习曲线的上升期尤其是初期，很可能导致微创手术的预后不如开腹手术好，但是随着技术的成熟和进步，医生逐渐达到了学习曲线的较高阶段，那时微创手术的预后就可能和开腹手术的最好水平没有差别，甚至有时还会略超过开腹手术的预后（图 16-17）。

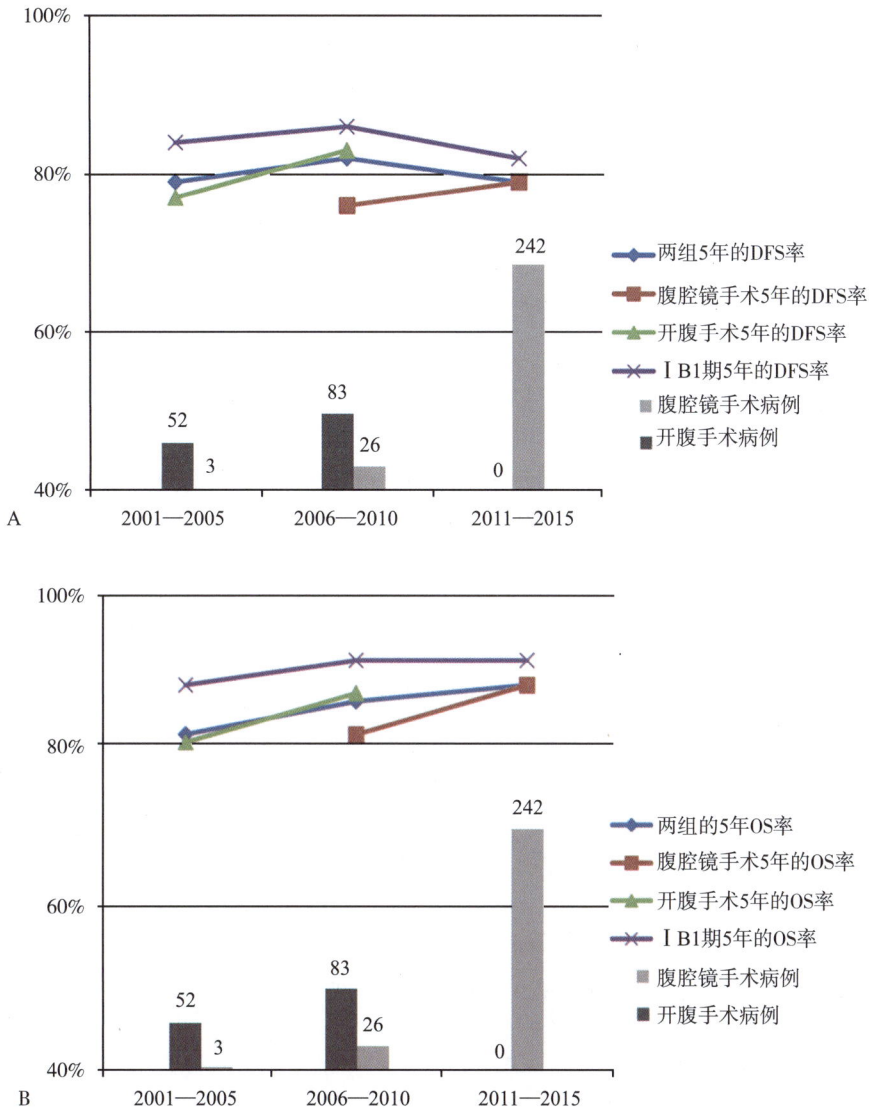

图 16-17 学习曲线对于生存率的影响

注：A. DFS；B. OS

妇产科医生应该如何面对现状？

首先，笔者认为，手术医生最擅长的手术方式就是宫颈癌手术的最佳方式之一。遇到宫颈癌患者时，医生应该让患者充分知情，把目前的腹腔镜手术和开腹手术的真实情况如实告知，让患者来选择自己的手术方式。目前，对于早期宫颈癌，尤其是ⅠA1 期伴有 LVSI、ⅠA2 期和ⅠB1 期的患者，腹腔镜手术和开腹手术具有相同的结果，此时医生应该更加倾向于腹腔镜手术。但对于ⅠB2 期的宫颈癌患者，目前应该更倾向于开腹手术。如果患者选择腹腔镜手术，需要充分知情。对于局限性晚期宫颈癌，年轻并要求手术的患者可以考虑先期化疗之后再施行开腹宫颈癌根治术；如果患者年龄较大，应该首选放化疗。

笔者认为，需要根据手术后复发的特点来修饰手术操作。

1. 阴道残端的局部复发　其主要原因是阴道切除得不够充分，这是术者的原因；或术后没有及时补充放疗，尤其是内照射，其可以明显减少或杜绝阴道残端的局部复发。

2. 盆腔的局部复发　其主要原因是淋巴结切除的质量不高及子宫旁组织切除的质量不高。例如，主韧带或子宫骶韧带切除的质量不高，对于这种情况导致的复发，通常在处理时十分棘手，因为医生几乎无法通过盆腔廓清术来解决这种盆壁的复发。对于这种情况，通常没有很好的机会进行手术治疗，只能通过化疗来控制肿瘤，最终的结果为死亡。

3. 盆腹腔腹膜表面多点的复发　不能将这种复发归因于举宫器，真实的原因是肿瘤的污染，即无瘤原则的概念不佳造成的结果，且这种复发更像卵巢癌的复发（卵巢癌的生长或转移的主要方式是腹膜表面的种植转移）。对于宫颈癌手术，一般在手术过程中是见不到肿瘤的，一旦见到肿瘤，就意味着手术失败，或医生需要采取很多种方法与肿瘤进行殊死的搏斗，才能减少肿瘤的复发或杜绝肿瘤的复发。

4. 实质器官的转移　妇产科医生在宫颈癌的治疗中，对于实质器官的转移一般都束手无策。实际上，这种情况跟手术操作没有必然的关系，更重要的因素应该是肿瘤的生物学行为本身。实质器官的转移多数在术前已经发生，只是那时肿瘤的病灶比较小，没有办法发现。

5. 腹膜后淋巴结的复发　这种情况和医生的手术操作有关，即手术时淋巴结切除的质量不够高和术后没有及时进行辅助治疗或辅助治疗不当。因此，在手术中，应该提高医生每一个步骤的质量，尤其是那些容易导致复发的问题，通过了解这些问题的本质和原因来修饰手术操作，这样可以在帮助患者的同时使医生自身的治疗理念和治疗手段再上一个台阶。

目前，最有意义的事情应该是进行高质量的临床试验，笔者团队于 2018 年 12 月 23 日在北京开题了中国的多中心前瞻性研究来对比开腹手术和腔镜或机器人手术治疗早期宫颈癌的临床试验，参与者均是国内的大专家（不存在学习曲线的影响），期待几年以后能够发出中国的声音。

参考文献

[1] Höckel M, Horn LC, Tetsch E, et al. Pattern analysis of regional spread and therapeutic lymph node dissection in cervical cancer based on ontogenetic anatomy. Gynecol Oncol, 2012, 125: 168-174.

[2] Wang YZ, Deng L, Xu HC, et al. Laparoscopy versus laparotomy for the management of early stage cervical cancer. BMC Cancer, 2015, 15: 928.

[3] Zanagnolo V, Minig L, Rollo D, et al. Clinical and oncologic outcomes of robotic versus abdominal radical hysterectomy for women with cervical cancer: experience at a referral cancer center. Int J Gynecol Cancer, 2016, 26: 568-574.

[4] Sert BM, Boggess JF, Ahmad S, et al. Robot-assisted versus open radical hysterectomy: a multi-institutional experience for early-stage cervical cancer. Eur J Surg Oncol, 2016, 42: 513-522.

[5] Wallin E, Flöter Rådestad A, Falconer H. Introduction of robot-assisted radical hysterectomy for early stage cervical cancer: impact on complications, costs and oncologic outcome. Acta Obstet Gynecol Scand, 2017, 96: 536-542.

[6] Shah CA, Beck T, Liao JB, et al. Surgical and oncologic outcomes after robotic radical hysterectomy as compared to open radical hysterectomy in the treatment of early cervical cancer. J Gynecol Oncol, 2017, 28: e82.

[7] Rauh-Hain JA. Comparative effectiveness of minimally invasive staging surgery in women with early stage cervical cancer. Gynecologic Oncologists, 2018, 149: 245-246.

[8] Ramirez PT, Frumovitz M, Pareja R, et al. Phase Ⅲ randomized trial of laparoscopic or robotic versus abdominal radical hysterectomy in patients with early-stage cervical cancer: LACC Trial. Gynecologic Oncology, 2018, 149: 245.

[9] Derks M, van der Velden J, de Kroon CD, et al.

Surgical treatment of early-stage cervical cancer: a multi-institution experience in 2124 cases in the netherlands over a 30-year period. Int J Gynecol Cancer, 2018, 28: 757-763.

[10] Kimmig R, Ind T. Minimally invasive surgery for cervical cancer: consequences for treatment after LACC Study. J Gynecol Oncol, 2018, 29 (4): e75.

[11] Du R, Li L, Ma S, et al. Lymph nodes metastasis in cervical cancer: Incidences, risk factors, consequences and imaging evaluations. Asia Pac J Clin Oncol, 2018, 14: e380-e385.

[12] Li L, Ma SQ, Tan XJ, et al. Pelvic exenteration for recurrent and persistent cervical cancer. Chin Med J, 2018, 131 (13): 1541-1548.

[13] Margul DJ, Yang JH, Seagle BL, et al. Outcomes and costs of open, robotic, and laparoscopic radical hysterectomy for stage IB1 cervical cancer. Journal of Clinical Oncology, 2018, 36 (suppl 15): 5502.

[14] Li L, Wu M. ASO author reflections: what is the future of nerve-sparing radical hysterectomy? Ann Surg Oncol, 2019, 26 (Suppl 3): 662-663.

[15] Li L, Ma S, Tan X, et al. Surgical, urinary, and survival outcomes of nerve-sparing versus traditional radical hysterectomy: a retrospective cohort study in China. Am J Clin Oncol, 2019, 42 (10): 783-788.

[16] Li L, Ma S, Tan X, et al. The urodynamics and survival outcomes of different methods of dissecting the inferior hypogastric plexus in laparoscopic nerve-sparing radical hysterectomy of type C: a randomized controlled study. Ann Surg Oncol, 2019, 26 (5): 1560-1568.

[17] Liu Y, Li L, Wu M, et al. The impact of the surgical routes and learning curve of radical hysterectomy on the survival outcomes in the stage IB cervical cancer: a retrospective cohort study. Int J Surg, 2019, 68: 72-77.

[18] Wang W, Li L, Wu M, et al. Laparoscopic vs. abdominal radical hysterectomy for locally advanced cervical cancer. Front Oncol, 2019, 9: 1331.

[19] Li L, Bi Y, Wang L, et al. Identification and injury to the inferior hypogastric plexus in nerve-sparing radical hysterectomy. Sci Rep, 2019, 9 (1): 13260.

晚期上皮性卵巢癌的靶向治疗

杨佳欣

中国医学科学院　北京协和医学院　北京协和医院

第17章

　　上皮性卵巢癌是严重威胁女性健康的三大妇科恶性肿瘤之首，患者确诊时常处于临床晚期，治疗后多复发，5年生存率为30%~40%。治疗方案为手术治疗，术后辅以铂类为基础的化疗。减少晚期上皮性卵巢癌的复发，提高其5年生存率一直是妇科肿瘤医生不懈的追求。靶向治疗这一理念于1990年由佛克曼提出。靶向治疗针对肿瘤生长所必需的血管，阻止肿瘤血管形成，从而达到针对肿瘤细胞进行治疗。其治疗理念不同于传统的具有细胞毒性的化疗药物。靶向治疗药物PARP抑制药用于晚期上皮性卵巢癌的维持治疗，可延长患者的无瘤生存期，达到延长5年生存率的目的。

一、重组人源性抗血管内皮生长因子单抗 用于上皮性卵巢癌的靶向治疗

　　泛靶点的贝伐珠单抗用于晚期上皮性卵巢癌的治疗。血管内皮生长因子（vascular endothelial growth factor，VEGF）的重组人源性抗VEGF单抗在卵巢癌中应用得最多是贝伐珠单抗，其是重组的人源性单克隆抗体。通过体内、体外检测系统证实，IgG1抗体能与人VEGF结合并阻断其生物活性。

　　目前已有4个大型Ⅲ期临床随机对照研究从卵巢癌的初始治疗和复发性卵巢癌的治疗2个层面显示了贝伐珠单抗的良好疗效。其中，GOG218研究显示，在一线化疗中加入贝伐珠单抗且将其长期用于维持治疗可以改善PFS，延长约4个月。ICON7研究提示，行亚理想肿瘤细胞减灭术的Ⅲ期、Ⅳ期卵巢癌患者应用化疗联合贝伐珠单抗的获益更大，PFS延长约4个月，OS延长约8个月，死亡风险降低36%。

　　在对铂类药物敏感的复发性卵巢癌患者中，化疗联合抗血管生成药物的安全性和有效性研究（OCEANS研究）认为，采用贝伐珠单抗+卡铂+吉西他滨方案化疗可以延长对铂类药物敏感的复发性卵巢癌患者的PFS约4个月，复发风险降低52%。另一项在对铂类药物耐药的卵巢癌患者中应用化疗联合贝伐珠单抗的研究（AURELIA研究）证实，标准化疗方案联合贝伐珠单抗可延缓对铂类药物耐药的复发性卵巢癌患者的病情进展，紫杉醇或拓扑替康或脂质体多柔比星周疗联合贝伐珠单抗可延长PFS约3.3个月，降低复发风险52%，延长无铂间期6个月以上。

　　贝伐珠单抗治疗卵巢癌疗效良好，可延长PFS，各研究均显示在3~4个月，但没有明显延长无瘤生存时间和OS。以初次治疗的晚期卵巢癌患者应用化疗+贝珠伐单抗的GOG218研究为例，

该研究历时 10 年，在 2019 年新发表了所有患者接受贝伐珠单抗治疗的预后数据。该研究纳入 1873 例未完全切除的、Ⅲ/Ⅳ期、新发的卵巢癌、输卵管癌或原发性腹膜癌女性患者，等比分入 6 个疗程的静脉卡铂、紫杉醇（175 mg/m²，每 21 天 1 次）组，化疗联合同步贝伐珠单抗（15 mg/kg，第 2~6 个疗程）组，化疗联合同步贝伐珠单抗继以贝伐珠单抗（第 2~22 个疗程）维持治疗组。在意向性治疗人群中分析 OS。共有 1195 份血清和（或）肿瘤样本可供 BRCA1/2 和 HRR 基因测序。使用 CD31 免疫组织化学法分析瘤内微血管密度。中位随访时间为 102.9 个月。结果显示，相对于单纯化疗组（625 例），化疗同步贝伐珠单抗组（625 例）患者的死亡 HR 为 1.06（95%CI：0.94~1.20），贝伐珠单抗同步并维持治疗组（623 例）的死亡 HR 为 0.96（95%CI：0.85~1.09），三组的疾病特异性生存率均未改善。处理了交叉接受或二线接受贝伐珠单抗治疗的患者数据后，未见生存优势。在Ⅳ期患者中，贝伐珠单抗同步并维持治疗组和单纯化疗组的中位 OS 分别为 42.8 个月和 32.6 个月（HR = 0.75，95%CI：0.59~0.95）。相对于野生型患者，携带 BRCA1/2 基因突变患者的死亡 HR 为 0.62（95%CI：0.52~0.73），而不携带 BRCA1/2 和 HRR 基因突变患者的死亡 HR 为 0.65（95%CI：0.51~0.85）。同时显示，BRCA1/2 基因、HRR 基因和 CD31 并非贝伐珠单抗疗效的预测标志物。

二、PARP 抑制药用于上皮性卵巢癌的靶向治疗

2005 年，Nature 同期发表的 2 项研究首次证实了 PARP 抑制药与 BRCA1/2 基因突变之间存在"合成致死"效应，从此开启了 PRAP 抑制药的研究及其在卵巢癌中的临床应用。BRCA 基因突变是首选的 PARP 抑制药的敏感生物标志物。BRCA 基因突变包括胚系突变（germlinemutation，gBRCAmut）和体系突变（somaticmutation，sBRCAmut）。除了 BRCA1/2 基因突变外，其他同源重组修复基因，如 RAD51、ATM、PALB2、MRE11 等损伤或缺失也会导致同源重组缺陷（homologous recombination deficiency，HRD），故 HRD 作为 PARP 抑制药的敏感生物标志物也应用于临床。HRD 可通过同源重组相关基因突变检测和基因瘢痕检测 2 种方式来判断。目前，PARP 抑制药在临床试验中使用的 HRD 检测方法多采用基因瘢痕检测，国内外相关指南均建议上皮性卵巢癌患者在初次病理确诊时进行 BRCA 基因检测。目前，国内的 HRD 检测产品尚不成熟，大多是在基因水平上利用新一代测序（next generation sequencing，NGS）平台对同源重组通路相关基因进行检测。

PARP 抑制药经历了 3 次更新换代，第 3 代 PARP 抑制药以复合物单晶结构为基础，具有活性高、选择性好等优点。国际上已获美国 FDA 及欧洲药品管理局（European Medicines Agency，EMA）批准和正在临床试验中的几种 PARP 抑制药有奥拉帕利、尼拉帕利、卢卡帕利、氟唑帕利等。目前，中国国家药品监督管理局批准奥拉帕利、尼拉帕利应用于临床。

适应证见表 17-1。

表 17-1　PARP 抑制药在中国国家药品监督管理局获批的适应证

药物	获批时间	用途	获批适应证	相关研究
奥拉帕利	2018 年 8 月	维持治疗	对铂类药物敏感的复发性上皮性卵巢癌、输卵管癌或原发性腹膜癌成人患者在含铂类药物化疗达到 CR 或 PR 后的维持治疗	Study19 研 究 及 SOLO-2 研究

（待　续）

（续　表）

药物	获批时间	用途	获批适应证	相关研究
奥拉帕利	2019 年 12 月	维持治疗	新诊断 BRCA 基因突变的上皮性卵巢癌、输卵管癌或原发性腹膜癌成人患者，在一线含铂类药物化疗达到 CR 或 PR 后的维持治疗	SOLO-1 研究
尼拉帕利	2019 年 12 月	维持治疗	对铂类药物敏感的复发性上皮性卵巢癌、输卵管癌或原发性腹膜癌成人患者在含铂类药物化疗达到 CR 或 PR 后的维持治疗	NOVA 研究（中国临床数据）

注：按获批时间排序；CR. complete response，完全缓解；PR. partial response，部分缓解

1. 初治卵巢癌的一线维持治疗　卵巢癌一线维持治疗是指对完成初始化疗达到 CR 或 PR 的患者给予维持治疗药物，目的是推迟复发，延长无瘤生存时间，改善预后。PARP 抑制药作为一线维持治疗药物的多项Ⅲ期随机对照临床研究取得了重大进展，疗效显著。其用于晚期上皮性卵巢癌的一线维持治疗已经是共识。

现介绍奥拉帕利及尼拉帕利作为一线维持治疗所依据的Ⅲ期临床研究。基于以下研究，2020 年美国 NCCN 指南（第 1 版）推荐 PARP 抑制药可用于上皮性卵巢癌的一线维持治疗，相关基因检测标志物见表 17-2。

（1）SOLO-1 研究：针对 BRCA1/2 基因突变的晚期上皮性卵巢癌患者，在初始治疗有效后应用奥拉帕利对比安慰剂进行Ⅲ期随机对照研究。全球数据的中位随访时间为 41 个月，相比于安慰剂组，奥拉帕利组患者的复发或死亡风险下降 70%，两组患者的 3 年 PFS 率分别为 60% 和 27%（$HR=0.30$，$95\%CI$：$0.23\sim0.41$，$P<0.001$），推迟中位复发时间 3 年以上。我国参与了此项研究，并有中国队列的数据，独立盲法评估的 HR 为 0.39（$95\%CI$：$0.17\sim0.86$，$P=0.0168$），疗效和安全性数据与全球数据基本一致。

（2）PAOLA-1 研究：针对一线采用铂类药物联合贝伐珠单抗治疗有效的晚期上皮性卵巢癌患者，在继续应用贝伐珠单抗维持治疗的同时加用或不加用奥拉帕利进行Ⅲ期随机对照研究。贝伐珠单抗联合奥拉帕利组对比贝伐珠单抗联合安慰剂组，BRCA 突变患者的中位 PFS 延长 19.5 个月（37.2 个月 vs. 17.7 个月），降低复发或死亡风险 67%（$HR=0.33$，$95\%CI$：$0.25\sim0.45$）；BRCA 基因野生型/HRD 阳性患者的中位 PFS 延长 11.5 个月（28.1 个月 vs. 16.6 个月），降低复发或死亡风险 57%（$HR=0.43$，$95\%CI$：$0.28\sim0.66$）；BRCA 基因野生型/HRD 阴性/未知患者的中位 PFS 延长 0.9 个月（16.9 个月 vs. 16.0 个月），降低复发或死亡风险 8%（$HR=0.92$），但无统计学意义。该研究表明，在贝伐珠单抗维持治疗的基础上加用奥拉帕利，BRCA 基因突变/HRD 阳性患者可明显获益，但 BRAC 基因野生型/HRD 阴性（双阴性）患者并不额外获益。

（3）PRIMA 研究：针对初次减瘤术未能达到 R0 的晚期上皮性卵巢癌患者，在初始治疗后应用尼拉帕利对比安慰剂进行随机对照研究。无论患者是否存在 BRCA 基因突变，均可纳入研究，随机分组时将 HRD 状态作为分层因素。结果显示，BRCA 基因突变者获益最大，与安慰剂组相比，降低复发或死亡风险 60%。亚组分析显示，在 BRCA 基因野生型/HRD 阳性患者中，尼拉帕利组对比安慰剂组，中位 PFS 延长 11.4 个月（19.6 个月 vs. 8.2 个月），降低复发或死亡风险 50%（$HR=0.50$，$95\%CI$：$0.31\sim0.83$，$P=0.006$）；在 HRD 阴性/未知的患者中，尼拉帕利组与安慰剂组相比，中位 PFS 延长 2.7 个月（8.1 个月 vs. 5.4 个月），降低复发或死亡风险 32%（$HR=0.68$，$95\%CI$：$0.49\sim0.94$，$P=0.020$），但获益程度明显小于 BRCA 基因突变患者和 HRD 阳性患者。本研究表明，PARP 抑制药尼拉帕利用于一线维持治疗可使晚期上皮性卵巢癌患

者全人群获益。

表 17-2　PARP 抑制药一线维持治疗

生物标志物状态	初始化疗中未用贝伐珠单抗	初始化疗中使用贝伐珠单抗
BRCA1/2（+）	奥拉帕利（1 类） 尼拉帕利（1 类）	奥拉帕利+贝伐珠单抗（1 类） 奥拉帕利或尼拉帕利（2A）
BRCA1/2（-）/HRD（+）	尼拉帕利（2A）	奥拉帕利+贝伐珠单抗（1 类） 尼拉帕利（2A 类）
BRCA1/2（-）/HRD（-）	尼拉帕利（2A）	尼拉帕利（2B）

注：①晚期上皮性卵巢癌，Ⅲ~Ⅳ期卵巢癌、输卵管癌及原发性腹膜癌（1 类），也适用于Ⅱ期患者（2B 类），对于Ⅰ期患者没有证据。②上皮性卵巢癌的主要组织学类型是高级别浆液性癌和子宫内膜样癌（1 类），也适用于 BRCA1/2 基因突变的其他上皮性卵巢癌组织学类型（2A 类）。③适用于一线治疗达 CR 和 PR 的患者，不适用于疾病稳定（stable disease，SD）和疾病进展（progressive disease，PD）的患者。④维持治疗在末次化疗结束且血常规恢复后进行（一般在化疗结束后 4~8 周开始）

（4）尼拉帕利与贝伐珠单抗联合一线维持治疗的临床研究：OVARIO（NCT03326193）是一项单臂研究，评估尼拉帕利+贝伐珠单抗对一线铂类药物化疗+贝伐珠单抗产生反应后的晚期卵巢癌患者的疗效。该研究在 2020 年 SGO 大会上发表了试验数据，89.9% 入组患者的 PFS 达 6 个月，但中位 PFS 尚未达到。在不同的生物标志物亚组中，尼拉帕利均可以改善一线铂类化疗后新诊断和复发性卵巢癌患者的 PFS。尼拉帕利+贝伐珠单抗联合使用的安全性与每种药物作为单一疗法已知的不良反应一致，并且该联合用药似乎未引起累计毒性。但与 PRIMA 研究相比，本研究尼拉帕利单药 6 个月的 PFS 率约为 85%，是否在一线化疗后联合维持治疗尚存在争议。

2. 复发性卵巢癌的维持治疗　PARP 抑制药用于维持治疗是从复发性卵巢癌开始的。临床研究数据显示，PARP 抑制药显著延长复发性卵巢癌患者的无瘤生存时间。目前，PARP 抑制药已被公认是对铂类药物敏感的复发性卵巢癌患者维持治疗的标准方案。

（1）Study19 研究：针对对铂类药物敏感的复发性卵巢癌患者。Ⅱ期研究显示，奥拉帕利维持治疗组较安慰剂组，中位 PFS 延长 3.6 个月（8.4 个月 vs. 4.8 个月），降低复发或死亡风险 65%（$HR=0.35$，95%CI：$0.25~0.49$，$P<0.001$）。亚组分析显示，BRCA 基因突变患者的中位 PFS 延长 6.9 个月（11.2 个月 vs. 4.3 个月），降低复发或死亡风险 82%（$HR=0.18$，95%CI：$0.10~0.31$，$P<0.0001$）；BRCA 基因野生型患者的中位 PFS 延长 1.9 个月（7.4 个月 vs. 5.5 个月），降低复发或死亡风险 46%（$HR=0.54$，95%CI：$0.34~0.85$，$P=0.0075$）。本研究的结果初步表明，奥拉帕利可使对铂类药物敏感的复发性卵巢癌患者获益。

（2）SOLO2 研究：针对 BRCA 基因突变的且对铂类药物敏感的复发性卵巢癌患者。Ⅲ期研究显示，奥拉帕利维持治疗组较安慰剂组，中位 PFS 延长 13.6 个月（19.1 个月 vs. 5.5 个月），降低复发或死亡风险 70%（$HR=0.30$，95%CI：$0.22~0.41$，$P<0.0001$）；BICR 评估的中位 PFS 延长 24.7 个月（30.2 个月 vs. 5.5 个月），降低复发或死亡风险 75%（$HR=0.25$，95%CI：$0.18~0.35$，$P<0.0001$）。本研究进一步证实奥拉帕利可使 BRCA 基因突变的且对铂类药物敏感的复发性卵巢癌患者明显获益。

（3）NOVA 研究：针对对铂类药物敏感的复发性卵巢癌患者。临床研究数据显示，尼拉帕利维持治疗组对比安慰剂组，BRCA 基因胚系突变患者的中位 PFS 延长 15.5 个月（21 个月 vs. 5.5 个月），降低复发或死亡风险 73%（$HR=0.27$，95%CI：$0.17~0.41$，$P<0.001$）；BRCA 基因野生型/HRD 阳性患者的中位 PFS 延长 9.1 个月（12.9 个月 vs. 3.8 个月），降低复发或死亡风险

62%（$HR=0.38$，$95\%CI$：$0.24\sim0.59$，$P<0.001$）；$BRCA$ 基因野生型/HRD 阴性患者的中位 PFS 延长 3.1 个月（6.9 个月 $vs.$ 3.8 个月），降低复发或死亡风险 42%（$HR=0.58$，$95\%CI$：$0.36\sim0.92$，$P=0.022\,6$）。结果表明，不同 $BRCA$ 基因和 HRD 状态的患者均有不同程度的生存获益。

（4）ARIEL3 研究：针对对铂类药物敏感的复发性卵巢癌患者。临床研究的数据显示，卢卡帕利维持治疗组较安慰剂组的中位 PFS 延长 5.4 个月（10.8 个月 $vs.$ 4.0 个月），降低复发或死亡风险 64%（$HR=0.36$，$95\%CI$：$0.30\sim0.45$，$P<0.000\,1$）。亚组分析显示，$BRCA$ 基因突变患者的中位 PFS 延长 11.2 个月（16.6 个月 $vs.$ 5.4 个月），降低复发或死亡风险 77%（$HR=0.23$，$95\%CI$：$0.16\sim0.34$，$P<0.000\,1$）；$BRCA$ 基因野生型/HRD 阳性患者的中位 PFS 延长 4.3 个月（9.7 个月 $vs.$ 5.4 个月），降低复发或死亡风险 56%（$HR=0.44$，$95\%CI$：$0.29\sim0.66$，$P<0.000\,1$）；$BRCA$ 基因野生型/HRD 阴性患者的中位 PFS 延长 1.3 个月（6.7 个月 $vs.$ 5.4 个月），降低复发或死亡风险 58%（$HR=0.42$，$95\%CI$：$0.40\sim0.85$，$P=0.004\,9$）。本研究的结论与 NOVA 研究类似。

基于以上临床研究，对于使用铂类药物化疗后疗效评价达 CR 或 PR 的对铂类药物敏感的复发性卵巢癌患者，原则上均推荐给予 PARP 抑制药尼拉帕利、奥拉帕利和卢卡帕利维持治疗，但根据获益程度不同，推荐等级不同，对 $BRCA$ 基因突变患者给予 1 类推荐，对 $BRCA$ 基因野生型/HRD 阳性患者给予 2A 类推荐，对 $BRCA$ 基因野生型/HRD 阴性（双阴性）患者给予 2B 类推荐。

3. 复发性卵巢癌的后线治疗　对于既往接受二线及以上化疗的复发性卵巢癌患者的治疗，称为后线治疗。由于接受后线治疗的患者的一般情况较差，对药物反应不敏感，可供临床选择的有效药物比较缺乏，而 PARP 抑制药相对毒性较小，用于后线治疗比化疗药物具有独特的优势。多种 PARP 抑制药相继被美国 FDA 批准用于多次复发的卵巢癌患者，为此类卵巢癌难治人群提供了新的治疗选择。

（1）对铂类药物敏感的复发性卵巢癌患者的后线治疗：虽然原则上对铂类药物敏感的复发性卵巢癌患者首选含铂类药物的化疗方案，但仍有必要探索其他治疗方案。

1）SOLO-3 研究：应用奥拉帕利单药治疗既往接受过二线及以上化疗的 $BRCA$ 基因突变且对铂类药物敏感的复发性卵巢癌患者，与由医生自主决定的不含铂类药物的化疗方案比较，奥拉帕利单药显著提高了患者的客观缓解率（objective response rate，ORR）（71% $vs.$ 52%）和 PFS（13.4 个月 $vs.$ 9.2 个月）。

2）CLIO 研究：最新结果显示，在 $BRCA$ 基因野生型且对铂类药物敏感的复发性上皮性卵巢癌患者中，奥拉帕利单药治疗与标准治疗（卡铂联合脂质体多柔比星/吉西他滨）比较，客观反应率、疾病控制率、中位 PFS、中位 OS 均无统计学差异。

3）QUADRA 研究：尼拉帕利单药治疗既往接受过三线及以上对铂类药物敏感的复发性卵巢癌患者，$BRCA$ 基因突变患者的 ORR 为 39%，HRD 患者的 ORR 为 26%。

4）STUDY10 研究和 ARIEL2 研究：卢卡帕利单药治疗既往接受过二线及以上化疗的 $BRCA$ 基因突变且对铂类药物敏感的复发性卵巢癌患者，ORR 达 66%。

基于上述研究证据，推荐经二线及以上化疗的 $BRCA$ 基因突变且对铂类药物敏感的复发性卵巢癌患者可用奥拉帕利单药治疗（2B 类）；经三线及以上化疗的 HRD 阳性且对铂类药物敏感的复发性卵巢癌患者可用尼拉帕利单药治疗（2B 类）；经二线及以上化疗的 $BRCA$ 基因突变且对铂类药物敏感的复发卵巢癌患者可用卢卡帕利单药治疗（2B 类）。

（2）对铂类药物耐药的复发性卵巢癌患者的后线治疗：对铂类药物耐药的复发性卵巢癌患者对含铂类药物的化疗方案不再敏感，临床上一般推荐不含铂类药物的化疗方案，但反应率不高，多在 20% 左右。一旦对铂类药物耐药且复发，患者难以治愈，治疗目标是姑息治疗的同时维护生活质量，应用低毒药物是理想的选择。

1）Study42 研究：给予既往接受过三线及以上含类铂药物化疗的 *BRCA* 基因突变且对铂类药物耐药的复发性卵巢癌患者奥拉帕利治疗，ORR 达 31.1%。奥拉帕利是第 1 个在复发性卵巢癌治疗中表现出临床疗效的 PARP 抑制药。

2）CLIO 研究：对铂类药物耐药的复发性卵巢癌患者使用奥拉帕利单药对比化疗，结果显示，奥拉帕利组的 ORR 高于化疗组（18% *vs.* 6%），特别是 *BRCA* 基因突变型比野生型患者获益更多。

3）QUADRA 研究：尼拉帕利单药治疗对铂类药物耐药的复发性卵巢癌患者，*BRCA* 基因突变患者、HRD 阳性患者及阴性患者的 ORR 分别为 27%、10%、3%，表明尼拉帕利单药对 *BRCA* 基因突变患者和 HRD 阳性患者有一定疗效。

4）ARIEL2 研究：卢卡帕利单药治疗 *BRCA* 基因突变且对铂类药物耐药的复发性卵巢癌患者，ORR 为 25%。

5）TOPACIO 研究：尼拉帕利联合帕博利珠单抗治疗对铂类药物耐药的复发性卵巢癌患者，ORR 为 18%，疾病控制率（disease control rate，DCR）为 65%，治疗效果不受 *BRCA* 基因突变的状态影响。

基于以上较低级别的研究证据，推荐奥拉帕利单药治疗经三线及以上化疗的 *BRCA* 基因突变且对铂类药物耐药的复发性卵巢癌患者（2B 类）；卢卡帕利单药治疗经二线及以上化疗的 *BRCA* 基因突变且对铂类药物耐药的复发性卵巢癌患者（2B 类）；也可考虑尼拉帕利联合帕博利珠单抗联合治疗（3 类）。

4. PARP 抑制药的安全性管理　PARP 抑制药为口服药物，用于维持治疗，安全性管理尤为重要，患者已经达肿瘤的临床缓解，口服药物维持治疗应该尽量减少不良反应对患者生活的影响。

包括血液学不良反应和非血液学不良反应。

（1）血液学不良反应：使用 PARP 抑制药的患者，需要每月进行 1 次全血细胞计数检查。建议使用尼拉帕利的患者在开始用药的第 1 个月内每周进行全血细胞计数检查。贫血是使用 PARP 抑制药最常见的血液学不良反应，总发生率为 37%～50%，3～4 级不良反应的发生率为 19%～25%。血小板减少的发生率为 14%～61%，3～4 级不良反应的发生率为 1%～34%。中性粒细胞减少也是常见的血液学不良反应，总发生率为 18%～30%，3～4 级不良反应的发生率为 4%～20%。

（2）非血液学不良反应：①胃肠道不良反应，恶心是最常见的胃肠道不良反应，发生率为 70%～76%。其他常见的胃肠道不良反应包括便秘、呕吐和腹泻。不良反应多为 1～2 级，3～4 级仅发生于 3%～4% 的患者。②疲劳，是常见的不良反应，见于 59%～69% 使用 PARP 抑制药的患者。不良反应大部分为 1～2 级，3 级及以上的发生率不到 3%。③呼吸道不良反应，包括呼吸困难、鼻咽炎、咳嗽。④心血管不良反应，包括高血压、心动过速及心悸，主要见于 NOVA 研究中使用尼拉帕利的患者。⑤其他，还观察到一些临床研究中使用卢卡帕利和奥拉帕利后有部分患者出现血清肌酐升高、关节痛和背痛，或使用卢卡帕利后出现皮肤光敏反应、瘙痒、皮疹及外周水肿等症状。

5. PARP 抑制药与其他药物联合应用的管理　中国已经批准使用的 2 种 PARP 抑制药的代谢途径不同，联合其他药物治疗需要考虑合并用药的安全性。尼拉帕利主要通过羧酸酯酶代谢。奥拉帕利主要通过细胞色素 P450（cytochrome P450 proteins，CYP）酶促途径（CYP3A4）代谢。同时使用奥拉帕利和 CYP3A 抑制药，会使奥拉帕利的血浆浓度与 AUC 升高。因此，如果必须联合使用强效 CYP3A 抑制药，奥拉帕利的剂量应减至 100 mg，每天 2 次（每天总剂量为 200 mg）。如果需联合使用中效 CYP3A 抑制药，奥拉帕利的剂量应减至 150 mg，每天 2 次（每天总剂量为 300 mg）。需要告知患者，在奥拉帕利治疗期间还应避免食用含有 CYP3A 抑制药的食物。强效 CYP3A 诱导药可能降低奥拉帕利的血浆浓度，应避免与奥拉帕利同时服用。各种联合用药见表17-3。

表 17-3   奥拉帕利和尼拉帕利的联合用药及代谢途径

	代谢酶	其他药物对其影响	对其他药物的影响	对肝、肾转运蛋白的影响	药代动力学	高脂食物的影响
奥拉帕利	CYP3A4	CYP3A 抑制药，强效增加 AUC 170%，中效增加 121%；CYP3A 诱导药，强效降低 AUC 87%，中效降低 60%	诱导 YP2B6，抑制 CYP3A	抑制 MATE1、MATE2、OCT1、OCT2、OAT3、OATP1B1	平均半衰期为 14.9 小时（片剂），11.9 小时（胶囊），T_{max} 为 1.5 小时	AUC 增加，T_{max} 延迟，但不影响吸收程度
尼拉帕利	羧酸酯酶	尚无研究	对 YP450 酶的影响可忽略不计	与主要的肝、肾转运蛋白无已知的相互作用	平均半衰期为 36 小时，平均 T_{max} 为 3 小时	不影响

三、免疫治疗在卵巢癌中的临床应用

目前，免疫治疗应用于很多实体肿瘤中，并取得了很好的临床疗效。但在卵巢癌中，免疫治疗才刚刚开始。2020 年美国 NCCN 指南提出，免疫治疗药物帕博利珠单抗可用于微卫星高度不稳定（microsatellite instability-high，MSI-H）或 DNA 错配修复缺陷（dMMR）的卵巢癌治疗。同时，上皮性卵巢癌应用免疫治疗的各种临床试验也在进行中。

临床获得美国 FDA 批准的免疫检查点抑制药有以下几种：①程序性死亡-1（programmed death-1，PD-1）抗体药物 [纳武单抗（nivolumab）、帕博利珠单抗（pembrolizumab）、西米单抗（cemiplimab）] 和程序性死亡配体-1（programmed death ligand-1，PD-L1）抗体药物 [阿特珠单抗（atezolizumab）、德鲁单抗（durvalumab）、阿利库单抗（avelumab）]。②细胞毒性 T 淋巴细胞相关蛋白 4（cytotoxic T lymphocyte associated antigen 4，CTLA4），如伊匹单抗（ipilimumab）。

在中国有国产的药物应用于临床，包括特瑞普利单抗（PD-1）、信迪利单抗（PD-1）、卡瑞利珠单抗（PD-1）等。其中，PD-1 抗体药物、PD-L1 抗体药物在上皮性卵巢癌的治疗中研究得最多。

1. 针对 PD-1 和 PD-L1 的单抗   针对 PD-1 的单抗包括纳武单抗、帕博利珠单抗等。针对 PD-L1 的单抗包括阿特珠单抗、阿利库单抗等。PD-1/PD-L1 轴是一个免疫检查点通路，可用于靶向阻断并逆转肿瘤介导的免疫抑制，以及抑制免疫效应细胞的胞溶活性。

在卵巢癌患者中，PD-L1 在血液和腹水的单核细胞中表达，并与不良临床结局相关。有研究显示，免疫系统参与调节上皮性卵巢癌的发生、发展，这个发现支持免疫治疗在卵巢癌中的应用。但迄今为止报道的 PD-1/PD-L1 抗体药物在卵巢癌中的疗效十分有限。免疫治疗的临床试验数据显示，使用单一靶向药物免疫检查点抑制药治疗卵巢癌的效果不佳。

一项随机、开放的Ⅲ期临床研究（JAVELIN Ovarian 100 试验）旨在评估阿利库单抗联合或序贯化疗对比单纯化疗用于初治上皮性卵巢癌患者的疗效。主要研究终点为 PFS。这项在初治上皮性卵巢癌患者中使用免疫检查点抑制药的Ⅲ期临床试验并未达到主要终点，2 个阿利库单抗组均未观察到 PFS 获益。之后进行了相关的转化性研究，以评估免疫检查点抑制药在这类患者中的作用，与对照组比较，2 个阿利库单抗组的 PFS 均未改善，超过了预定的无效界限，该试验终止。

在一项复发性卵巢癌研究（Keynote 100 Ⅱ期临床试验）中，患者使用帕博利珠单抗，总体受试人群的有效率为 8%，在 CPS（在肿瘤细胞和淋巴细胞中计算 PD-L1 的表达评分）>10 分的患者中，ORR 为 5%。在另一项复发性卵巢癌的研究（JAVELIN Ovarian 200 试验）中，复发性上皮性卵巢癌应用化疗和阿利库单抗治疗，也没有达到 OS 和 PFS 的预定研究终点。此外，还有一些小规模研究提示免疫治疗在复发性卵巢癌中有一定疗效，如在 PemCiGem Ⅱ期临床研究中，有 18 例复发性卵巢癌患者使用吉西他滨+帕博利珠单抗，ORR 为 50%。

尽管 PD-1/PD-L1 抗体单药疗效有限，但仍存在通过与其他药物联合增强疗效的可能性。有报道显示，血管内皮细胞生长因子受体（VEGF receptor，VEGFR）通路具有免疫调节的作用。VEGFR-1 通路可以抑制树突状细胞的成熟；VEGFR-2 通路可以增加调节性 T 细胞的数目，刺激骨髓抑制细胞生长，有助于形成更具有免疫抑制作用的肿瘤微环境。在其他癌症中，也有采用免疫抑制药联合抗血管生成物治疗的报道。2019 年 10 月，JAMA Onconlogy 发表了一项评估贝伐珠单抗联合纳武单抗治疗复发性卵巢癌的活性、单臂、Ⅱ期临床研究。结果显示，纳武单抗联合贝伐单抗治疗复发性卵巢癌是安全可耐受的，全部人群的 ORR 为 28.9%；对铂类药物耐药患者的缓解率为 16.7%，中位 PFS 为 5.3 个月；对铂类药物敏感患者的缓解率为 40%，中位 PFS 为 9.4 个月。与既往使用贝伐珠单抗和免疫抑制药单药治疗的数据相比，对铂类药物敏感的患者应用联合治疗的疗效显著提高。除此之外，在 13 例既往接受贝伐珠单抗治疗的患者中，2 例确认缓解，1 例未确认缓解，提示在既往使用过贝伐珠单抗的患者中，联合治疗方案仍可能有效。但在对铂类药物耐药的患者中，这种联合方案是否获益仍存在争议。

MEDIOLA 研究使用 PARP 抑制药奥拉帕利联合德鲁单抗治疗 BRCA 基因突变且对铂类药物敏感的复发性卵巢癌患者，对 32 例患者进行疗效分析，发现总 ORR 为 72%，多线治疗后患者的 ORR 也达 70%，前 12 周评估的 DCR 达 81%，24 周评估的 DCR 为 48%。此外，TOPACIO 研究（对铂类药物耐药的复发性卵巢癌）使用 PARP 抑制药尼拉帕利联合帕博利珠单抗，总 ORR 为 18%。上述研究使得业内探讨免疫治疗联合其他药物治疗上皮性卵巢癌，尤其是多次复发的上皮性卵巢癌和对铂类药物耐药的复发性上皮性卵巢癌。

2. 其他免疫治疗

（1）CTLA-4：其在调节 T 淋巴细胞激活中起着至关重要的作用。虽然 T 淋巴细胞受体的抗原识别可触发 T 淋巴细胞的激活，但共同刺激和共同抑制信号决定了激活的程度。目前，CTLA-4 单抗——伊匹单抗已上市。伊匹单抗的主要临床数据来源于恶性黑色素瘤患者，关于伊匹单抗用于对铂类药物敏感的卵巢癌患者的 Ⅱ期临床研究正在进行中（NCT01611558）。曲美母单抗（tremelimumab）单药或联合奥拉帕利治疗卵巢癌的 Ⅰ、Ⅱ期临床研究（NCT02485990）显示，其有一定临床效果。

（2）过继免疫治疗：美国 FDA 已经批准嵌合抗原受体 T 细胞（chimeric antigen receptor T cell，CAR-T）上市，包括 kymriah（tisagenlecleucel）、yescarta（axicabtageneciloleucel）。过继性细胞治疗（adoptive cell therapy，ACT）既能增强 T 细胞的特异性和杀伤效应，又能降低脱靶效应的 CAR-T 治疗。目前，这方面的研究在卵巢癌的治疗上均处于 Ⅰ期临床试验中。

ACT 是输注自体或异体抗肿瘤淋巴细胞诱导肿瘤减退的免疫治疗技术。ACT 在 1988 年首次被描述，并被证实在恶性黑色素瘤中效果良好，随后在包括卵巢癌在内的多种肿瘤中进行临床试验，但疗效并不如其在恶性黑色素瘤中明显。ACT 的限制因素是能否靶向特异性表达于肿瘤的抗原，而不影响主要的正常组织和器官。细胞基因工程的新进展突破了这一局限，可以给 T 细胞装上"定向追踪系统"——CAR。CAR 技术的原理是将抗体对肿瘤细胞的高度亲和性与免疫效应细胞的杀伤作用相结合，利用基因工程技术将肿瘤相关抗原的单链抗体可变区片段（single chain Fv, scFv）、共同刺激分子及激活免疫细胞的信号传导肽连接起来组成 CAR，导入免疫效应细胞（淋巴细胞、自然杀伤细胞），与单抗一样特异性地识别并结合肿瘤细胞表面的相应抗原，同时激活免疫细胞杀灭肿瘤细胞。

（3）多靶点联合治疗

1）登西珠单抗（demcizumab）：用于对铂类药物耐药的复发性卵巢性患者。登西珠单抗又称 OMP-21M18，是针对 DLL4 的单克隆抗体，同时还具有抗 VEGF 的活性，称为双效单抗制剂。一项 I 期临床研究使用登西珠单抗联合紫杉醇（每周 1 次），评估其安全性、最大耐受剂量（maximum tolerated dose, MTD）或最大给药剂量（maximal dose, MAD），并确定推荐的第 2 阶段剂量。次要目标是 ORR。目前研究发现，ORR 为 21%（95%CI：6%~45%），临床获益率（clinical benefit rate, CBR）为 42%（95%CI：20%~66%）。接受贝伐珠单抗治疗的 5 例患者中有 2 例客观缓解，2 例疾病稳定（≥12 周）。

2）navicixizumab：抗 VEGF 和抗 DLL4 都已在卵巢癌中证明了具有单药活性。navicixizumab 是一种抗 DLL4/抗 VEGF IgG2 双特异性单克隆抗体，在较早的单药 I a 期研究中，用于经过大量预处理的卵巢癌患者，其缓解率为 25%（3/12）。一项正在进行的 I b 期研究旨在评估紫杉醇和 navicixizumab 在先前已经接受至少 3 种治疗和（或）贝伐珠单抗的对铂类药物耐药的卵巢癌患者中的安全性和有效性。中位缓解时间为 5.7 个月，中位进展时间为 7.3 个月。navicixizumab 联合紫杉醇在既往接受过多线治疗的对铂类药物耐药的卵巢癌患者中的中期疗效数据令人鼓舞，安全性尚可控，高血压是与 navicixizumab 相关的最常见的不良反应。

（4）肿瘤疫苗：疫苗免疫治疗尚处于临床试验阶段，无获批的药物。手术或活检等方法取下肿瘤组织，获得活的肿瘤细胞。2020 年，SGO 大会上报道了一项 I 期研究。该研究于体外采用电穿孔的方式转入 Vigil 质粒，包含 2 个基因，其中一个表达粒细胞/单核细胞集落刺激因子（granulocyte macrophage-colony stimulating factor, GM-CSF），能刺激粒细胞和巨噬细胞形成集落，促进免疫细胞的增生；另一个抑制弗林蛋白酶的表达，转化生长因子-β（transforming growth factor-β, TGF-β）需要弗林蛋白酶介导的限制性蛋白酶切以获得适当的活性，bi-shRNA-furin 可以沉默弗林蛋白酶，降低 TGF-β 活化。转入 Vigil 质粒的癌细胞接受 10Gy 的放射线照射 24 小时彻底灭活，冻干贮藏。截至 2019 年 9 月 17 日，接受 Vigil 治疗的 BRCA1/2 野生型患者，无复发率为 62.5%，安慰剂组仅为 29%。Ⅲ~Ⅳ期卵巢癌患者采用 Vigil 疫苗免疫治疗作为一线维持方案耐受性良好，临床显示 PFS 有获益趋势。BRCA1/2 野生型患者显著获益。

（5）免疫调节药：包括干扰素、白介素和胸腺素等，在卵巢癌的治疗中也处于研究阶段。2020 年，SGO 大会上报道了一项 Ⅱ 期研究，其在腹腔或皮下注射白介素-15（interleukin 15, IL-15）超级激动药（N-803）增加卵巢癌中自然杀伤（natural killer, NK）细胞的毒性。ALT-803 是一种独特的新型 IL-15 超级激动药，是 IL-15 蛋白 N72D 突变后结合 IL-15Ra 及 IgG1Fc 共同表达的融合蛋白。该研究探索 IL-15 超级激动药（N-803）每周 1 次维持治疗对腹膜腔和外周血中免疫微环境的影响。N-803 在初始时可激活 NK 细胞并靶向杀死卵巢癌。与此同时，PD-1/PD-L1 提供的抑制性信号传导可抵消 NK 细胞的激活和杀伤作用。因此，结合 IL-15 进行的检查点阻断可能导致源于患者的抗卵巢癌 NK 细胞功能显著增加。

总之，免疫治疗已成为肿瘤治疗研究领域的一大热点。免疫检查点抑制药在卵巢癌治疗的一些方面表现出较好的应用前景，但需注意进行优势人群的筛选。CAR-T 治疗卵巢癌表现出潜在的临床应用前景，期待联合 PD-1 抑制药可以创新 CAR-T 的治疗方案。肿瘤疫苗用于卵巢癌的维持治疗的前景值得期待。免疫调节药（如 IL-15）相关激动药的研发使得免疫调节药开始应用于临床。

参考文献

［1］ Burger RA, Brady MF, Bookman MA, et al. Incorporation of bevacizumab in the primary treatment of ovarian cancer. N Engl J Med, 2011, 365 (26): 2473-2483.

［2］ Perren TJ, swart AM, Pfisterer J, et al. A phase 3 trial of bevacizumab in ovarian cancer. N End J Med, 2011, 365 (26): 2484-2496.

［3］ Aghajanian C, Blank SV, Goff BA, et al. OCEANS: a randomized, double blind, placebo-controlled phase Ⅲ trial of chemotherapy with or without bevacizumab in patients with platinum-sensitive recurrent epithelial ovarian, primary peritoneal, or fallopian tube cancer. J clin Oncol, 2012, 30 (17): 2039-2045.

［4］ Pujade Lauraine E, Hilpert F, Weber B, et al. Bevacizumab combined with chemotherapy for platinum-resistant recurrent ovarian cancer: the AURELIA open-label randomized phase Ⅲ trial. J Clin Oncol, 2014, 32 (13): 1302-1308.

［5］ Amit MOA, Adrian DC, Jacobus P, et al. Standard chemotherapy with or without bevacizumab for women with newly diagnosed ovarian cancer (I-CON7): overall survival results of a phase 3 randomized trial. Lancet, 2015, 16 (8): 928-936.

［6］ Tewari KS, Burger RA, Enserro D, et al. Final overall survival of a randomized trial of bevacizumab for primary treatment of ovarian cancer. J Clin Oncol, 2019, 37 (26): 2317-2328.

［7］ Rouleau M, Patel A, Hendzel MJ, et al. PARP inhibition: PARP1 and beyond. Nat Rev Cancer, 2010, 10 (4): 293-301.

［8］ Tinker AV, Gelmon K. The role of PARP inhibitors in the treatment of ovarian carcinomas. Curr Pharm-Des, 2012, 18 (25): 3770-3774.

［9］ Ledermann J, Harter P, Gourley C, et al. Olaparib maintenance therapy in platinum-sensitive relapsed ovarian cancer. New Eng J Med, 2012, 366 (15): 1382-1392.

［10］ Ledermann J, Harter P, Gourley C, et al. Olaparib maintenance therapy in patients with platinum-sensitive relapsed serous ovarian cancer: a preplanned retrospective analysis of outcomes by BRCA status in a randomized phase 2 trial. Lancet Oncol, 2014, 15 (8): 852-861.

［11］ Lauraine. Olaparib tablets as maintenance therapy in patients with platinum-sensitive, relapsed ovarian cancer and a BRCA1/2 mutation (SOLO2/ENGOT-Ov21): a double-blind, randomised, placebo-controlled, phase 3 trial. Lancet Oncol, 2017, 18 (9): 1274-1284.

［12］ Mirza. Niraparib maintenance therapy in platinum-sensitive, recurrent ovarian cancer. N Engl J Med, 2016, 375: 2154-2164.

［13］ Coleman. Rucaparib maintenance treatment for recurrent ovarian carcinoma after response to platinum therapy (ARIEL3): a randomised, double-blind, placebo-controlled, phase 3 trial. Lancet, 2017, 390 (10106): 1949-1961.

［14］ Gelmon KA, Tischkowitz M, Mackay H, et al. Olaparib in patients with recurrent high-grade serous or poorly differentiated ovarian carcinoma or triple-negative breast cancer: a phase2, multicentre, open-label, non-randomised study. Lancet Oncol, 2011, 12 (9): 852-861.

［15］ Penson R. Olaparib versus non platinum chemotherapy in patients with platinum-sensitive relapsed ovarian cancer and a germline BRCA1/2 mutation (SOLO3): a randomized phase Ⅲ trial. J Clin Oncol, 2020, 38 (11): 1164-1174.

［16］ Moore KN, Secord AA, Geller MA, et al. Niraparib monotherapy for late-line treatment of ovarian cancer (QUADRA): a multicentre, open-label, single-arm, phase 2 trial. Lancet Oncol, 2019, 20 (5): 636-648.

［17］ Swisher EM, Lin KK, Oza AM, et al. Rucaparib in relapsed, platinum-sensitive high-grade ovarian carcinoma (ARIEL2 Part1): an international, multicentre, open-label, phase 2 trial. Lancet Oncol, 2017, 18 (1): 75-87.

［18］ Balasubramaniam S, Beaver JA, Horton S, et al. FDA approval summary: rucaparib for the treatment of patients with deleterious mutation-associated advanced ovarian cancer. Clinical Cancer Research, 2017, 23 (23): 7165-7170.

［19］ Konstantinopoulos PA, Waggoner S, Vidal GA, et al. Single-arm phases 1 and 2 trial of niraparib in combination with pembrolizumabin patients with recurrent platinum-resistant ovarian carcinoma. JAMA Oncology, 2019, 13: 1048.

［20］ Zamarin D, Burger RA, Sill MW, et al. Randomized phase Ⅱ trial of nivolumab versus nivolumab and ipilimumab for recurrent or persistent ovarian cancer: an NRG oncology study. J Clin Oncol, 2020, 10: 1902059.

［21］ Disis ML, Taylor MH, Kelly K, et al. Efficacy and safety of avelumab for patients with recurrent or refractory ovarian cancer: phase 1b results from the JAVELIN solid tumor trial. JAMA Oncol, 2019, 5 (3): 393-401.

［22］ Andrea V, Sarina PP, Patrick A, et al. Pembrolizumab in patients with programmed death ligand 1-positive advanced ovarian cancer: analysis of KEYNOTE-028. Gynecol Oncol, 2019, 152 (2): 243-250.

［23］ Shin N, Koji Mo, Kazuhiro T, et al, Pembrolizumab monotherapy in Japanese patients with advanced ovarian cancer: subgroup analysis from the KEYNOTE-100. Cancer Science, 2020, 111: 1324-1332.

［24］ Eric PL, Keiichi F, Samuel SD, et al. Avelumab (anti-PD-L1) in platinum-resistant/refractory ovarian cancer: JAVELIN Ovarian 200 phase Ⅲ study design. Future Oncol, 2018, 14 (21): 2103-2113.

［25］ Liu JF, Herold C, Gray KP, et al. Assessment of combined nivolumab and bevacizumab in relapsed ovarian cancer a phase 2 clinical trial. JAMA Oncol, 2019, 5 (12): 1731-1738.

［26］ Zimmer AS, Nichols E, Cimino-Mathews A, et al. A phase I study of the PD-L1 inhibitor durvalumab in combination with a PARP inhibitor olaparib, and a VEGFR1-3 inhibitor cediranib in recurrent women's cancers with biomarker analyses. Journal Immuno Therapy of Cancer, 2019, 7 (1): 197.

［27］ Jung-Yun L, Ju Yeon Y, Hyun-Soo K, et al. An umbrella study of biomarker-driven targeted therapy in patients with platinum-resistant recurrent ovarian cancer: a Korean Gynecologic Oncology Group study (KGOG 3045) AMBITION. Japanese Journal of Clinical Oncology, 2019, 49 (8): 789-792.

［28］ Konstantinopoulos PA, Waggoner S, Vidal GA, et al. Single-arm phases 1 and 2 trial of niraparib in combination with pembrolizumab in patients with recurrent platinum-resistant ovarian carcinoma. JAMAOncol, 2019, 5 (8): 1141-1149.

［29］ Janneke HE, Ruud B, Nelleke O, et al. Intraperitoneal infusion of ex vivo-cultured allogeneic NK cells in recurrent ovarian carcinoma patients (a phase I study). Medicine, 2019, 98 (5): e14290.

［30］ Jimeno A, Moore KN, Gordon M, et al. A first-in-human phase 1a study of the bispecific anti-DLL4/anti-VEGF antibody navicixizumab (OMP-305B83) in patients with previously treated solid tumors. Investigational New Drugs, 2019, 37 (3): 461-472.

［31］ Oh J, Barve M, Matthews CM, et al. Matthews phase Ⅱ study of Vigil© DNA engineered immunotherapy as maintenance in advanced stage ovarian cancer. Gynecol Oncol, 2016, 143 (3): 504-510.

妊娠滋养细胞肿瘤的药物治疗进展与争议问题

向 阳

中国医学科学院 北京协和医学院 北京协和医院

第 18 章

妊娠滋养细胞肿瘤（gestational trophoblastic neoplasia，GTN）是一组继发于妊娠的少见恶性肿瘤，包括侵袭性葡萄胎（invasive mole，IM）、绒毛膜癌（choriocarcinoma，CC）、胎盘部位滋养细胞肿瘤（placental site trophoblastic tumor，PSTT）和上皮样滋养细胞肿瘤（epithelioid trophoblastic tumor，ETT）。随着化疗方案的进一步发展与完善，以及 hCG 作为肿瘤标志物的广泛应用，GTN 的治愈率可达 90% 以上，其中低危 GTN 患者的治愈率接近 100%，高危 GTN 患者的治愈率为 80%~90%。随着对 GTN 研究的不断深入，治疗的理念在进步，并不断出现新的治疗方法，本章将对其中的几个问题进行讨论，包括低危 GTN 患者的化疗管理和高危 GTN 患者的药物治疗进展。

一、低危 GTN 患者的化疗管理

1. 低危 GTN 的定义 对于 GTN 的治疗，要根据预后评分进行风险分层来选择化疗方案。目前，临床应用的是 FIGO 2000 临床分期与预后评分系统，预后评分≤6 分的患者归为低危患者。同时，FIGO 在 2015 年的指南更新中也指出，各国可根据自己的诊疗经验调整纳入标准。

2. 低危 GTN 患者的化疗分层处理 在 *FIGO Cancer Report* 2015 中，妊娠滋养细胞疾病诊治指南推荐低危 GTN 患者首选单药化疗，常用的药物包括甲氨蝶呤（methotrexate，MTX）、放线菌素 D（actinomycin D，Act-D）、氟尿嘧啶（5-fluorouracil，5-FU）/氟尿苷（floxuridine，FUDR）等。由于不同方案的给药剂量、给药频率、给药方式及入选标准不同，各文献报道的低危 GTN 患者以单药初治后的完全缓解率差别较大，绝大部分集中在 50%~90%。20%~30% 的低危 GTN 患者在单药化疗后出现耐药，需要接受二线甚至三线的补救化疗和（或）手术治疗。因此，低危 GTN 患者的单药化疗耐药问题成为研究的关注点。Osborne 等在比较单次静脉注射 Act-D（1.25 mg/m²）与每周肌内注射 MTX（30 mg/m²）方案的前瞻性Ⅲ期临床研究中观察到单药缓解率与预后评分相关，MTX 和 Act-D 的缓解率在 FIGO 评分为 0~1 分时分别为 70.4% 和 80.4%；在评分为 2~4 分时分别为 40.0% 和 63.3%；在评分为 5~6 分时分别只有 12.5% 和 44.4%。如果评分为 0~4 分且前次妊娠为葡萄胎，Act-D 和 MTX 的缓解率分别为 58.3% 和 73.2%；对于评分为 5~6 分的患者或 CC 患者，Act-D 和 MTX 的缓解率分别只有 9.1% 和 41.7%。另一项来自 Hasanzadeh 等的前瞻性临床研究显示，在使用 MTX 静脉周疗（50~75 mg/m²）时，低危 GTN 患者的总缓解率为 74.3%，但在 FIGO 评分为 5~6 分的患者中明显下降（5 分患者为 61.5%，6 分患者仅有 12.5%）。一些大样本的回顾性分析显示了类似的结果。英国的 Charing Cross 医院对 2000—2009 年的 618 例 GTN 患者进行了分析，发现 MTX 单药化疗的缓解率随着 FIGO 评分的升高而下降，0~4 分为 77%~45%，5

分为 35%，6 分仅有 31%。美国西北大学滋养细胞疾病中心 2016 年回顾了其诊治的 678 例低危 GTN 患者，发现低危 GTN 患者对单药耐药的高危因素包括病理诊断为 CC（$OR = 2.67$，$P = 0.007$）、治疗前 β-hCG > 10 000 U/L（$OR = 2.62$，$P = 0.002$）和 FIGO 评分增加（3~4 分时，$OR = 2.02$，$P = 0.027$；5~6 分时，$OR = 5.56$，$P < 0.001$）。北京协和医院采用单药 Act-D 治疗葡萄胎后低危 GTN 的研究（$n = 135$）显示，患者存在子宫体侵袭性病灶（$OR = 7.5$，95% CI：2.7~20.8，$P < 0.001$）、FIGO 评分≥5 分（$OR = 15.2$，95% CI：1.5~156.1，$P = 0.022$）和化疗前 β-hCG≥4000 U/L（$OR = 3.1$，95% CI：1.2~8.3，$P = 0.021$）是单药耐药的高危因素。来自英国 Sheffield 滋养细胞疾病中心的数据显示，FIGO 评分<6 分和 6 分者的耐药率分别为 34% 和 81%，β-hCG 是否>105 U/L 的耐药率分别为 84% 和 34%。综合上述研究发现，在低危 GTN 患者中，FIGO 评分为 5~6 分、病理诊断为 CC、β-hCG 高是单药化疗耐药的危险因素。2015 年，北京协和医院根据当时低危 GTN 患者的治疗现状，提出了对于低危 GTN 患者治疗分层的建议。笔者参与了 2018 年 FIGO 妇科肿瘤报告中关于 GTN 指南更新部分章节的修订工作，结合上述研究结果，与国际专家的共同讨论，并结合不同国家治疗的现状和具体国情，提出对于 FIGO 评分为 0~4 分、末次妊娠为葡萄胎、病理诊断非 CC 的患者，建议首选单药 Act-D、MTX 或 FUDR 化疗；对于 FIGO 评分为 5~6 分或病理诊断为 CC 的患者，可以直接考虑按照高危 GTN 患者的治疗方案选择联合化疗。

二、高危 GTN 患者的药物治疗进展

高危 GTN 患者的治愈率可以达到 80%~90%，但在临床诊治过程中仍存在一些难点，如部分高危患者对化疗耐药，病情反复复发；部分高危患者病情凶险，预后极差，处理棘手。对于高危 GTN 患者的药物治疗，近几年主要有以下进展。

1. 极高危 GTN 患者的化疗 *FIGO Cancer Report* 2015 中提出了极高危患者的新概念，将 FIGO 评分≥13 分或伴肝、脑转移或伴广泛转移的患者定义为极高危患者。FIGO 指南建议极高危 GTN 患者的初始化疗方案可直接选用 EMA/EP（E，依托泊苷；M，甲氨蝶呤；A，放线菌素 D；P，顺铂）；二线化疗方案可采用 TE/TP（T，紫杉醇；E，依托泊苷；P，顺铂）、FA（F，氟尿苷；A，放线菌素-D）、FAEV（F，氟尿苷；A，放线菌素-D；E，依托泊苷；V，长春新碱）、MBE（M，甲氨蝶呤；B，博来霉素；E，依托泊苷）、ICE（I，异环磷酰胺；C，卡铂；E，依托泊苷）、BEP（B，博来霉素；E，依托泊苷；P，顺铂）等。Alifrangis 等提出，对于广泛转移、肿瘤负荷大或 FIGO 评分为极高危的病情凶险患者，直接给予标准的一线化疗可能会造成严重的骨髓抑制，导致大出血、感染、休克，甚至多器官衰竭。为了避免上述的严重不良反应，Alifrangis 等采用低剂量的 EP 方案（E，依托泊苷，100 mg/m²，P，顺铂 20 mg/m²，第 1、2 天，每 7 天 1 次）作为初始化疗方案，1~2 个疗程后再给予 EMA/CO 方案（C，环磷酰胺；O，长春新碱）联合化疗，这样的化疗策略将极高危 GTN 患者的早期病死率从 7.2% 降低到 0.7%，且不增加后续对 EMA/CO 方案的耐药率和复发率。北京协和医院近 20 多年对于极高危尤其是合并心肺功能不全的 GTN 患者采用 AE 方案（A，放线菌素 D，500μg；E，依托泊苷 100 mg/m²，第 1~3 天，疗程间隔为 2 周）1~2 个疗程，待肿瘤负荷下降、全身情况改善后再改为高危患者的标准化疗方案进行治疗，也取得了满意的治疗效果。

2. 耐药复发患者的免疫治疗 GTN 在肿瘤免疫上不同于与其他肿瘤。①GTN 属于同种半异体移植物，其基因组成中有 50%~100% 为父系成分。②GTN 继发于妊娠胎盘滋养细胞。在正常妊娠时，为最大限度减少与母亲免疫系统的反应，滋养细胞和母体蜕膜之间的变化需要达到平衡，滋

养细胞不表达人类白细胞抗原（human leukocyte antigen，HLA）- Ⅰ/Ⅱ，而表达 HLA-G。

多项研究证实，PD-L1 在 GTN 组织中广泛表达。因此，PD-1/PD-L1 抑制药可能是 GTN 患者应对耐药的一个选择。免疫组织化学染色显示，胎盘部位 PD-L1 表达上调与局部免疫微环境处于下调状态相关。在 CC 标本中，PD-L1 免疫组织化学染色的阳性率高达 73%～100%，PD-L1 在合体滋养细胞中呈弥散强阳性，在中间型滋养细胞中呈弱阳性。北京协和医院对 GTN 免疫学相关生物标志物的研究显示，PD-L1、B7-H3 和另一个免疫检查点——细胞活化的含 V 区免疫球蛋白抑制物（V-domain Ig suppressor of T-cell activation，VISTA）在 CC 和 PSTT 中均呈高表达。

近 2 年，有研究者尝试使用免疫检查点抑制药治疗耐药的 GTN 患者。2017 年，Huang 等报道了 1 例极高危 GTN 患者在化疗耐药后应用帕博利珠（pembrolizumab）治疗，获得完全缓解，该患者肿瘤组织中的 PD-L1 呈高表达。同年，Ghorani 等首次报道了采用免疫疗法治疗对化疗耐药的 GTN 患者的队列研究，4 例对化疗耐药的 GTN 患者（2 例 CC，2 例 PSTT）采用 pembrolizumab 治疗后，3 例获得完全缓解。该研究的免疫组织化学染色显示，复发肿瘤中的 PD-L1 表达水平均在 90% 以上，肿瘤浸润淋巴细胞数目很多，推测这可能是预后好的相关因素。但免疫检查点抑制药在 GTN 中的临床试验有限。法国滋养细胞疾病中心于 2017 年 4 月发起了以 PD-L1 抗体 trophimmun 在对化疗耐药的 GTN 患者中的 Ⅱ 期临床研究（NCT03135769）。该研究包括 2 个队列，队列 A 为对单药化疗（MTX 或 Act-D）耐药的低危 GTN 患者，队列 B 为对联合化疗（EMA-CO、EMA-EP、BEP 等）耐药的 GTN 患者；治疗采用阿利库单抗（avelumab）10 mg/kg，每 2 周用药 1 次，在 hCG 治疗正常后巩固 3 个疗程。2018 年，在欧洲肿瘤内科学会（European Society for Medical Oncology，ESMO）的年会上，You 等报道了队列 A 的部分结果，6 例患者中 3 例完全缓解，随访 11.7 个月无复发，其余 3 例患者对免疫治疗无反应，给予二线化疗完全缓解，没有严重不良反应发生。目前，该研究仍在继续招募患者，其是首个以非化疗药物治疗低危耐药 GTN 达到缓解的临床研究，其作者展望免疫治疗可以避免化疗毒性及化疗耐药的发生。2016 年 7 月，一项招募罕见恶性肿瘤的 Ⅱ 期研究（NCT02834013）以纳武单抗（nivolumab）联合 CTLA-4 抑制药伊匹单抗（ipilimumab）进行治疗，在纳入的 53 种肿瘤中，包括了 GTN。目前，该研究仍在招募患者。医生需要认识到，临床对 GTN 免疫治疗的研究起步较晚，对于免疫检查点抑制药的机制尚不完全清楚，虽然一些可喜的个案给研究者以信心，但还有很多对治疗无反应的病例。同时，免疫检查点抑制药的上市时间不到 10 年，治疗的长期效果或不良反应及对远期生育力的影响尚不明确。目前，免疫检查点抑制药尚没有十分有效的疗效预测标志物，因而用药前需要患者充分知情和慎重选择。

3. 分子靶向治疗　该方向是近些年肿瘤治疗的重大进展。在 GTN 的治疗中，对于化疗耐药的难治 GTN 患者，基因检查发现了一些潜在的治疗靶点。Mello 等对 8 例 CC 标本的基因测序显示，5 例患者存在 9q33.1 缺失。2 个抑癌基因可能与妊娠 CC 有关，即 *TRIM32*（9q33.1）和 *CDH19*（18q22.1）。在预后评分高危组中，*CBX2*、*CBX4* 和 *CBX8* 更常出现。*PTEN* 基因和磷脂酰肌醇-3-激酶（phosphatidylinositol 3 kinase，PI3K）/丝氨酸（苏氨酸）激酶（protein kinase B，AKT）通路是妊娠 CC 中最相关的信号通路。之后的一篇文献也进一步证实了 PI3K/AKT 信号通路与 CC 存在相关性。芹菜素是黄体酮类似物，一些流行病研究和病例对照研究显示，芹菜素有抗肿瘤作用。Lim 等研究了芹菜素对 CC 细胞系（JAR 和 JEG3）的抗癌作用。结果显示，芹菜素降低了 JAR 和 JEG3 细胞的活性和迁移特性，增加了细胞凋亡，并抑制线粒体膜电位。芹菜素的凋亡作用是通过 PI3K/AKT 和细胞外调节蛋白激酶 1/2（extracellular regulated protein kinases 1/2，ERK1/2）-丝裂原活化蛋白激酶（mitogen-activated protein kinase，MAPK）信号通路介导的。

VEGF 及其受体在 GTN 中的研究结果最初也来自免疫组织化学。Singh 等对石蜡标本进行了免疫组织化学染色，结果显示，PSTT 中 VEGF 染色呈强阳性，CC 中 VEGFR-3 染色呈强阳性。2017

年，Traboulsi 等进一步对腺体来源的 VEGF（endocrine gland-VEGF，EG-VEGF）进行免疫组织化学染色，结果显示，CC 中的 EG-VEGF 染色呈强阳性，并明显强于葡萄胎及正常胎盘组织；在 JEG-3 细胞体外培养中，EG-VEGF 增强了细胞增生、迁移和侵袭的能力。有研究发现，在 CC 小鼠模型中使用 EG-VEGF 受体拮抗药，可显著降低肿瘤进展。

CD105 又称内皮因子（endoglin），通过参与 TGF-β 受体信号转导，调节内皮间质的信号传递，参与血管生成，在肿瘤血管生成的过程中发挥重要作用，也是抗肿瘤的一个靶点。有研究显示，CD105 在 CC 细胞系中也存在过表达，TRC105 是 CD105 的单克隆抗体。2018 年，Worley 等报道了 1 例复发性 CC 病例，该患者的肺部转移标本中 CD105 染色呈阳性，故给予 TRC105 和贝伐珠单抗联合治疗，4 个疗程后患者 β-hCG 降至正常，此后再巩固使用 TRC105 和贝伐珠单抗 4 个疗程，治疗结束后，该患者持续缓解>28 个月。综合上述研究发现，靶向治疗用于 GTN 的效果没有像其他对于靶向治疗效果好的肿瘤那样理想，文献检索仅有个案报道，仍需更多基础研究及临床研究来发现有效的药物。

总之，在经典化疗药物治疗 GTN 的近几十年，疗效已经有了显著改善，但对于治疗的探讨和优化仍在进行。目前，研究者在达到最好的疗效和减少不良反应间寻找更佳的平衡。在规范化治疗的同时，精准和个体化治疗体现在不同方面。对于低危 GTN 患者，进一步分层治疗受到更多关注。高危、耐药和复发的 GTN 患者仍然是治疗的难点和死亡的主要原因，随着药物研发的进展，免疫治疗和靶向治疗药物也开始用于临床，但其疗效和安全性仍需更多的基础研究和临床研究来进一步证实。

参考文献

[1] Kohorn EI, Goldstein DP, Hancock BW, et al. Workshop report: combining the staging system of the International Federation of Gynecology and Obstetrics with the scoring system of the World Heath Organization for trophoblastic neoplasia. Report of the Working Committee of the International Society for the study of trophoblastic disease and the International Gynecologic Cancer Society. Int J Gynecol Cancer, 2000, 10 (1): 84-88.

[2] Ngan HY, Seckl MJ, Berkowitz RS, et al. Update on the diagnosis and management of gestational trophoblastic disease. Int J Gynaecol Obstet, 2015, 131 (Suppl 2): 123-126.

[3] Osborne RJ, Filiaci V, Schink JC, et al. Phase Ⅲ trial of weekly methotrexate or pulsed dactinomycin for low-risk gestational trophoblastic neoplasia: a gynecologic oncology group study. J Clin Oncol, 2011, 29 (7): 825-831.

[4] Hasanzadeh M, Tabari A, Homae F, et al. Evaluation of weekly intramuscular methotrexate in the treatment of low risk gestational trophoblastic neoplasia. J Cancer Res Ther, 2014, 10 (3):

646-650.

[5] Sita-Lumsden A, Short D, Lindsay I, et al. Treatment outcomes for 618 women with gestational trophoblastic tumours following a molar pregnancy at the Charing Cross hospital, 2000—2009. Br J Cancer, 2012, 107 (11): 1810-1814.

[6] Strohl AE, Lurain JR. Postmolar choriocarcinoma: an independent risk factor for chemotherapy resistance in low-risk gestational trophoblastic neoplasia. Gynecol Oncol, 2016, 141 (2): 276-280.

[7] Li L, Wan X, Feng F, et al. Pulse actinomycin D as first-line treatment of low-risk post-molar non-choriocarcinoma gestational trophoblastic neoplasia. BMC Cancer, 2018, 18 (1): 585.

[8] Taylor F, Grew T, Everard J, et al. The outcome of patients with low risk gestational trophoblastic neoplasia treated with single agent intramuscular methotrexate and oral folinic acid. Eur J Cancer, 2013, 49 (15): 3184-3190.

[9] 李洁，向阳. 低危妊娠滋养细胞肿瘤化疗现状及耐药发生相关因素. 中国实用妇科与产科杂志，

2015, 31 (11): 1052-1054.

[10] Alifrangis C, Agarwal R, Short D, et al. EMA/CO for high-risk gestational trophoblastic neoplasia: good outcomes with induction low-dose etoposide-cisplatin and genetic analysis. J Clin Oncol, 2013, 31 (2): 280-286.

[11] Veras E, Kurman RJ, Wang TL, et al. PD-L1 expression in human placentas and gestational trophoblastic diseases. Int J Gynecol Pathol, 2017, 36 (2): 146-153.

[12] Inaguma S, Wang Z, Lasota J, et al. Comprehensive immunohistochemical study of programmed cell death ligand 1 (PD-L1): analysis in 5536 cases revealed consistent expression in trophoblastic tumors. Am J Surg Pathol, 2016, 40 (8): 1133-1142.

[13] Zong L, Zhang M, Wang W, et al. PD-L1, B7-H3 and VISTA are highly expressed in gestational trophoblastic neoplasia. Histopathology, 2019, 75 (3): 421-430.

[14] Ghorani E, Kaur B, Fisher RA, et al. Pembrolizumab is effective for drug-resistant gestational trophoblastic neoplasia. Lancet, 2017, 390 (10110): 2343-2345.

[15] de Mello JBH, Cirilo PDR, Michelin OC, et al. Genomic profile in gestational and non-gestational choriocarcinomas. Placenta, 2017, 50: 8-15.

[16] Lim W, Park S, Bazer FW, et al. Apigenin reduces survival of choriocarcinoma cells by inducing apoptosis via the PI3K/AKT and ERK1/2 MAPK pathways. Journal of Cellular Physiology, 2016, 231 (12): 2690-2699.

[17] Singh M, Kindelberger D, Nagymanyoki Z, et al. Vascular endothelial growth factors and their receptors and regulators in gestational trophoblastic diseases and normal placenta. Journal of Reproductive Medicine, 2012, 57 (5-6): 197-203.

[18] Traboulsi W, Sergent F, Boufettal H, et al. Antagonism of EG-VEGF receptors as targeted therapy for choriocarcinoma progression in Vitro and In Vivo. Clinical Cancer Research, 2017, 23 (22): 7130-7140.

[19] Worley MJ, Elias KM, Horowitz NS, et al. Durable remission for a woman with refractory choriocarcinoma treated with anti-endoglin monoclonal antibody and bevacizumab: a case from the New England Trophoblastic Disease Center, Brigham and Women's Hospital and Dana-Farber Cancer Institute. Gynecologic Oncology, 2018, 148 (1): 5-11.

Lynch 综合征相关子宫内膜癌患者保留生育功能

曹冬焱
中国医学科学院　北京协和医学院　北京协和医院

一、概　　述

1. 定义　林奇综合征（Lynch syndrome，LS；Lynch 综合征）既往又称遗传性非息肉病性结直肠癌（hereditary non-polyposis colorectal cancer，HNPCC），是由一组 DNA 错配修复（mismatch repair，MMR）基因种系突变导致的一种遗传性常染色体显性疾病，携带这些基因突变的人群终身发生结直肠疾病的风险高达 50%~80%，且容易发生结肠腺癌而非息肉。最早在 1913 年，被誉为"遗传学之父"的美国病理学家 Warthin 首次描述并报道了一个肠道和生殖道肿瘤聚集的家系。1966 年，Lynch 团队更系统地描述了多个这样家系的遗传学和临床特征，为纪念他的工作，HNPCC 又被称作 Lynch 综合征。

2. Lynch 综合征相关肿瘤的特点　Lynch 综合征相关的结直肠癌患者往往较普通的结直肠患者发病年龄早，通常在 40~50 岁。发生癌变的大肠部位多在升结肠区域，可同时或先后出现多部位癌变，组织学类型多为低分化黏液腺癌或印戒细胞癌。这类患者本身可发生胃肠、子宫、卵巢等部位的多种癌症，其家族成员可表现为相同肿瘤的聚集性发病，故明确诊断对于本人和家族多种癌症的早预防、早治疗都有重要意义。

3. 诊断　最早 Lynch 综合征的诊断主要是按照临床家系的诊断标准，如 20 世纪 90 年代的阿姆斯特丹标准（Amsterdam Ⅰ 和 Ⅱ），后来发现在 Lynch 综合征的家系中，只有 50%~70% 的成员可以通过分子生物学的手段检测到相关错配修复基因（*hMLH*1、*hMSH*2、*hMSH*6 和 *hPMS*2）的胚系突变。而单纯依靠家系诊断，会漏诊无家族史的结直肠患者中的基因突变携带者。因此，2010年之后，国际上统一定义 Lynch 综合征为既有临床家族史表型，又有错配修复基因种系突变的患者，而那些符合各类临床家系标准但未检测到错配修复基因种系突变的患者则命名为家族性结直肠癌。HNPCC 的名称基本被弃用。目前，Lynch 综合征的诊断更倾向于分子诊断，即临床上倾向于对所有结直肠癌患者通过免疫组织化学染色检测 *MMR* 基因蛋白表达缺失，结合 MSI 检测进行筛查，若筛查发现 MMR 蛋白表达缺失和 MSI 阳性，再通过基因测序确诊是否为 Lynch 综合征。诊断 Lynch 综合征有助于判断患者的预后，以及结直肠和肠道外肿瘤的筛查、监测、预防与早诊断、早治疗，并有助于家族成员的筛查和遗传咨询。

二、Lynch 综合征相关子宫内膜癌的特点及筛查程序

1. 子宫内膜癌是 Lynch 综合征的"前哨癌"　子宫内膜也是 Lynch 综合征除结肠外的第 2 个

癌变靶点。一般人群发生子宫内膜癌的终身风险为 2.6%，而 Lynch 综合征患者一生中有 40%～60%的概率会发生子宫内膜癌，也就是说，在女性 Lynch 综合征患者中，发生子宫内膜癌的风险几乎同结直肠癌的风险一样高。Lynch 综合征最常见的发生突变的错配修复基因为 *MLH1*、*MSH2*、MSH6 和 *PMS*2，不同基因突变导致的易发癌种也不尽相同，最常见的 *MMR* 基因突变是 *MLH*1 和 *MSH*2，也是结肠癌高发的基因型；在子宫内膜癌患者中，*MSH*6 基因突变较结肠癌常见。子宫内膜癌的发病年龄相对于其他肿瘤要早，Lynch 综合征患者中 50%以上首发的恶性肿瘤为子宫内膜癌，后续 10 年内出现第 2 肿瘤的风险高达 25%，故子宫内膜癌也常被当作 Lynch 综合征的"前哨癌"，在子宫内膜癌患者中识别和诊断 Lynch 综合征对患者个人或家族都有重要意义。

　　2. Lynch 综合征相关子宫内膜癌的特点　Lynch 综合征占全部子宫内膜癌的 2%～5%。散发子宫内膜癌患者的平均诊断年龄约为 61 岁，Lynch 综合征女性患者发生子宫内膜癌的平均诊断年龄要早于散发病例，为 46～54 岁，且有后代发病年龄更早于上一代的趋势。另外，与散发Ⅰ型子宫内膜癌患者往往具有"子宫内膜癌三联征"不同，Lynch 综合征相关子宫内膜癌患者可能不具备肥胖、糖尿病、高血脂等代谢综合征的相关特点，可能也无长期多囊卵巢综合征或无排卵异常子宫出血的病史。Lynch 综合征相关子宫内膜癌的组织学类型大多还是子宫内膜样癌，但与 Lynch 综合征相关结肠癌生物学行为相对温和不同，子宫内膜样癌相关子宫内膜癌可能更容易具备预示强侵袭性和预后不良的特点，如分化差、累及子宫下段、肌层浸润、脉管浸润、分期晚等。甚至年轻的患者也可能出现非Ⅰ型浆液性癌或透明细胞癌成分。一部分患者可能对传统治疗反应不佳，但因 DNA MMR（dMMR）和 MSI，可能对靶向治疗或免疫治疗有反应。因此，对子宫内膜癌患者进行 Lynch 综合征的筛查有助于判断患者预后、指导治疗，也有利于 Lynch 综合征相关其他癌症的筛查和预防，对家族成员的遗传咨询和健康指导也有重大意义。

　　3. 如何在子宫内膜癌患者中筛查 Lynch 综合征　由于 Lynch 综合征在全部子宫内膜癌中的比例不高，临床上对全部子宫内膜癌患者进行基因检测是既不现实也不经济的，应关注以下高危人群进行重点筛查：50 岁以下发病的子宫内膜癌，家族中有多例 Lynch 综合征相关肿瘤患者，以及已知有家族成员诊断为 Lynch 综合征，这是必须进行筛查的目标。目前，临床上推荐先在子宫内膜癌组织中通过免疫组织化学检测 MMR 蛋白表达，表达无缺失则被认为是散发的，无须进一步行基因检测。如果免疫组织化学检测发现 MLH1/PMS2 蛋白表达缺失，需除外启动器甲基化导致的表观遗传学改变，MLH1 甲基化阴性做基因检测确诊，如果为 MSH2/MSH6 蛋白表达缺失，直接做基因检测明确诊断。

三、Lynch 综合征相关子宫内膜癌患者保留生育功能的现状和注意事项

　　1. 子宫内膜癌患者保留生育功能的现状　对年轻尚未生育的子宫内膜癌患者采取保留生育功能的治疗已经有几十年的临床经验，在最近 20 年得到了广泛认可，国内外业界也制定了相应的诊疗规范。其适应证包括：①年轻，通常要求 40 岁以下，迫切要求生育，且无妊娠禁忌证。②组织学确认的高分化、Ⅰ型（子宫内膜样）子宫内膜癌。③癌灶限于子宫内膜，无肌层浸润、无子宫外受累。④无使用相关药物的禁忌证。⑤充分知情，能够理解风险，能够保证随诊和治疗的顺应性。治疗方法：不手术，保留子宫，药物治疗使子宫内膜病变逆转。通常采用连续口服高效孕激素的方法，大量临床经验证实有效，但过度肥胖、肝功能异常、高凝血栓倾向等情况不适合采用孕激素，也有部分患者因对孕激素治疗耐药而无效但仍有保留子宫的意愿，故近年来临床上也开始越来越多地尝试非孕激素治疗，多采用 GnRHa 联合芳香化酶抑制药或曼月乐的方法，连续用

药，每 3~4 个月为 1 个疗程，需密切随诊并监测药物的不良反应，并通过宫腔镜取子宫内膜进行病理学检查、评估疗效，总疗程多为 6~9 个月。治疗效果：科学评估，正规治疗可获得 90% 以上的子宫内膜完全缓解率，经过积极助孕，20%~40% 最终可获得活产儿。

年轻的子宫内膜癌患者更应警惕 Lynch 综合征等遗传倾向的可能，尤其是无肥胖、多囊卵巢、高雌激素刺激因素的患者。因大多数 Lynch 综合征相关子宫内膜癌的组织学类型为 I 型，且为局限在子宫内膜的早期病变，预后与散发病例相当，故即使可疑或确诊为 Lynch 综合征，只要符合上述保留生育功能的指征，仍可采用同样的方法暂时保留子宫，尝试使用药物逆转子宫内膜，保留生育功能。

2. Lynch 综合征相关子宫内膜癌患者保留生育功能的注意事项　由于 Lynch 综合征相关子宫内膜癌与散发子宫内膜癌有相当多的不同，发病机制可能与肥胖、高雌激素等代谢因素无关，容易出现子宫腔下段受累、侵入子宫肌层及脉管浸润，对激素类药物的治疗反应可能不佳。另外，Lynch 综合征为遗传性疾病，若要保留生育功能，需充分知情、详细评估，具体需要注意以下 4 个方面。

（1）治疗前：详细询问并记录月经婚育史、肿瘤家族史，尽可能完善家系图；组织病理学复核确认为高分化 I 型子宫内膜癌，警惕有分化不良或非 I 型成分的可能，免疫组织化学检测激素受体和 MLH1、MSH2、MSH6、PSH 等 MMR 蛋白的表达情况，如果明确为 MMR 蛋白表达缺失，进一步行基因检测确认 MMR 基因突变；影像学检查注意子宫下段的病变，有无子宫内口及子宫颈的受累，排除肌层浸润和子宫外受累，以及卵巢可能同时存在的肿瘤；遗传咨询告知，Lynch 综合征是一种常染色体显性遗传病，携带者本人除患子宫内膜癌，将来还有远高于正常人的罹患结直肠癌、胃癌、卵巢癌等多种癌症的风险。父母任何一方携带致病基因均有约 50% 的概率遗传给子女的可能，慎重考虑保留生育功能并签署书面知情同意书。

（2）治疗中：根据患者病史、免疫组织化学结果（激素受体情况）可选择高效孕激素治疗，亦可选用非孕激素治疗。治疗过程中需密切监测子宫内膜的变化，警惕出现病情进展。如果癌灶增大、肌层浸润、卵巢占位或其他子宫外肿瘤出现，建议每月复诊检查盆腔彩超和血清标志物，若发现癌灶进展或出现子宫外肿瘤征象，必须果断处理，避免影响患者预后，同时应密切监测药物的不良反应。满 3~4 个月获取子宫内膜，行组织学检查评估疗效，根据病理学结果和患者意愿决定是否继续保守治疗。无论是患者撤回知情同意书，还是治疗过程中病情进展，或治疗 6~9 个月无效，都应考虑切除子宫及时止损。卵巢的去留需根据患者的年龄酌情处理，对于年轻、子宫内膜癌为早期、有代孕条件者可暂时保留卵巢，不再苛求生育者应将卵巢一并切除避免将来罹患卵巢癌。子宫双侧附件切除术后行雌激素替代治疗改善更年期症状和预防远期并发症是安全的。

（3）治疗后：子宫内膜逆转后应积极采取人工辅助生殖技术尽快妊娠，如果采用 IVF-ET 助孕，根据患者本人意愿，在符合伦理和辅助生殖技术政策的前提下决定是否进行植入前胚胎遗传学诊断以保证植入的胚胎不携带致病的突变基因。

（4）完成生育后：尤其是 40 岁以后，建议患者切除子宫和双侧附件以预防子宫内膜癌和卵巢癌。建议暂时保留子宫和卵巢的患者长期口服避孕药，或子宫内放置炔诺酮缓慢释放系统以预防子宫内膜癌复发。此外，对生殖道以外的其他 Lynch 综合征相关肿瘤，应终身进行筛查和监测。对家庭成员进行宣教和遗传咨询，必要时行基因检测确认携带者，并进行相应的肿瘤筛查。

总之，Lynch 综合征相关的子宫内膜癌往往发病较早，是"前哨癌"，临床医生（妇科肿瘤）应在年轻子宫内膜癌及有高危家族史的患者中建立筛查 Lynch 综合征的自觉意识，并使其具备相关知识。推荐在所有子宫内膜癌组织中通过检测 MLH1、MSH2、MSH6 和 PSH 蛋白缺失来筛查 Lynch 综合征，确认表达缺失者再通过基因检测确定诊断。Lynch 综合征相关子宫内膜癌具有与散发子宫内膜癌不同的临床特点和病理特点，年轻要求保留子宫期待生育者应在治疗前仔细评估，并进行遗传咨询，了解风险，非手术治疗可选用孕激素或非孕激素治疗，应密切监测子宫内膜变化并系统评估疗效。完成生育后尽早切除子宫和双侧附件，并对子宫内膜癌以外的其他 Lynch 综合征相关肿瘤进行终身监测和筛查。

参考文献

[1] 腾飞，马学功，薛凤霞. Lynch 综合征相关性子宫内膜癌的诊治进展. 中华妇产科杂志，2016，51（3）：228-232.

[2] Lancaster JM，Powell CB，Kauff ND，et al. Society of Gynecologic Oncologists Education Committee statement on risk assessment for inherited gynecologic cancer predispositions. Gynecol Oncol，2007，107：159.

[3] Kwon JS，Scott JL，Gilks CB，et al. Testing women with endometrial cancer to detect Lynch syndrome. J Clin Oncol，2011，29：2247.

[4] Siegel RL，Miller KD，Jemal A. Cancer statistics，2016. CA Cancer J Clin，2016，66（1）：7-30.

[5] Warthin AS. Classics in oncology. Hereditary with reference to carcinoma as shown by the study of the cases examined in the pathological laboratory of the University of Michigan，1895—1913. CA Cancer J Clin，1985，35（6）：348-359.

[6] Lynch HT，Shaw MW，Magnuson CW，et al. Hereditary factors in cancer. Study of two large midwestern kindreds. Arch Intern Med，1966，117（2）：206-212.

[7] Tafe LJ，Riggs ER，Tsongalis GJ. Lynch syndrome presenting as endometrial cancer. Clin Chem，2014，60（1）：111-121.

[8] Joehlin-Price AS，Perrino CM，Stephens J，et al. Mismatch repair protein expression in 1049 endometrial carcinomas，associations with body mass index，and other linicopathologic variables. Gynecol Oncol，2014，133（1）：43-47.

[9] Aronson M，Gallinger S，Cohen Z，et al. Gastrointestinal findings in the largest series of patients with hereditary biallelic mismatch repair deficiency syndrome：report from the international consortium. Am J Gastroenterol，2016，111：275.

[10] Sparac V，Ujevic B，Ujevic M，et al. Successful pregnancy after hysteroscopic removal of grade I endometrial carcinoma in a young woman with Lynch syndrome. Int J Gynecol Cancer，2006，16（Suppl 1）：442-445.

[11] Takanori Y Kazuhiro T Nao S，et al. Lynch syndrome-associated endometrial carcinoma with MLH1 germline mutation and MLH1 promoter hypermethylation：a case report and literature review. BMC Cancer，2018，21，18（1）：576.

子宫内膜癌的淋巴结切除

谭先杰

第 20 章

中国医学科学院　北京协和医学院　北京协和医院

子宫内膜癌是发达国家最常见的妇科恶性肿瘤，随着宫颈癌有效防控措施的推广，子宫内膜癌也将逐渐成为发展中国家最常见的妇科恶性肿瘤。淋巴结转移是子宫内膜癌的主要转移途径，标准的子宫内膜癌分期手术的范围包括切除所有的盆腔及腹主动脉旁淋巴结。但早期子宫内膜癌患者占总体子宫内膜癌患者的90%以上，预后良好，5年总生存率达80%~90%，其发生淋巴结转移的比例仅为10%~15%。因此，是否需要对所有子宫内膜癌患者都行淋巴结切除一直存在争议，本章将对这一问题进行讨论。

一、淋巴结切除的利弊

1. 淋巴结切除的价值　对于恶性肿瘤患者，淋巴结切除的主要目的是明确肿瘤分期、切除可能存在的转移病灶和帮助选择辅助治疗方案，从而改善预后。1988年，FIGO将子宫内膜癌分期系统从临床分期改为手术病理分期，提升了腹膜后淋巴结切除的价值。以前，美国NCCN和《FIGO妇癌报告》都认为，即使术前分期为Ⅰ期的子宫内膜癌患者，也有较高的淋巴结转移率，应行淋巴结切除。Benedetti Panici等将514例术前诊断为Ⅰ期的子宫内膜癌患者随机分为淋巴结切除组（264例）和对照组（250例），淋巴结切除组行全子宫切除+双侧附件切除+系统盆腔淋巴结切除术，对照组行全子宫切除+双侧附件切除+可疑淋巴结活检或切除。结果发现，淋巴结切除组患者因淋巴结转移而分期提高的比例为13.3%，对照组仅为3.2%（$P<0.01$）。

也有学者提出需要根据淋巴结转移风险区别对待。Vargas等基于癌症监测、流行病学和预后数据（SEER数据库）进行回顾性研究，发现在进行分期手术的19 329例子宫内膜癌患者中，1035例（5.4%）有淋巴结转移；根据梅奥诊所低危子宫内膜癌淋巴结转移风险标准（病理分级为G_1或G_2、肌层浸润<1/2及肿瘤直径≤2 cm）确定的低危和高危子宫内膜癌患者分别为4095例和15 234例，低危患者的淋巴结转移率明显低于高危患者（分别为1.4%和6.4%，$P<0.01$），提示对于淋巴结转移低危风险的子宫内膜癌患者，淋巴结切除对明确分期的意义不大。

以前认为淋巴结切除能改善子宫内膜癌患者的预后，但后来的研究认为其价值并不确定。Benedetti Panici等对前述研究中的514例患者进行了中位49个月的随访，结果发现，78例复发，53例死亡。淋巴结切除组患者与对照组相比，复发的HR为1.10，死亡的HR为1.20，淋巴结切除组5年无瘤生存率和5年总生存率分别为81.0%和85.9%，对照组分别为81.7%和90.0%，提示系统淋巴结切除虽然可以提高分期，却并没有带来生存益处。

在子宫内膜癌治疗研究组（A Study in the Treatment of Endometrial Cancer，ASTEC）的一项多

中心随机对照研究中，1408 例术前评估病灶局限于子宫体的子宫内膜癌患者被随机分为标准手术组（704 例，接受子宫及双侧附件切除术，盆腔及腹主动脉旁淋巴结探查）和淋巴结切除组（704 例，接受上述标准手术及盆腔淋巴结切除）。中位随访 37 个月后发现，191 例患者死亡，其中标准手术组 88 例，淋巴结切除组 103 例，与标准手术组相比，淋巴结切除组患者的死亡 HR 为 1.16，两组患者 5 年总生存率的绝对差异仅为 1%；251 例患者复发，其中标准手术组 107 例，淋巴结切除组 144 例，与标准手术组相比，淋巴结切除组患者复发的 HR 为 1.35，两组患者 5 年无瘤生存率的绝对差异为 6%；调整基线和病理特征后，两组总生存率和无瘤生存率的 HR 分别为 1.04 和 1.25。同样提示，对于早期子宫内膜癌患者，淋巴结切除对于总生存率和无瘤生存率均无显著益处。

淋巴结切除的另一个可能的益处是根据淋巴结是否转移来帮助选择合适的术后辅助治疗措施，以改善患者的存活情况，并减少不必要的辅助治疗的毒性。但目前即使是在美国 NCCN 指南中，也没有根据切除淋巴结后的手术分期结果来制定辅助的标准化流程。

2. 淋巴结切除的弊端　虽然子宫内膜癌患者行淋巴结切除的价值存在争议，但其不良反应或弊端是肯定存在的，包括延长手术时间，增加术中并发症和术后淋巴囊肿、下肢淋巴水肿、下肢深静脉血栓形成的发生率，延长住院时间，以及增加治疗费用等。另外，子宫内膜癌患者常合并高血压、糖尿病和肥胖等，淋巴结切除后出现围手术期严重并发症的风险较高。

在 Benedetti Panici 等的研究中，淋巴结切除组患者的术中出血量和输血率与不切除淋巴结的对照组相比无差异，但手术时间和住院时间更长，淋巴囊肿、淋巴水肿、下肢深静脉血栓形成及肺栓塞的发生率更高。一项纳入 1922 例子宫内膜癌患者的荟萃分析显示，切除淋巴结不增加手术直接并发症的发生率，但明显增加手术相关的全身并发症的发生率，尤其是淋巴水肿和淋巴囊肿，RR 达 8.39。淋巴水肿可显著影响患者的生命质量。Yost 等采用癌症患者生命质量测定量表（QLQ-C30）和子宫内膜癌生命质量测定量表（QLQ-EN24）对子宫内膜癌患者进行术后生命质量评估，结果发现，在各种症状中，只有淋巴水肿在淋巴结切除患者中的评分显著高于对照组。

Lee 等对子宫内膜癌淋巴结切除进行了卫生经济学分析，结果显示，在韩国和美国行选择性淋巴结切除术的费用分别为 6454 美元和 23 995 美元，低于行常规淋巴结切除术的费用（分别为 7079 美元和 26 318 美元）。行选择性淋巴结切除术患者的质量调整生命年（quality-adjusted life years，QALY）分别为 6.91 和 6.87，高于行常规淋巴结切除术的患者（分别为 6.85 和 6.81）。该作者认为，对于子宫内膜癌患者，根据术前和术中评估选择性行淋巴结切除术的成本效益更好。

二、不进行淋巴结切除的适应证

如何界定患者为淋巴结转移低危风险目前尚无统一标准。在 Bell 等的一项研究中，淋巴结转移低危风险被定义为术中大体标本和快速冷冻病理检查符合以下条件：①G_1 或 G_2 子宫内膜样腺癌；②肌层浸润<1/2；③子宫颈未受累；④无腹腔内转移。根据该标准确定为低危风险的 179 例患者未行淋巴结切除，仅 3 例术后复发（平均 43.7 个月），5 年总生存率达 95.8%。有学者特别关注了病灶大小，认为病灶直径是预后的重要相关因素。还有学者认为，G_1 或 G_2 子宫内膜癌、肌层浸润<1/2 及肿瘤直径≤3 cm 的患者可以仅行子宫切除术。

还有研究发现，肌层浸润>1/2、子宫颈受累、淋巴脉管间隙受累及腹水细胞学检查阳性与腹膜后淋巴结转移相关，盆腔淋巴结阳性对腹主动脉旁淋巴结转移有提示作用，从而提出除了肌层浸润≤1/2 和无子宫颈受累以外，无淋巴脉管间隙受累也是判断淋巴结转移低危风险的指标。但淋巴脉管间隙是否受累术前无法评估，通过术中快速冷冻来判断也很困难。

目前，国际上多采用前述的梅奥诊所提出的低危子宫内膜癌标准来决定是否行淋巴结切除。也有些学者试图通过结合多种指标来判断子宫内膜癌患者的淋巴结转移风险，包括病理类型为子宫内膜样腺癌、病理分级为 G_1 或 G_2、肿瘤局限于子宫体、肌层浸润 <1/2 及肿瘤直径 ≤2 cm。前2 项可通过宫腔镜或诊刮得到的子宫内膜组织的病理结果来确定，后 3 项需结合彩超、MRI 等影像学检查进行判断。有学者提出采用 PET-CT 评估淋巴结转移的概率。Gholkar 等报道，正电子发射计算机体层成像（positron emission tomography CT，PET-CT）在子宫内膜癌淋巴结转移评估中的敏感性和特异性分别为 100% 和 80%，阳性预测值和阴性预测值分别为 20% 和 100%，准确性为81%，认为 PET-CT 结果提示淋巴结阴性的患者可以不行淋巴结切除。

为了减少不必要的淋巴结切除及其并发症，除了术前评估外，近年还出现了一项术中评估淋巴结情况的新技术——前哨淋巴结显像。

三、前哨淋巴结显像

目前认为，对于病变很可能局限于子宫的早期子宫内膜癌患者，前哨淋巴结（sentinel lymph node，SLN）显像可作为系统性淋巴结切除的替代措施。SLN 是肿瘤发生淋巴结转移必经的第 1站，理论上如果 SLN 检测结果为阴性，后续淋巴结发生转移的可能性很小，可以不必切除。目前，美国 NCCN 子宫内膜癌诊治指南推荐在分期手术中采用 SLN 显像，避免对无淋巴结转移的早期子宫内膜癌患者过度治疗。

Sinno 等对 114 例子宫内膜非典型增生或 G_1/G_2 子宫内膜癌患者行 SLN 检测、子宫切除及术中快速冷冻检查，如果子宫切除标本的快速冷冻检查结果提示高危，则行盆腔淋巴结切除。结果显示，98 例（86%）检出了 SLN，其中 8 例发生了转移。该作者进一步比较 2 种治疗策略的盆腔淋巴结切除率：策略一是根据子宫标本的术中快速冷冻检查结果决定是否进行盆腔淋巴结切除而忽略 SLN 检测的结果；策略二是优先考虑 SLN 检测的结果，如果有淋巴结显影，则根据显影淋巴结的术中快速冷冻检查结果决定是否进行盆腔淋巴结切除，只有当双侧盆腔淋巴结均未显影时，才根据子宫标本的术中快速冷冻检查结果决定。结果显示，策略一和策略二的盆腔淋巴结切除率分别为 36.8% 和 9.2%（$P=0.004$），且策略二的淋巴结转移检出率（8/8）并不低于策略一（5/8）。故该作者认为，基于 SLN 检测的治疗策略比传统方法更能使早期子宫内膜癌患者获益，可以在不降低淋巴结转移检出率的情况下，减少不必要的淋巴结切除。

SLN 显像还可以降低转移淋巴结的漏诊率。系统性淋巴结切除虽然常规切除血管周围的淋巴结及脂肪组织，但仍有可能遗漏淋巴结，尤其是一些非常见部位的淋巴结。Holloway 等对 119 例行系统性淋巴结切除同时行 SLN 检测的早期子宫内膜癌患者（示踪组）和 661 例单纯行系统淋巴结切除的患者（对照组）进行比较。结果显示，示踪组患者切除的淋巴结数目（26.4±10.5）明显多于对照组（18.8±8.5）（$P<0.01$）；示踪组淋巴结转移的检出率为 30.3%，明显高于对照组（14.7%）（$P<0.01$）；多因素分析提示，SLN 检测对子宫内膜癌转移淋巴结的检出有显著影响（$OR=3.29$，$P<0.01$）。How 等对 100 例子宫内膜癌患者进行的前瞻性研究发现，14 例患者的SLN 位于骶前、髂内和子宫旁等部位，而这些部位在常规的系统淋巴结切除时常被忽略。这些结果显示，SLN 检测可以发现非常规部位的转移淋巴结，从而降低转移淋巴结的漏诊率。

四、关于子宫内膜癌淋巴结转移的病理超分期

随着 SLN 显像技术的广泛开展，对 SLN 进行连续切片和免疫组织化学的病理超分期在提高低

体积肿瘤转移检测的准确性方面的价值受到越来越多的关注。低体积转移包括微转移（肿瘤直径在 0.2~2.0 mm）和孤立肿瘤细胞（肿瘤直径≤0.2 mm）。目前认为，基于 SLN 的病理超分期可检出传统病理检查无法检出的低体积转移淋巴结。Kim CH 等对 508 例 SLN 成功显影的子宫内膜癌患者进行研究，对切除的淋巴结（包括 SLN 及非 SLN）均行常规苏木精-伊红（hematoxylineosin，HE）染色，对 HE 染色阴性的 SLN 再行病理超分期［即细胞角蛋白 1/3（cytokeratin 1/3，AE1/3）免疫组织化学染色］。结果显示，64 例检出淋巴结转移，其中 58 例 SLN 转移，6 例非 SLN 转移。在 SLN 转移的患者中，常规 HE 染色检出 35 例（6.9%），HE 染色阴性而通过病理超分期检出者 23 例（4.5%），后者包括 4 例微转移、19 例孤立肿瘤细胞。提示，肌层浸润深度为 0、<1/2（低中危）和≥1/2（高危）患者的 SLN 低体积转移的检出率分别为 0.8%、8.0% 和 7.4%。

在 Naoura 等的研究中，180 例子宫内膜癌患者术前按照 2011 年 ESMO 复发风险将患者分为低中危组（146 例）和高危组（34 例），两组患者均行腹腔探查+SLN 活检+系统淋巴结切除+SLN 病理超分期。结果显示，SLN 的总检出率为 88.3%（159/180）；其中，低中危组为 88.4%（129/146），高危组为 88.2%（30/34）；淋巴结转移患者 41 例，低中危组 25 例（17.1%），转移率明显低于高危组（16 例，47.1%，$P=0.0005$）；17 例微转移均由 SLN 病理超分期检出，其中低中危组 14 例（9.6%），高危组 3 例（8.8%，$P>0.05$），提示病理超分期有利于检出传统方法无法检出的低体积转移。

病理超分期结果对术后辅助治疗的选择有一定指导作用。St Clair 等回顾性分析了 844 例行 SLN 检测的子宫内膜癌患者，其中 753 例（89.2%）淋巴结阴性，91 例（10.8%）淋巴结转移，包括巨大转移 47 例（5.6%）、微转移 21 例（2.5%）及孤立肿瘤细胞 23 例（2.7%）。844 例中，106（14.1%）例淋巴结阴性、42 例（89.4%）巨大转移、17 例（81.0%）微转移、19 例（82.6%）孤立肿瘤细胞转移患者接受了术后辅助化疗，进行了中位时间 26 个月的随访后发现，各组 3 年无复发率分别为淋巴结阴性患者 89.6%、巨大转移患者 71.4%、微转移患者 88.2%、孤立肿瘤细胞转移患者 84.2%（$P<0.01$）。结果提示，相比于巨大转移患者，低体积转移子宫内膜癌患者进行术后辅助化疗能明显改善预后。

Raimond 等对 304 例早期子宫内膜癌患者进行了回顾性研究，根据对淋巴结处理的不同将患者分为两组，研究组行 SLN 活检联合病理超分期，对照组仅行系统淋巴结切除术。结果显示，研究组转移淋巴结的检出率为 16.2%，是对照组（5.1%）的 3 倍（$P=0.03$）；研究组发现了 15 例微转移，其中有 11 例是通过病理超分期发现的。根据病理超分期结果调整患者的术后辅助治疗，SLN 检测发现的有淋巴结微转移的患者术后选择体外放疗，SLN 检测阴性的患者则选择阴道近距离放疗或随访。

五、关于腹主动脉旁淋巴结切除

1. 是否需要进行腹主动脉旁淋巴结切除　关于子宫内膜癌患者是否需要常规进行腹主动脉旁淋巴结切除，各研究结果差异较大，故无一致观点。有研究提示，腹主动脉旁淋巴结切除并不改善患者的预后。在 Courtney-Brooks 等的研究中，尽管同时切除腹主动脉旁淋巴结患者的 5 年总生存率高于仅行盆腔淋巴结切除的患者（分别为 96% 和 82%，$P=0.007$），但两组 5 年疾病特异性生存率无显著差异（分别为 96% 和 89%，$P>0.05$）。该作者认为原因可能是未进行腹主动脉旁淋巴结切除的患者多肥胖且合并症较多，影响了总生存率。May T 等对 257 例有淋巴结转移中高危风险的患者进行了研究，其中 118 例切除盆腔和腹主动脉旁淋巴结（PPALN 组），139 例仅接受了盆腔淋巴结切除（PLN 组）。结果发现，PLN 组患者的无瘤生存率明显高于 PPALN 组（分别为 80% 和

62%，$P=0.02$），两组总生存率无明显差异；同时发现，PLN组患者接受放疗和化疗作为辅助治疗的比例明显高于PPALN组（分别为28.8%和17.8%，$P=0.002$）。因此，该作者认为，对于有淋巴结转移中高危风险的子宫内膜癌患者，盆腔淋巴结切除联合放疗和化疗是有效的治疗方案。日本学者Okazawa也发现，子宫内膜癌患者如果不切除腹主动脉旁淋巴结而术后行辅助铂类、蒽环类和紫杉醇类药物化疗，对预后无明显影响。

但也有研究显示，同时切除腹主动脉旁淋巴结的子宫内膜癌患者，其盆腔外复发概率显著低于仅行盆腔淋巴结切除的患者。美国NCCN指南建议，腹主动脉旁淋巴结切除适用于深肌层浸润、病理分级为G_3或浆液性腺癌、透明细胞癌和癌肉瘤患者。但有学者认为肌层浸润深度对于评估腹主动脉旁淋巴结转移没有意义，而盆腔淋巴结转移对腹主动脉旁淋巴结转移有较重要的提示作用。Luomaranta等回顾性研究了117例接受腹主动脉旁淋巴结切除的子宫内膜癌患者，结果发现，肉眼观察有盆腔淋巴结转移对腹主动脉旁淋巴结转移预测的敏感性为52.4%，特异性为93.8%；对中高分化的子宫内膜癌患者，浅肌层和深肌层浸润腹主动脉旁淋巴结转移的阴性预测值分别为99.7%和98.0%。因此，该作者认为，对于中高分化子宫内膜癌患者，无论肌层浸润深度如何，均可根据肉眼观察盆腔淋巴结转移情况决定是否进行腹主动脉旁淋巴结切除术。

Courtney-Brooks等的研究显示，在82例同时切除盆腔和腹主动脉旁淋巴结的患者中，仅1例（1.2%）患者的腹主动脉旁淋巴结阳性而盆腔淋巴结阴性。Kumar等对514例符合梅奥诊所淋巴结转移高危风险标准的子宫内膜癌患者进行研究，结果发现，在盆腔淋巴结有转移的患者中，51%存在腹主动脉旁淋巴结转移，而在盆腔淋巴结无转移的患者中，仅3%存在腹主动脉旁淋巴结转移，同样提示可根据盆腔淋巴结的情况来决定是否进行腹主动脉旁淋巴结切除。

2. 腹主动脉旁淋巴结切除的范围　这一点也存在争议，焦点在于是否需要切除肠系膜下动脉至肾静脉间的淋巴结。Odagiri等报道了266例子宫内膜癌患者，在19例肠系膜下动脉水平以上腹主动脉旁淋巴结有转移的患者中，6例肠系膜下动脉以下的腹主动脉旁淋巴结无转移，因而该作者提出腹主动脉旁淋巴结切除应做到肾静脉水平。而Kumar等的研究显示，在腹主动脉旁淋巴结转移的患者中，88%存在肠系膜下动脉至肾静脉水平间的淋巴结转移，且35%仅存在该区域的淋巴结转移，单纯该区域淋巴结转移的患者多出现于深肌层浸润的G_2～G_3子宫内膜样腺癌。Alay等也认为，子宫内膜癌腹主动脉旁淋巴结切除应达肾血管水平，但该作者认为不能根据肿瘤的病理分级、病理类型和肌层浸润情况来预测肠系膜下动脉水平以上区域腹主动脉旁淋巴结的转移情况。上述研究提示，如果决定做腹主动脉旁淋巴结切除，则切除水平应该达到肾静脉水平，否则患者的获益有限。

然而，相比于盆腔淋巴结切除，腹主动脉淋巴结切除的风险更大，如果损伤下腔静脉或肾静脉，会发生难以控制的大出血。理论上，开展子宫内膜癌诊治的外科医生都应该掌握腹主动脉旁淋巴结切除和并发症的处理技巧，但实际上只有一些大型综合医院或肿瘤专科医院能达到这一理想。这就需要医生根据具体情况进行个体化处理，根据患者的病情、医生的手术技巧、医院的设备（包括重症监护条件）来做决定。有条件者，可以开展；不具备条件者，不勉强开展，术后通过放疗来补救，否则得不偿失。

总之，对所有子宫内膜癌患者都进行包括盆腔和腹主动脉旁淋巴切除的系统淋巴结切除并不可取，应根据具体情况个体化处理。可以通过术前和术中评估，以决定是否需要进行淋巴结切除。经过20多年的检验，梅奥诊所的低危子宫内膜癌标准是可行的；SLN显像可以作为新的术中评估方法，但通过术中冷冻病检来确定是否有淋巴血管间隙受累则依然很困难；对于术前和术中评估为淋巴结转移低危风险的患者，可以不进行淋巴结切除；对于G_3、深肌层浸润、盆腔淋巴结阳性及特殊类型的子宫内膜癌，可以考虑行腹主动脉旁淋巴结切除，但也需要权衡利弊，量力而行。

参考文献

[1] 王志启，夏伟，郝娟，等. 子宫内膜癌淋巴结切除的研究进展. 中华妇产科杂志，2016，51（1）：70-73.

[2] 陈家瑜，梁斯晨，邓浩，等. 子宫内膜癌前哨淋巴结检测的研究进展. 中华妇产科杂志，2018，53（2）：139-142.

[3] Alay I，Turan T，Ureyen I，et al. Lymphadenectomy should be performed up to the renal vein in patients with intermediate-high risk endometrial cancer. Pathol Oncol Res，2015，21（3）：803-810.

[4] Angioli R，Plotti F，Cafà EV，et al. Quality of life in patients with endometrial cancer treated with or without systematic lymphadenectomy. Eur J Obstet Gynecol Reprod Biol，2013，170（2）：539-543.

[5] ASTEC study group，Kitchener H，Swart AM，et al. Efficacy of systematic pelvic lymphadenectomy in endometrial cancer（MRC ASTEC trial）：a randomised study. Lancet，2009，373（9658）：125-136.

[6] Bell JG，Patterson DM，Klima J，et al. Outcomes of patients with low-risk endometrial cancer surgically staged without lymphadenectomy based on intra-operative evaluation. Gynecol Oncol，2014，134（3）：505-509.

[7] Benedetti Panici P，Basile S，Maneschi F，et al. Systematic pelvic lymphadenectomy vs. no lymphadenectomy in early-stage endometrial carcinoma：randomized clinical trial. J Natl Cancer Inst，2008，100（23）：1707-1716.

[8] Berretta R，Patrelli TS，Migliavacca C，et al. Assessment of tumor size as a useful marker for the surgical staging of endometrial cancer. Oncol Rep，2014，31（5）：2407-2412.

[9] Chattopadhyay S，Cross P，Nayar A，et al. Tumor size：a better independent predictor of distant failure and death than depth of myometrial invasion in International Federation of Gynecology and Obstetrics stage I endometrioid endometrial cancer. Int J Gynecol Cancer，2013，23（4）：690-697.

[10] Courtney-Brooks M，Scalici JM，Tellawi AR，et al. Para-aortic lymph node dissection for women with endometrial adenocarcinoma and intermediate-to high-risk tumors：does it improve survival? Int J Gynecol Cancer，2014，24（1）：91-96.

[11] Gholkar NS，Saha SC，Prasad G，et al. The accuracy of integrated ［（18）f］fluorodeoxyglucose-positron emission tomography/computed tomography in detection of pelvic and para-aortic nodal metastasis in patients with high risk endometrial cancer. World J Nucl Med，2014，13（3）：170-177.

[12] Holloway RW，Gupta S，Stavitzski NM，et al. Sentinel lymph node mapping with staging lymphadenectomy for patients with endometrial cancer increases the detection of metastasis. Gynecol Oncol，2016，141（2）：206-210.

[13] How J，Gotlieb WH，Press JZ，et al. Comparing indocyanine green，technetium，and blue dye for sentinel lymph node mapping in endometrial cancer. Gynecol Oncol，2015，137（3）：436-442.

[14] Kim CH，Soslow RA，Park KJ，et al. Pathologic ultrastaging improves micrometastasis detection in sentinel lymph nodes during endometrial cancer staging. Int J Gynecol Cancer，2013，23（5）：964-970.

[15] Kim HJ，Kim TJ，Song T，et al. Patterns of recurrence in endometrial cancer patients at risk of lymph node metastasis or recurrence according to extent of lymphadenectomy. Int J Gynecol Cancer，2012，22（4）：611-616.

[16] Kumar S，Podratz KC，Bakkum-Gamez JN，et al. Prospective assessment of the prevalence of pelvic，paraaortic and high paraaortic lymph node metastasis in endometrial cancer. Gynecol Oncol，2014，132（1）：38-43.

[17] Lee JY，Cohn DE，Kim Y，et al. The cost-effectiveness of selective lymphadenectomy based on a preoperative prediction model in patients with endometrial cancer：insights from the US and Korean healthcare systems. Gynecol Oncol，2014，135（3）：518-524.

[18] Luomaranta A，Lohi J，Bützow R，et al. Prediction of para-aortic spread by gross pelvic lymph node

findings in patients with endometrial carcinoma. Int J Gynecol Cancer, 2014, 24 (4): 697-702.

[19] May K, Bryant A, Dickinson HO, et al. Lymphadenectomy for the management of endometrial cancer. Cochrane Database Syst Rev, 2010, 1: CD007585.

[20] May T, Shoni M, Vitonis AF, et al. The role of para-aortic lymphadenectomy in the surgical staging of women with intermediate and high-risk endometrial adenocarcinomas. Int J Surg Oncol, 2013, 2013: 858916.

[21] Naoura I, Canlorbe G, Bendifallah S, et al. Relevance of sentinel lymph node procedure for patients with high-risk endometrial cancer. Gynecol Oncol, 2015, 136 (1): 60-64.

[22] NCCN. NCCN Clinical Practice Guidelines in Oncology Uterine neoplasms. Version 1. 2020. [2020-03-06]. https://www. nccn. org/professionals/physician_ gls/pdf/uterine. pdf.

[23] Odagiri T, Watari H, Kato T, et al. Distribution of lymph node metastasis sites in endometrial cancer undergoing systematic pelvic and para-aortic lymphadenectomy: a proposal of optimal lymphadenectomy for future clinical trials. Ann Surg Oncol, 2014, 21 (8): 2755-2761.

[24] Okazawa M, Ueda Y, Enomoto T, et al. A retrospective analysis of endometrial carcinoma cases surgically treated with or without para-aortic lymph node dissection followed by adjuvant chemotherapy.

Eur J Gynaecol Oncol, 2012, 33 (6): 620-624.

[25] Sinno AK, Peijnenburg E, Fader AN, et al. Reducing overtreatment: a comparison of lymph node assessment strategies for endometrial cancer. Gynecol Oncol, 2016, 143 (2): 281-286.

[26] St Clair CM, Eriksson AG, Ducie JA, et al. Low-volume lymph node metastasis discovered during sentinel lymph node mapping for endometrial carcinoma. Ann Surg Oncol, 2016, 23 (5): 1653-1659.

[27] Raimond E, Ballester M, Hudry D, et al. Impact of sentinel lymph node biopsy on the therapeutic management of early? stage endometrial cancer: results of a retrospective multicenter study. Gynecol Oncol, 2014, 133 (3): 506-511.

[28] Urzal C, Sousa R, Baltar V, et al. Factors predictive of retroperitoneal lymph node metastasis in endometrial cancer. Acta Med Port, 2014, 27 (1): 82-87.

[29] Vargas R, Rauh-Hain JA, Clemmer J, et al. Tumor size, depth of invasion, and histologic grade as prognostic factors of lymph node involvement in endometrial cancer: a SEER analysis. Gynecol Oncol, 2014, 133 (2): 216-220.

[30] Yost KJ, Cheville AL, Al-Hilli MM, et al. Lymphedema after surgery for endometrial cancer: prevalence, risk factors, and quality of life. Obstet Gynecol, 2014, 124 (2 Pt 1): 307-315.

葡萄胎良性肺转移：化疗还是不化疗

万希润　戴毓欣
中国医学科学院　北京协和医学院　北京协和医院

第 *21* 章

妊娠滋养细胞疾病（gestational trophoblastic disease，GTD）是一组来源于胎盘滋养细胞变性、异常增生导致的疾病，包括葡萄胎、侵蚀性葡萄胎（简称侵葡）、绒毛膜癌（简称绒癌）、PSTT及 ETT。滋养细胞具有较强的侵袭性，可侵入子宫肌层或转移至其他器官，以肺转移较为常见，具有一定的恶性潜能。葡萄胎为良性滋养细胞疾病，一般通过病理诊断确诊，通常通过吸/刮宫清除葡萄胎组织即可达到治愈。但几十年前就有报道，良性葡萄胎也可出现肺或阴道的转移。早在20 世纪 60 年代初，林巧稚医生和连丽娟医生就提出"良性葡萄胎"可以出现"肺转移"，并描述其特点和预后。由于在葡萄胎排出后这些"转移"可以自然消失，Novak 将这种情况称之为迁徙或生理性转移，与一般恶性病变的晚期远处转移有本质的区别，两者的治疗和预后相差甚远。由于滋养细胞肿瘤是唯一可以没有组织病理学证据就可以进行临床诊断的一种妇科恶性肿瘤，对于这些特殊的不典型病例，临床上误诊导致的错误治疗将给患者带来不必要的经济损失和身心伤害。因此，鉴别葡萄胎肺良性转移与恶性滋养细胞肿瘤的远处肺转移，对此类患者的诊治有重大意义。绒癌专业组在回顾性分析了近 14 年临床病例的基础上，总结了 20 例此类患者的临床特点及转归，提出了对于这部分"葡萄胎良性肺转移"或"葡萄胎肺迁徙"的患者，如果清宫后血清 hCG 下降满意，可密切观察而无须化疗的观点。

一、葡萄胎良性肺转移的研究进展

滋养细胞最奇特的生物学特性在于其具有先天的母体侵蚀能力，即使在正常的妊娠中，滋养细胞都具有侵袭和转移的能力。最早的病理学证据可以追溯至 100 余年前，Schmorl 对因分娩死亡的女性进行尸体活检时在肺毛细血管中发现存在合体滋养细胞。但其与恶性细胞不同，正常的妊娠滋养细胞入侵母体会在侵蚀一定程度后停止侵蚀，也就是说，其侵蚀功能是有限的，不产生任何后遗症；而恶变的滋养细胞却在母体内不断侵蚀，可侵入子宫肌层或转移至肺、脑等其他器官，其中以肺转移较为常见，发生率约为 80%，严重者可导致母体死亡。

葡萄胎的肺良性转移现象自 1959 年起就有多个学者相继报道，此类患者行葡萄胎吸/刮宫术前或术后血清β-hCG 未降至正常前，肺的影像学检查发现小的转移病灶，在接受了病灶活检或楔形切除术后病理提示为良性葡萄胎，首先在组织病理学水平上进一步提供了良性葡萄胎可以发生迁徙、转移至肺的证据。此外，也发现此类患者可以随着吸/刮宫术清除葡萄胎妊娠组织后血清β-hCG 的逐渐下降，肺病灶最终自行吸收缩小并消失，无须其他特殊治疗，尤其是化疗。1963 年，林巧稚医生报道了 9 例良性葡萄胎发生阴道或肺转移的病例，并提出葡萄胎的远处转移与一般的癌瘤和绒癌的转移有显著不同。2010 年，H. M. Knol 等报道了 1 例患完全性葡萄胎的 49 岁女性，在子宫切除术后肺 CT 提示病灶消失，这是以肺 CT 为影像学检查的关于葡萄胎肺良性转移现象的第 1 例报道。该作者认为，手术切除病灶可减少滋养细胞负荷、促使肺的小转移病灶消失，故提出对于此类患者，化疗不是必要的，可以选择子宫切除术为治疗方案。2017 年，日本学者报道了 2 例患者，诊断为葡萄胎后 GTN 伴肺转移（CT），未经任何治疗，肺病灶完全消失，该作者将这种恶性肿瘤的自然消亡归结于肿瘤免疫清除反应。

北京协和医院妇产科是全国滋养细胞疾病诊治中心，接收大量各地转诊的滋养细胞疾病患者。为了进一步了解这些特殊患者的特点，从而正确、有效地采取适宜的治疗手段治愈疾病，减少过度治疗可能带来的经济和身心健康上的损失，北京协和医院的一项研究收集了从 2006 年起收治的此类患者 20 例，并全部应用肺 CT 检查进行肺病灶变化的评估，以期提供更有价值的临床数据（表 21-1）。该研究共纳入 20 例患者，其中 19 例来自外院转诊，1 例为北京协和医院初诊患者。中位年龄为 29 岁（22~50 岁），中位孕次为 2 次（1~5 次），中位产次为 1 次（0~2 次）。14 例患者葡萄胎诊断时停经孕周中位数为 10.3 周（6.1~21.9 周），10 例患者初次清宫前血清 hCG 值的中位数为 267 064.5 U/L（3470.3~1 150 000 U/L）。病理证实，14 例为完全性葡萄胎，6 例为部分性葡萄胎。就诊后肺 CT（肺病灶分布特点）显示，12 例存在双肺病灶，4 例存在左肺病灶，4 例存在右肺病灶，可测量的病灶的直径为 0.6~1.2 cm。

二、葡萄胎良性转移与恶变后远处转移的鉴别

血清 hCG 是目前在全世界范围内广泛应用的滋养细胞疾病诊断和疗效检测的指标，是研究中随诊监测的重要指标。血清 hCG 的下降趋势是最特异的预后指标，预测成功与否，除血清 hCG 外尚无其他具有可比性的生物学指标。葡萄胎后发生的妊娠滋养细胞肿瘤一般无症状，患者通常通过血清 hCG 的监测得到诊断。因此，2000 年，FIGO 根据血清 hCG 水平的变化及组织学和其他特定的检查，规定葡萄胎后滋养细胞肿瘤的诊断标准如下（符合下列中的任何一项）：①葡萄胎排空后连续 4 次测定（第 1、7、14、21 天）血清 hCG 呈平台期（±10%），至少维持 3 周。②葡萄胎排空后连续 3 次测定血清 hCG 上升（>10%），并维持 2 周或 2 周以上。③葡萄胎排空后血清 hCG 仍处于高水平达 6 个月或更长。④组织学诊断。在临床诊断时，要注意排除妊娠物残留和再次妊娠。

根据上述诊断标准，可以发现在这 20 例患者中，肺影像学检查提示有可疑的转移，但影像学检查不是诊断葡萄胎恶变的首要标准，若严格按照血清 hCG 标准进行诊断，则可以避免做出侵袭性葡萄胎肺转移的错误诊断（表 21-1 中的 2 个特殊病例，见注释，例 2、例 17）。此外，本研究中例 16 曾行 PET-CT 检查，发现双肺病灶并没有类似恶性肿瘤的异常氟代脱氧葡萄糖（fluorodeoxyglucose，FDG）代谢增高的情况，进一步佐证此类患者良性滋养细胞迁徙至肺，不具有恶性潜能的特点。

表 21-1　20 例葡萄胎良性肺转移患者的临床资料

病例	年龄（岁）	停经时间（周）	初次清宫前血清 hCG 水平（U/L）	葡萄胎类型（完全性/部分性）	肺 CT 示肺病灶位置（双侧/左侧/右侧）	肺 CT 示肺最大病灶直径（cm）	初次清宫后血清 hCG 降至正常时间（周）	初次清宫后肺病灶消失（或缩小）时间（周）	清宫次数	血清 hCG 正常后随诊时间（月）
1	37	6.1	—	部分性	双侧	≤0.5	40.4	缩小	2	139
2[a]	27	—	—	完全性	双侧	≤0.5	23.7	67.4	2	123
3	22	—	—	部分性	双侧	≤0.5	15.3	缩小	2	110
4	33	12.9	71 000	完全性	左侧	≤0.5	42.9	缩小	2	107
5	49	8.6	—	完全性	左侧	≤0.5	16.6	36.9	1	106
6	28	12.2	175 813	完全性	右侧	1.2	11.1	18.6	3	104
7	26	10.2	—	完全性	双侧	≤0.5	14.7	缩小	2	102
8	30	10.1	220 000	完全性	双侧	≤0.5	12.7	17	3	102
9	27	12.7	3470	部分性	双侧	0.6	12.9	13.9	2	101
10	50	7	—	部分性	双侧	1.1	11.3	17.6	2	100
11	35	12.9	264 129	部分性	双侧	1.1	20.7	缩小	3	100
12	25	—	—	完全性	双侧	≤0.5	16.3	缩小	1	96
13	26	—	—	完全性	左侧	0.8	13	52.1	1	74
14[b]	27	12.5	755 195	完全性	右侧	1.1	16	47.7	2	70
15	41	10.9	—	部分性	双侧	≤0.5	23.1	38.4	3	54
16[c]	50	10.3	390 000	部分性	双侧	≤0.5	15	22.7	1	51
17[d]	36	9.9	1 150 000	完全性	双侧	≤0.5	11.4	缩小	1	49
18[e]	28	—	483 498	完全性	右侧	≤0.5	15.7	缩小	1	49
19	34	8.6	270 000	完全性	左侧	≤0.5	13.9	缩小	1	23
20	28	—	—	完全性	右侧	≤0.5	24	缩小	3	17

注：[a]．随诊中曾连续 2 次血清 β-hCG 呈平台期，但第 3 次复查开始逐渐至正常；[b]．唯一 1 例北京协和医院初诊患者；[c]．PET-CT 提示双肺小结节，但无明显异常 FDG 代谢增高；[d]．随诊中曾连续 2 次血清 β-hCG 轻度上升，但第 3 次复查开始逐渐降至正常；[e]．该患者在外院 hCG 已降至正常，但继续在北京协和医院随诊，肺病灶逐渐缩小；"—"表示无数据

三、肺影像学检查在滋养细胞疾病诊断中的应用

由于影像学技术的进步，肺 CT 与胸片相比，能更好地发现微小病灶。2000 年 FIGO 分期指出，胸片或肺 CT 都可以用于诊断妊娠滋养细胞肿瘤肺转移，但在高危评分时，仅可使用胸片检测肺病灶的数目。也有资料表明，肺 CT 代替胸片应用于妊娠滋养细胞肿瘤的分期，对于患者的治疗结果并无影响。对于上述临床诊断为葡萄胎良性肺转移的患者，肺 CT 均发现了微小病灶，但如果要将肺 CT 的结果应用于分期，就一定要考虑葡萄胎迁徙可能性的存在。需要注意的是，在 2012版指南中曾有肺部 X 线片检查的诊断标准，但鉴于上文所述的葡萄胎良性肺转移的情况，为避免这部分患者被诊断为侵蚀性葡萄胎而给予化疗，故在 2015 版指南中没有把转移性葡萄胎归为妊娠滋养细胞肿瘤。如上所述，需要根据血清 hCG 值做出是否恶变的诊断，而非根据影像学的肺病灶直接诊断为侵袭性葡萄胎。

北京协和医院的研究受限于该病较少见（病例数较少），暂未发现此队列患者肺部小结节的大小与分布与 hCG 下降时长的影响关系（表 21-2），但只要血清 hCG 在密切随诊的条件下持续下降，即使影像学提示可疑肺转移，也可以不给予化疗。同时也有文献证实，在发现葡萄胎患者有可疑肺结节时，立即给予化疗还是只有在血清 hCG 异常满足妊娠滋养细胞肿瘤的诊断时才开始化疗并不影响预后，更进一步支持葡萄胎肺影像学提示可疑转移结节本身并不能作为葡萄胎恶变转移的证据，血清 hCG 的监测才是诊断的可靠依据。

四、葡萄胎组织的清除

葡萄胎一旦确诊，应及时清宫，一般选用吸刮术，子宫<妊娠 12 周大小应尽量一次清除干净，子宫>妊娠 12 周大小或术中感觉一次清除干净有困难时，可于 1 周后行超声检查，结合血清 hCG水平，明确不除外子宫腔残留再行第 2 次清宫术。除非高度残存葡萄胎必须再次行清宫术，一般不主张进行第 3 次清宫术。鉴于上述研究的 19 例患者均为外院转诊患者，资料不全，包括初次清宫时的子宫大小、血清 hCG 水平等指标难以准确收集。20 例中有 7 例仅清宫 1 次，8 例清宫 2 次（7 例二次清宫病理证实葡萄胎残留，1 例病理提示坏死性蜕膜），5 例行清宫 3 次（4 例末次清宫提示葡萄胎残留，1 例病理提示坏死性蜕膜）。清宫次数与血清 hCG 下降时长暂无明确相关性（表21-2）。

对于葡萄胎的初始治疗，一般不主张直接行子宫切除术，除非有子宫穿孔或难以控制的大出血等并发症需行急诊手术。目前，年龄>40 岁被视为葡萄胎恶变的高危因素，但子宫切除术并不推荐作为葡萄胎后的常规治疗。如果患者的年龄较大且要求行子宫切除术，宜在清宫后且血清hCG 下降至低水平后再进行。对于葡萄胎良性肺转移的患者，H. M. Knol 等认为，即使血清 hCG在持续下降，但子宫切除术可清除子宫病灶、减少滋养细胞负荷、促使肺的小转移病灶消失。北京协和医院的研究包括 4 例年龄>40 岁的患者（例 5、例 10、例 15、例 16），结果显示，年龄不是影响血清 hCG 下降时长的因素（表 21-2），其均在密切随访的条件下进行血清 hCG 的监测，随诊至今无恶变，肺病灶消失或明显缩小，考虑到手术有创操作的风险，子宫切除术并不作为年龄>40岁患者的常规治疗。

表 21-2　影响血清 hCG 下降时长的单因素分析

	数量	中位时长（周）	P
年龄			0.925
≥40 岁	4	15.8	
<40 岁	16	15.5	
葡萄胎类型			0.869
部分性	6	15.2	
完全性	14	15.9	
肺部病灶分布			0.700
双侧肺	12	15.2	
单侧肺	8	15.9	
肺部结节最大直径			0.070
>0.5 cm	6	13.0	
≤0.5 cm	14	16.0	
清宫次数			0.405
1 次	7	15.0	
2~3 次	13	16.0	

五、葡萄胎良性肺转移患者不需要化疗

目前，预防性化疗已经不推荐作为葡萄胎后的常规治疗。葡萄胎恶变的高危因素包括：①血清 hCG>500 000 U/L；②子宫明显大于停经孕周；③卵巢黄素化囊肿直径>6 cm；④年龄>40 岁；⑤重复性葡萄胎。具有高危因素的葡萄胎患者的恶变率为 30%~50%，如果对所有高危患者都进行预防性化疗，势必会使超过 50% 的不发生恶变的患者遭受化疗之苦。研究结果显示，确诊葡萄胎后、GTN 前，化疗开始早晚不影响预后。此外，北京协和医院前期对 40 岁以上侵蚀性葡萄胎患者进行预防性化疗的分析发现，这些患者未从预防性化疗中明显获益，预防性化疗可能不能明显改善预后。因此，国际上也一直主张只有那些难以随诊或血清 hCG 测定不能保证准确的高危患者才可能需要进行预防性化疗。

上述的 20 例患者被诊断为葡萄胎良性肺转移，在充分知情同意的基础上，让其了解暂时不给予化疗、密切随诊的意义主要是避免不必要的化疗。结果显示，随诊并监测 17~139 个月，无 1 例发生恶变。值得注意的是，本研究中例 1、例 4 清宫后 6 个月血清 hCG 水平分别为 17.2 U/L 和 24.2 U/L，虽然按葡萄胎后滋养细胞肿瘤的诊断标准还未降至正常，但结合病程中监测的血清 hCG 的下降趋势，在患者充分知情同意下未行化疗，继续随诊至血清 hCG 降至正常，至今无恶变。该结果进一步说明，对于此类患者，在保证密切随诊的条件下，避免不必要的化疗可以获得较好的预后，但仍需要更多的病例及更长时间的随访资料进行准确评估。

六、葡萄胎良性肺转移患者的随访

目前，对于此类患者葡萄胎排出后的随诊，无统一的公认方案，但通常情况下，要先每周检测 1 次血清 hCG，直至 3 次均为正常水平。上述研究中的 20 例患者自第 1 次清宫起，血清 hCG 下降至正常（<2 U/L）所需时间的中位数为 15.5 周（11.1~42.9 周），而肺影像学显示肺结节的消失或缩小远滞后于血清 hCG 正常，10 例患者的肺结节完全消失所需时间的中位数为 29.8 周（13.9~67.4 周），在血清 hCG 正常后也需要 11.5 周（1.0~43.7 周），另有 10 例患者随诊至今肺结节均有缩小但仍未完全消失。因此，在此类患者的风险告知中，需要确认患者可以密切随诊的条件及对可能随诊所需时间较长的心理预期。

葡萄胎良性肺转移患者血清 hCG 正常后的随诊可每月 1 次，至少半年，然后改为每半年至 1 年 1 次，共随访 2 年。随诊内容包括血清 hCG 的定量测定、临床症状、妇科检查、盆腔和肺的影像学检查。如果随诊过程中出现任何异常，应提前复查。

综上所述，良性葡萄胎可能发生肺转移（肺影像学可见病灶），但在葡萄胎排出后这些转移可以自然消失，不一定是恶性的表现。对于这些患者，在充分知情同意并确保密切随诊的条件下，不给予化疗，进行血清 hCG 的严密随访。随着血清 hCG 的下降，并能降至正常，可以观察到肺病灶逐渐吸收甚至消失。

参考文献

[1] Kt L. Clinical analysis of 24 cases on benign and maliganant metastases of hydatidiform mole. Zhonghua Fu Chan Ke Za Zhi, 1963, 9: 271.

[2] Cg S. Uber das schicksal embolish verschleppter plazentalzellen. Verh Dsch Ges Pathol, 1905, 8: 39-46.

[3] Jacobson FJ, Enzer N. Hydatidiform mole with "benign" metastasis to lung. Histological evidence of regressing lesion in lung. Am J Obstet Gynecol, 1959, 78: 868-875.

[4] Ring AM. The concept of benign metastasizing hydatidiform moles. Am J Clin Pathol, 1972, 58 (2): 111-117.

[5] Knol HM, Arts HJ, Reyners AK. Spontaneous disappearance of suspected intrapulmonary metastases after hysterectomy in a patient with a complete hydatiform mole. Gynecol Oncol, 2010, 116 (3): 580-581.

[6] Niimi K, Yamamoto E, Nishino K, et al. Spontaneous regression of gestational trophoblastic neoplasia.

Gynecol Oncol Rep, 2017, 21: 98-100.

[7] Li X, Xu Y, Liu Y, et al. The management of hydatidiform mole with lung nodule: a retrospective analysis in 53 patients. J Gynecol Oncol, 2019, 30 (2): e16.

[8] Giorgione V, Bergamini A, Cioffi R, et al. Role of surgery in the management of hydatidiform mole in elderly patients: a single-center clinical experience. Int J Gynecol Cancer, 2017, 27 (3): 550-553.

[9] Braga A, Biscaro A, do Amaral Giordani JM, et al. Does a human chorionic gonadotropin level of over 20 000 IU/L four weeks after uterine evacuation for complete hydatidiform mole constitute an indication for chemotherapy for gestational trophoblastic neoplasia? Eur J Obstet Gynecol Reprod Biol, 2018, 223: 50-55.

[10] 蒋诗阳，李玲，赵峻，等. 预防性化疗对 40 岁以上侵蚀性葡萄胎患者治疗结局及预后的影响. 中华妇产科杂志，2017，52 (6): 398-402.

人绒毛膜促性腺激素持续性低水平升高的处理

第22章

冯凤芝　吕　嬿

中国医学科学院　北京协和医学院　北京协和医院

人绒毛膜促性腺激素（hCG）在妊娠及妊娠相关疾病，特别是 GTD 的诊断、监测中具有重大意义。作为敏感而特异的指标，hCG 在 GTD 的诊治过程中，能够准确反映疾病的变化和治疗效果，从而指引正确的临床处理。但在临床实践中，偶尔会遇到这样一种情况：患者的血清 hCG 持续呈低水平升高（1000 U/L 以下，一般多<250 U/L），但体检及影像学检查未发现病灶，治疗（包括化疗及手术）也不能使 hCG 降低。目前，把这种情况命名为 hCG 持续性低水平升高，这类病例虽然很少见，但在临床上是一个棘手的问题，涉及下面 5 种可能：①非妊娠性肿瘤（生殖细胞、上皮性或其他肿瘤）；②GTD 或正常妊娠失败；③绝经期垂体 hCG 的释放；④家族性或非家族性 hCG 升高；⑤因健身而注射 hCG；⑥人抗鼠抗体（human anti-mouse antibodies，HAMA'S）、人抗兔抗体（human anti-rabbit antibodies，HARA'S）假阳性。上述这些情况的处理方案截然不同，需要特别重视。

虽然 hCG 持续性低水平升高的病例并不常见，但是这类情况不但给医患双方造成困惑，还往往导致过度诊断和过度治疗，给患者造成严重损害。在美国 hCG 会诊中心报道的 189 例 hCG 持续性低水平升高的病例中，有 68% 接受过无意义的治疗，其中化疗（单药或联合）128 例，手术（子宫切除，甚至包括附件切除）31 例。因而有必要对这类病例的特点加以认识，并做出正确处理。

一、假性 hCG 低水平升高

假性 hCG 低水平升高是指虽然患者血清 hCG 测定值呈低水平升高，但实际上其血清中并不真正存在异常水平的 hCG，这种升高是由于测定方法导致的一种假象。

人体内存在能与动物抗体结合的嗜异性抗体，是造成假性 hCG 低水平升高的根本原因。这是由 hCG 测定的免疫原理所决定的，hCG 测定所使用的固定抗体和标记抗体为动物源性，具有免疫原性，人体能够产生相应的嗜异性抗体。这些嗜异性抗体能够连接测定 hCG 时使用的固定抗体和标记抗体，从而模拟 hCG 的免疫活性，造成测定值的假性升高。由于造成假性 hCG 低水平升高的嗜异性抗体仅见于血清，且不同试剂盒针对的抗原-抗体结合位点不同，因而假性 hCG 低水平升高有如下特点：①不同药盒的测定值相差 5 倍以上；②血清 hCG 阳性，且尿中测不到；③血清中不存在的 hCG 成分（β 核心片段）也呈阳性；④使用嗜异性抗体阻断剂能够避免或降低假性 hCG 低水平升高。

同样，由于嗜异性抗体的存在，假性 hCG 低水平升高患者的其他标志物或激素（如 CA125、前列腺特异抗原、甲状腺激素等）也会呈现假性升高，临床上应当注意加以甄别。

值得注意的是，许多假性 hCG 低水平升高患者在化疗和（或）手术等治疗后会出现短暂的测定值下降，这是由于免疫系统受到抑制导致嗜异性抗体下降造成的，这在临床上可能导致进一步的混淆。

二、真性 hCG 低水平升高

1. 静止期滋养细胞疾病和无法解释的 hCG 升高　两者的区别在于患者有无 GTD 史。Kohorn 等进一步将静止期滋养细胞疾病分为 2 类：一类是葡萄胎患者清宫术后，hCG 在下降到一定水平后持续呈低水平升高；另一类是 GTN 患者治疗后，hCG 下降到一定水平后持续呈低水平升高。这 2 类患者的临床表现及影像学检查均未发现子宫及子宫以外的病灶，化疗及手术无法使 hCG 降至正常水平。经过随诊发现，2 类真性 hCG 低水平升高都存在一定的恶变率。

在美国 hCG 会诊中心分析的 128 例真性 hCG 低水平升高的病例中，64 例为静止期滋养细胞疾病，57 例为无法解释的 hCG 升高。这 2 种真性 hCG 低水平升高的血清平均测定值约为 25 U/L，第 95 百分位水平为 200 U/L。在随诊过程中，前者有 5 例（4~36 个月后），后者有 4 例（12~48 个月后）血清 hCG 升高并出现可测量的病灶，其恶变率相似，恶变后的治疗方案及疗效与一般的 GTN 相似。Kohorn 等报道，静止期滋养细胞疾病及无法解释的 hCG 升高经密切随诊后有约 10% 的患者进展为 GTN。Hancock 等报道了 9 例静止期滋养细胞疾病，有 2 例最终进展为 GTN。

2. 垂体来源的真性 hCG 低水平升高　早在 20 年前，人们已经发现垂体能产生极少量的 hCG，这在围绝经期女性中尤为常见。美国 hCG 会诊中心 1998—2003 年共收集 7 例垂体来源的真性 hCG 低水平升高，所有患者在使用激素替代治疗后血清 hCG 均下降。

3. 家族性 hCG 综合征　这个概念最早出现在 2008 年，当时有位男性大学生运动员查体发现尿 hCG 异常，在查找原因的过程中，同时发现其一级亲属也有同样的情况，考虑是一种遗传性疾病，从而命名为家族性 hCG 综合征。截至 2011 年 8 月 1 日，美国 hCG 会诊中心检测到 10 例患者。血清 hCG 水平范围为 <1.0~216.0 U/L，其中 1 例尿 hCG 阳性但血中未检测到。10 例患者中，2 例疑诊恶性肿瘤并接受了化疗，1 例疑诊恶性肿瘤并进行了子宫切除术，2 例疑诊异位妊娠并接受了甲氨蝶呤治疗，均无效。10 例患者通过检测其一级和二级亲属的标本，均得以明确确诊。该综合征具体病因不清，男女都可累及，考虑为显性遗传，不影响生育，无须任何处理。

三、hCG 持续性低水平升高的处理

对于血清 hCG 持续低水平升高的患者，首先应除外假性 hCG 低水平升高的可能，并且行增强 CT（胸/腹部）或 MRI（盆腔/脑部，包括垂体）以排除非妊娠性分泌 hCG 的肿瘤（生殖细胞肿瘤、上皮性肿瘤或其他肿瘤）。

对于体检及影像学检查未见病灶的患者，特别是那些治疗后 hCG 无明显下降的患者，在除外假性 hCG 升高后，可诊断为真性 hCG 低水平升高。若 hCG 很低或患者是围绝经期女性，应考虑垂体来源的可能。给予雌孕激素序贯治疗，若 hCG 下降，则可明确诊断。

在除外垂体来源的真性 hCG 低水平升高后，即可诊断为静止期滋养细胞疾病或无法解释的 hCG 升高，两者的区别在于有无 GTD 史。静止期滋养细胞疾病的血清 hCG 一般在 20 U/L，很少 >200 U/L。若 >200 U/L，则为持续性葡萄胎或 GTN 的可能性大。

对于静止期滋养细胞疾病或无法解释的 hCG 升高的病例，应当密切随诊，不宜化疗或手术。

在随诊的过程中，如果出现 GTN 的表现，可按 GTN 治疗，治疗方法和预后均与一般 GTN 相同。英国 Sheffield 滋养细胞肿瘤中心回顾性分析了 1994—2007 年收治的 350 例需要化疗的滋养细胞疾病患者的临床资料，共有 17 例患者在化疗结束时有 β-hCG 持续低水平升高，升高范围为 4～43 U/L（平均 7.5 U/L），持续时间为 3～32 周（平均 10.7 周）。在 17 例患者中，16 例未治疗，后随诊发现 β-hCG 逐渐降至正常，无须再治疗；只有 1 例患者在化疗结束 3 个月后突然自 12 U/L 升高至 77 U/L，给予进一步的治疗。

高糖化 hCG（hyperglycosylate hCG，H-hCG）是 hCG 的变种之一，由侵袭性细胞滋养细胞产生。体外培养发现，H-hCG 能够促进滋养细胞的侵袭性，因而又称为侵袭性滋养细胞抗原（invasive trophoblastic antigen，ITA）。在妊娠早期及 GTN 中，H-hCG 所占比例较高。Cole 等检测了 94 例静止期滋养细胞疾病或无法解释的 hCG 升高患者的血清 H-hCG 占血清各种亚型 hCG 的比例，结果显示，90 例为 0，4 例低于 30%。而 9 例患者在随诊过程中发现恶变后，重新检测其血清 H-hCG 值，发现占血清各种亚型 hCG 的比例均 >80%。提示，H-hCG 可用于监测静止期滋养细胞疾病或无法解释的 hCG 升高患者的恶变。

对于这些患者多久监测一次 hCG、什么时候开始进行影像学检查寻找病灶及什么情况下开始按照 GTN 治疗，一直是临床上比较困惑的问题。回顾相关文献，多建议每月或至少每 2 个月监测 1 次 hCG 水平，每年查 1 次肺 CT，每 2 年查 1 次盆腔超声、全身 CT 和脑 MRI；当 hCG 倍增时间 <2 周或当 hCG>3000 U/L 时，即使影像学检查没有明确的病灶，为防止疾病快速进展，也建议及时启动化疗；或即使 hCG 仍处于低水平升高，但只要影像检查发现病灶，也建议启动治疗，给予手术切除病灶或化疗，因为 PSTT 或 ETT 产生的 hCG 水平多不高，也容易混淆诊断。对于有生育要求的患者，密切随诊 2 年后，如果仍未能诊断为活动性 GTN，则可以考虑妊娠，但妊娠后仍应密切随诊。

总之，引起 hCG 持续性低水平升高的原因有以下 4 种：假性 hCG 低水平升高、垂体性 hCG 升高、静止期 GTD 和家族性 hCG 综合征。只有静止期 GTD 需要密切随诊，因为有 6%～19% 的患者最终会进展为活动的 GTN，需要治疗，其他 3 种都没有活的滋养细胞，不需要治疗。在静止期 GTD 在进展为侵袭性 GTD 之前，对化疗和手术不反应，应当密切随诊，不宜化疗或手术。在随诊过程中，如果发生恶变，可按 GTN 的处理原则进行治疗。

参考文献

[1] 吕嬿，冯凤芝，向阳，等. 持续性真性低水平人绒毛膜促性腺激素升高 6 例临床特点. 协和医学杂志，2015，6（3）：212-215.

[2] Boafo-Yirenki M，Everard J，Tidy J，et al. A conservative approach in persistent low-level elevation of serum beta-human chorionic gonadotropin following chemotherapy for gestational trophoblastic neoplasia. J Reprod Med，2009，54（5）：288-290.

[3] Cole LA. Phantom hCG and phantom choriocarcinoma. Gynecol Oncol，1998，71：325-329.

[4] Cole LA. Familial hCG Syndrome. Journal of Reproductive Immunology，2012，93：52-57.

[5] Cole LA，Butler S. Detection of hCG in trophoblastic disease. The USA hCG reference service experience. J Reprod Med，2002，47：433-444.

[6] Cole LA，Sutton JM. HCG test in the management of gestational trophobalstic diseases. Clin Obstet Gynecol，2003，46：1-17.

[7] Cole LA，Khanlian SA，Sutton JM，et al. Hyperglycosylated hCG（invasive trophoblast antigen，ITA）a key antigen for early pregnancy detection. Clin Biochem，2003，36：647-655.

[8] Cole LA，Sutton JM. Selecting an appropriate hCG test for managing gestational trophoblastic disease and cancer. J Reprod Med，2004，49：545-553.

[9] Cole LA，Khanlian SA. Inappropriate management

156 妇产科学新进展

of women with persistent low hCG results. J Reprod Med, 2004, 49: 423-432.

[10] Esfandiari N, Goldberg JM. Heterophile antibody blocking agent to confirm false positive serum human chorionic gonadotropin assay. Obstet Gynecol, 2003, 101: 1144-1146.

[11] Hancock BW, Tidy JA. Clinical management of persistent low level hCG elevation. Trophoba Dis, 2000, 4: 5-6.

[12] Hwang D, Hancock BW. Management of persistent, unexplained, low-level human chorionic gonadotropin elevation: a report of 5 cases. J Reprod Med, 2004, 49: 559-562.

[13] Khanlian SA, Smith HO, Cole LA. Persistent low levels of human chorionic gonadotropin: a premalignant gestational trophoblastic disease. Am J Obstet Gynecol, 2003, 188: 1254-1259.

[14] Kohon EI. Persistent low level "real" human chorionic onadotropin: a clinical challenge and a therapeutic diemma. Gyn Oncol, 2002, 85: 315-320.

[15] Kohorn EI. What we know about low-level hCG: definition, classification and management. J Reprod Med, 2004, 49: 433-437.

[16] Ngu SF, Chan KL. Management of chemoresistant and quiescent gestational trophoblastic disease. Curr Obstet Gynecol Rep, 2014, 3: 84-90.

[17] Okada Y, Miyamoto S, Takashi Mimura T, et al. Spontaneous regression of quiescent gestational trophoblastic disease after pregnancy: a case report. BMC Women's Health, 2019, 19: 101-103.

[18] Qian XQ, Chen LL, Li BH, et al. Long-term outcome of patients with persistent low-level elevation of human chorionic gonadotrophin. J Obstet Gynaecol Res, 2016, 42: 694-700.

第五篇

生殖内分泌与生育调控疾病

胚胎植入前非整倍体检测是否应该普遍应用

第 23 章

郁 琦 熊 巍
中国医学科学院　北京协和医学院　北京协和医院

一、胚胎植入前非整倍体检测的背景介绍

随着遗传分析技术和辅助生殖技术的飞速发展，胚胎植入前的遗传检测得到了广泛的临床应用，目前已被用于上百种基因突变和染色体畸变的遗传诊断。2017 年，WHO 的生殖健康与研究项目联合国际辅助生殖技术监控委员会（International Committee Monitoring Assisted Reproductive Technologies，ICMART）、美国生殖医学会（American Society for Reproductive Medicine，ASRM）、国际生育学会联合会（International Federation of Fertility Societies，IFFS）、FIGO、ESHRE 等国际学术组织共同发出倡议，建议采用新的术语来描述胚胎植入前遗传学的相关定义。很多研究者认为之前的定义不太准确，特别是有关植入前遗传学筛查（preimplantation genetic screening，PGS）的定义。筛查是对一个大的群体或特定的高危人群，通过无创或微创的方法找出可能患病的个体，如唐氏综合征筛查、新生儿筛查等。筛查往往伴随有创的确诊实验手段，如羊水穿刺。事实上，PGS 只是针对染色体的检测手段而不是真正意义的筛查方法。因此，推荐使用植入前遗传学检测（preimplantation genetic testing，PGT）。PGT 中的"T"代表"检测"，相对于"D（diagnosis，诊断）"或"S（screening，筛查）"更加严谨和准确。检测范围包括胚胎植入前单基因遗传病（PGT for monogenic defects，PGT-M）、胚胎植入前染色体结构异常（PGT for structural rearrangements，PGT-SR）及胚胎植入前非整倍体检测（PGT for aneuploidies，PGT-A）（图 23-1）。

PGT-A 即以前的 PGS，是指在胚胎移植之前，对早期胚胎进行染色体数目和结构异常的检测，主要检测胚胎的 23 对染色体的结构和数目，通过比对来分析胚胎是否有遗传物质异常。PGT-A 用于指导胚胎移植，为进行辅助生殖的夫妇挑选出正常的胚胎，以避免终止妊娠或反复妊娠丢失。据 ESHRE 统计，1997—1998 年只有 116 个 PGT-A 周期，到 2006 年增至 3900 个周期。其实这个数字远远低于实际的 PGT-A 周期数。据统计，2005 年仅美国就完成了 2197 例 PGT-A。由于胚胎移植前遗传学检测的大量开展，且增长迅速，PGT-A 这一辅助生殖技术与分子生物学技术相结合而形成的产前诊断技术是否应该普遍应用引起了广泛的争议，笔者结合目前的文献对其临床应用价值、现状及存在的问题进行了总结和分析。

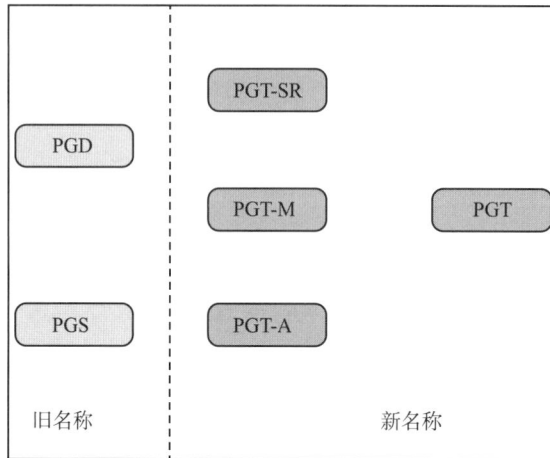

图 23-1　胚胎植入前遗传学的相关定义

注：PGD. preimplantation genetic diagnosis，植入前遗传学诊断

二、PGT-A 的主要步骤

PGT-A 的首要步骤是从卵子或胚胎中获取 DNA，包括极体活检、卵裂球活检和囊胚滋养层细胞活检。

1. 极体活检　极体是卵母细胞减数分裂过程中的产物，根据其检测结果可以间接推测卵母细胞的遗传信息（图 23-2）。因此，对极体进行遗传学检测可以间接推测卵母细胞染色体或基因的情况。极体活检具有安全性高、对胚胎发育几乎无损伤、在伦理上也更容易被接受的优势。对于因伦理、宗教等原因法律严禁行胚胎活检的国家，极体活检是唯一的选择。

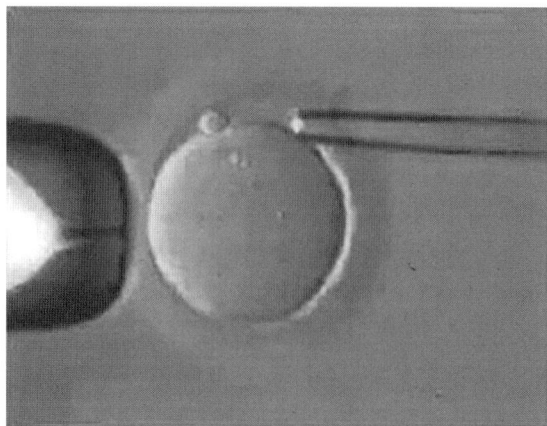

图 23-2　极体活检

极体活检的时机：第一极体活检在取卵后实施，也可在卵细胞质内单精子注射（intra cytoplasmic sperm injection，ICSI）后 0.5~2.0 小时进行；第二极体活检在 ICSI 后 8.0~14.0 小时第二极体排出后进行。在 ICSI 后 8.0~14.0 小时，可同时活检第一极体和第二极体。

极体活检通常采用第一极体和第二极体序贯活检的策略以确保结果的准确性，当存在染色体交叉互换的情况，初级卵母细胞可能是异常基因的杂合子，需要结合第二极体的活检和遗传学分析才能准确推断卵母细胞的遗传状态。极体活检的最大限制是仅能检测母源遗传物质，不能检测父源性基因或染色体组成。

2. 卵裂球活检　该活检在胚胎发育到 6~8 细胞阶段时进行，取 1~2 个卵裂球用于遗传诊断（图 23-3）。这种活检方式能更全面地反映胚胎的情况，但有研究表明，卵裂球活检会影响胚胎的后续发育。

卵裂球活检的时机：一般在人工授精后 66.0~70.0 小时进行，对此时发育至 6~8 细胞、碎片含量<30% 的胚胎进行活检。通常活检 1 个卵裂球，最多不超过 2 个。在卵裂球活检后，胚胎仍可继续生长发育 2~3 天，成为囊胚。在该阶段内若能完成胚胎遗传学诊断，则可施行新鲜周期移植。

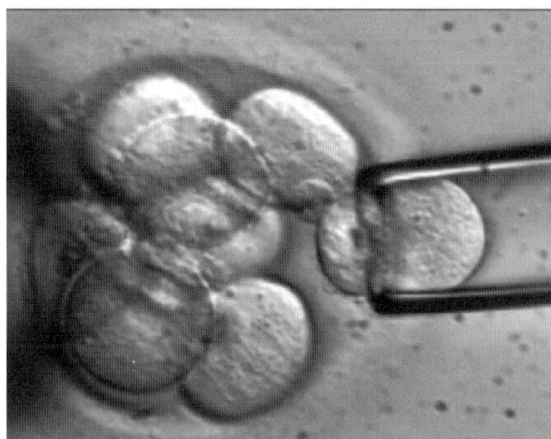

图 23-3　卵裂球活检

3. 囊胚滋养层细胞活检　对于发育至第 5~6 天的囊胚，细胞总数已增至 60~90 个，其中滋养外胚层细胞约占细胞总数的 3/4 以上。因此，囊胚期外胚滋养层活检可获得 5~10 个滋养细胞进行遗传学诊断，克服了极体活检或卵裂球活检可供检测材料过少的缺点（图 23-4）。滋养外胚层细胞在发育中主要形成胎盘的部分，故囊胚滋养层细胞活检不影响发育为胎儿的内细胞团。

囊胚滋养层细胞活检的时机：在人工授精后第 5~6 天囊胚充分扩张后进行。建议活检囊胚评分应在 4BB 以上，活检细胞数以 5~10 个为宜。通常囊胚活检后的胚胎需立即冷冻保存，待胚胎遗传学分析完成后，择期对结果正常的胚胎进行复苏移植。

三、PGT-A 的主要适应证及临床应用

1. 主要适应证

（1）女性年龄在 38 岁及以上。

（2）不明原因反复自然流产 2 次及以上。

（3）不明原因移植 3 次及以上或移植高评分卵裂期胚胎数 4~6 个或高评分囊胚数 3 个及以上

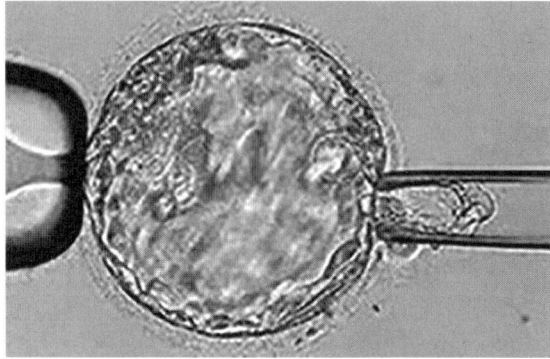

图 23-4　囊胚滋养层细胞活检

均失败。

（4）严重的精子异常。

2. 临床应用

（1）PGT-A 在 38 岁及以上女性中的应用：自 20 世纪 90 年代中期应用 PGT 作为胚胎选择的辅助技术以来，38 岁及以上的女性一直是 PGT-A 最主要的应用对象。随着女性年龄的增长，胚胎染色体异常的风险明显增加。38 岁及以上女性卵母细胞中线粒体功能下降，染色体非整倍体发生率显著升高。有研究显示，女性自 37 岁起，胚胎非整倍体发生率超过 40%，43 岁后达 80% 以上。38 岁及以上女性染色体异常活产儿的发生风险增加，如常见的唐氏综合征，在 25 岁女性中的发生率约为 0.08%，在 40 岁女性中的发生率增加到 0.94%，而在 45 岁以上女性中的发生率高达 3.33%。因此，将 PGT-A 应用于 38 岁及以上的女性，理论上具有很大优势。但应注意，女性随着年龄的增长，其卵巢内的储备卵泡数量也在显著下降，在试管婴儿助孕促排卵治疗中，能够获得的卵母细胞数量显著低于年轻女性，获得可移植胚胎的数量显著减少，且胚胎的质量相对越低。这些局限性都要求生殖科医生慎重评估 PGT-A 在 38 岁及以上女性中的作用。

既往的回顾性研究显示，PGT-A 有益于 38 岁及以上的女性，能有效改善 38~40 岁女性每个周期的活产率，并能增加 40~43 岁女性的种植率（PGT-A 组中整倍体种植率为 50.9%；未检测新鲜周期的种植率为 23.8%，冷冻周期为 25.4%）。但这些回顾性研究由于纳入标准等限制，加上研究人群较少，特别是有研究进行年龄分层后，高龄（38 岁及以上）的研究队列中每组只纳入了 8 个周期。还有的回顾性研究只将能有整倍体胚胎移植的女性纳入 PGT-A 组，仅研究了这些预后较好的女性，存在很大的选择性偏倚。如果将试管婴儿促排卵的起始周期计算在内，PGT-A 能否真正增加 38 岁及以上女性的活产率还有待商榷。

2017 年，一项对 38 岁及以上女性（$n = 205$，38~41 岁）进行 PGT-A 的随机对照研究显示，所有女性在开始促排卵周期前随机分成两组，一组行常规囊胚移植，另一组行 PGT-A，即在取卵的第 3 天行单卵裂球活检、第 5 天移植。结果显示，第 1 次移植的每次移植周期活产率，PGT-A 组明显高于常规组（52.9% *vs.* 24.2%，$P = 0.000\ 2$）；PGT-A 组的流产率也明显低于常规组（2.7% *vs.* 39.0%，$P = 0.000\ 7$）。但需要注意的是，PGT-A 组的移植次数显著低于对照组，只有 68% 的 PGT-A 组患者能有一次移植机会，而对照组却高达 95%（$P = 0.001$）。在 PGT-A 组所有活检的卵裂期胚胎中，有 78.6% 为非整倍体。两组间 6 个月内的累计活产率没有统计学差异（37.0% *vs.* 33.3%），但 PGT-A 组平均获得一次活产的移植次数更少（1.8 *vs.* 3.7）、受孕的时间更短（7.7 周 *vs.* 14.9 周）。这个研究提示，对于 38 岁及以上的女性，PGT-A 并不能改善累计妊娠率，但降低了自然流产率、缩短了获得活产的时间。同时也要看到该研究具有一定的局限性，如样本量较小、研究的时间较短、没有考虑性价比等问题。

此外，许多生殖中心对于 38 岁及以上女性的处理倾向于先将多个 IVF 周期中获得的所有胚胎都冷冻保存，等累计一定数量的胚胎后再复苏，并进行活检和遗传学检测。在美国的一些医学中心，患者通常要累计 4 枚卵母细胞才能进行 PGT-A，这样就会增加这个人群获得"正常"胚胎的机会，使每个胚胎移植周期的妊娠率增加，但实际上每个取卵周期的妊娠率非常低。因此，对于 38 岁及以上女性开展 PGT-A，必须仔细权衡受益和检测技术、活检带来的潜在风险，避免产生与预期生殖结局相反的结果。

（2）PGT-A 在反复自然流产和反复种植失败女性中的应用：反复自然流产和反复种植失败的女性也是 PGT-A 的主要适应证。现有研究者认为，妊娠早期的胚胎丢失和多次种植失败主要是由胚胎非整倍体造成的。连续性流产似乎是非随机分布的，也就是说，反复自然流产的原因为连续地出现了非整倍体胚胎。因此，非随机分布也提示，这类反复自然流产的人群在辅助生殖周期中，胚胎也容易连续出现非整倍体。对于这类人群，其胚胎可能半数以上存在染色体异常，PGT-A 可避免非整倍体的胚胎被移植，故可能有助于改善这类人群的 IVF 妊娠结局。但目前的研究似乎并不支持 PGT-A 有益于妊娠率的提升，甚至一些研究显示妊娠率明显下降。一项回顾性队列研究比较了 118 例进行 PGT-A 的患者和 188 例采用期待治疗的患者，发现两组的临床妊娠率和流产率相似，没有统计学差异；但从开始辅助生殖治疗到成功妊娠的时间，期待组较 PGT-A 组更短（3.0个月 *vs.* 6.5 个月）；并且在 PGT-A 组，只有 77% 的患者能有用于测试的胚胎，其中 74% 至少有一个能用于移植的整倍体胚胎。这项研究受到其回顾性设计的限制，使得 PGT-A 组的纳入标准可能存在偏倚，很难解释其潜在的临床预后。另一项针对反复种植失败女性的随机对照研究显示，PGT-A 组的活产率（21%）显著低于对照组（39%）（$n = 139$，$RD = -0.18$，$95\%CI$：$-0.33 \sim -0.03$）。这表明，反复种植失败的女性不使用 PGT-A，活产率为 39%，而使用 PGT-A 的活产率仅为 6%~36%。另外，两组的持续妊娠率有显著差异，PGT-A 组为 21%，对照组为 39%；PGT-A 组的流产率（14%）与对照组（7%）无显著差异（$RD = 0.06$，$95\%CI$：$-0.04 \sim 0.17$）；PGT-A 组有 3 例双胎妊娠，对照组有 10 例双胎妊娠（$RD = -0.18$；$95\%CI$：$-0.46 \sim 0.09$）；PGT-A 组和对照组的新生儿均出生健康。

Shahine 等进行了一项关于卵巢储备功能与反复自然流产关系的前瞻性研究，发现 38 岁以下卵巢储备功能下降［定义为月经周期第 3 天 FSH 水平 >10 U/ml 和（或）抗苗勒管激素（anti-müllerian hormone，AMH）<1 ng/ml］的反复自然流产女性非整体的发生率明显增加，而且有可移植胚胎的可能性显著降低。因此，反复自然流产的女性进行 PGT-A 一定要个体化，要充分考虑其成功获取可移植的整倍体胚胎的可能性。需要注意的是，卵巢储备功能下降的女性可能普遍存在胚胎非整倍体率增加的情况，而不仅仅是在反复自然流产的人群中出现。

至今仍没有文献报道在反复自然流产的人群中使用 PGT-A 能提高活产率。此外，还需要考虑反复自然流产的人群因 PGT-A 而进行 ART 是否符合辅助生殖的指征。反复自然流产的女性实际上并非是不孕。反复自然流产有多种病因，包括遗传性的和非遗传性的。对反复自然流产的女性进行 PGT-A 需要谨慎评估。目前，国际上就此尚未达成共识。生殖科医生如果将反复自然流产作为 PGT-A 的指征，那么应该有证据表明患者至少有一次流产是因为非整倍体导致的。

（3）PGT-A 在男方因素不孕中的应用：此类研究较少。有研究比较了精液正常男性和精子减少症男性的囊胚非整倍体率，发现精子减少症组的胚胎性染色体异常增加了 3 倍，且与卵母细胞的年龄无关。该研究的作者认为，既往常用于 PGT-A 的 ICSI 技术，可能会影响精子细胞核去致密化或破坏卵母细胞纺锤体的稳定性,从而增加非整倍体的发生风险。但对于精液正常的男性,使用常规受精和 ICSI 受精来进行 PGT-A,两者囊胚的非整倍体率没有显著差异。在精子减少症的男性中,ICSI 没有增加总的非整倍体率,而是增加了 1 号、2 号、11 号和 18 号染色体的非整倍体发生风险。对于患严重精子减少症的男性,其性染色体的非整倍体率较高,临床上可能倾向于选择 PGT-A,但需要结合形态学等其他指标的进一步研究。此外,尚缺乏有关男性弱精子症、畸形精子症的 PGT-A 报道,基于该人群的 PGT-A 的临床有效性有待证明。

四、PGT-A 的其他重要问题

1. PGT-A 中的嵌合体问题 染色体嵌合现象是指在同一胚胎中存在来自不同染色体核型的 2 个或多个细胞群。嵌合现象被认为是卵裂期胚胎出现的一种常见现象,但其在胚胎中的确切发生率尚不清楚,这也为解读 PGT-A 的结果带来了很大困扰。有研究在卵裂期胚胎荧光原位杂交 (fluorescence in situ hybridization, FISH) 的分析过程中发现嵌合体的发生率高达 15%~90%。有学者分析 PGT-A 不能提升妊娠率的原因可能包括:①卵裂期胚胎的嵌合体易造成错误的诊断结果;②1 个甚至 2 个卵裂球的检测结果不能准确反映胚胎的染色体数量;③FISH 有较高的漏诊率及误诊率。囊胚滋养层细胞活检是从胚胎中取出 5~10 个细胞进行染色体分析,与卵裂球活检相比,其对嵌合体的诊断正确率有明显升高。目前,PGT-A 的分析平台如 NGS,能够从分子水平上检测出嵌合体,从而最大限度地保障胎儿的安全,但滋养外胚层细胞的染色体和内细胞团的染色体天然存在约 2% 的不一致,PGT-A 后还需要做羊水穿刺。也就是说,PGT-A 结果显示胚胎的染色体正常,但内细胞团的染色体仍存在异常的可能性,这个风险无法避免。

另外,嵌合体的总发生率与母亲的年龄无关。这也表明很大一部分的嵌合体可能是检测过程中人为导致的,没有多少临床价值,也可能只是一过性出现而不影响胚胎存活,或是胚胎停育前退化过程出现的结果。目前,高通量遗传检测技术对 PGT-A 的临床意义提出了新的质疑,包括不同程度和不同部位胚胎染色体异常嵌合型的存在、临床检测技术的精准性、对移植胚胎选择和放弃的标准、PGS 活率的计算方式及其应用价值等,提示 PGT-A 的循证医学证据尚需进一步的研究和验证,其指征也面临修正和更新。

2. PGT-A 中的胚胎损伤问题 目前普遍认为,囊胚滋养层细胞活检对胚胎存活率的影响小于卵裂球活检。卵裂球活检是在细胞尚未分化时进行的。很多研究发现,卵裂球活检可能存在较大的胚胎损伤,可降低胚胎发育的潜能、胚胎种植率及妊娠率;同时,高嵌合比例易导致异常结果的漏诊或异常胚胎的移植,使胚胎植入前遗传学检测结果的准确性降低。此外,延时成像显示,卵裂球活检会导致胚胎被活检阶段的发育延长,从而引起胚胎致密化的延迟,并影响囊胚孵出。由于卵裂球活检细胞数的限制,后续很可能会出现扩增失败和等位基因脱扣 (allele dropout, ADO),从而影响单基因疾病的遗传诊断。而囊胚滋养层细胞活检吸取的只是滋养层的细胞,对胎儿部分的内细胞团没有影响。尽管在囊胚滋养层细胞活检过程中提取了更多的细胞,但这些细胞占整个胚胎总细胞数的比例较小。目前,关于囊胚滋养层细胞活检对胚胎影响的研究很少,滋养外胚层的损伤可能会影响胚胎种植,这一点值得关注。

3. PGT-A 的性价比 PGT-A 的成本效益很难量化,因为各地医疗保险、耗材及周期成本差异很大。流产和种植失败等无形成本很难计算。许多研究都没有考虑产科、新生儿和疾病/非整倍体的持续成本。有研究显示,对于不明原因反复种植失败的女性,PGT-A ($n=232$) 与期待治疗 ($n=302$) 相比,并不具备成本效益优势,因为尽管 PGT-A 组降低了流产率 (7% *vs.* 24%),但活产率并没有提高 (40% *vs.* 55%)。

五、小　结

过去 10 年，PGT-A 逐年剧增。由于有丰富的病源和潜在的商业利益，PGT-A 并未经过严格的临床试验就推向了临床，故普遍应用 PGT-A 饱受争议。PGT-A 属于有创操作，仅能对胚胎进行整倍体的检测，不能改善胚胎的质量或增加可用胚胎的数量，还可能导致无可移植的胚胎且费用昂贵。很多疾病的病因不清或由多基因共同导致，尤其是新发突变，PGT-A 不能检测所有的遗传缺陷，可能导致妊娠结局不良。此外，PGT-A 后妊娠仍需要产前诊断。并且，对所有 IVF 患者普遍进行 PGT-A 的价值尚待确定。

研究发现，对于预后良好的患者，PGT-A 后单胚胎移植的高活产率提示该检测可降低流产率、提高单胚胎移植率、减少多胎妊娠的发生。多胎妊娠是 IVF 的严重并发症，PGT-A 可选择最具发育潜能的胚胎进行移植，减少多胎妊娠的发生，尤其是对于 38 岁及以上的女性，可降低多胎妊娠并发症的危害。但 PGT-A 中嵌合体造成的假阳性结果、胚胎损伤及第 3 天到胚胎形成期间的整倍体胚胎丢失等极具争议的问题还有待解答。ASRM 指出，对于辅助生殖人群普遍适用的胚胎选择手段，还需要结合多种方法（基因组学、延时成像、转录组学、蛋白质组学、代谢组学等）进行大型、前瞻性、控制良好的研究来评估，不仅要确认其有效性，还要衡量其安全性和潜在风险。PGT-A 可能成为未来胚胎筛查和选择的多维方法中的一部分，但目前还没有足够的证据推荐在所有的不孕症患者中常规使用 PGT-A。

目前，科学技术的发展赋予了 PGT-A 新的发展潜能。近年来，高通量测序技术飞速发展，NGS 技术已在 PGT-A 中得到了越来越多的应用，为染色体的畸变或基因拷贝数变异提供了高通量的、碱基水平的遗传分析信息，使得对于非整倍体的检测不只停留在染色体水平，大大提高了 PGT-A 的效率和准确性。这也将为现代医学带来进步，使越来越多具有非整倍体风险的夫妇从中受益，实现优生优育的目标。另外，非侵入性植入前筛查（non-invasive preimplantation genetic screening，NIPGS）的研究显示，在囊胚腔液（blastocoele fluid，BF）或胚胎培养液（spent culture medium，SCM）中发现来源于生长胚胎中凋亡细胞的 DNA，这有望真正实现通过无创、有效的检测方法进行胚胎非整倍性和单基因遗传病的筛查，而不影响胚胎的发育潜力。

随着科学技术的发展，人们将逐步揭开胚胎基因的奥秘，未来在快速高效地获取基因信息的同时，可能会带来一系列伦理问题。面对机遇与挑战，医务人员必须在尊重生殖自主性、不伤害、造福他人及公平公正的基本伦理准则上，以获得健康妊娠为目的，严格把握检测指征并综合考量，避免技术滥用，才能使胚胎植入前遗传学检测技术真正造福社会。

参考文献

[1] Goossens V, Harton G, Moutou C, et al. ESHRE PGD consortium data collection IX: cycles from January to December 2006 with pregnancy follow-up to October 2007. Hum Reprod, 2009, 24 (8): 1786-1810.

[2] Zegers-Hochschild F, Adamson GD, deMouzon J, et al. International Committee for Monitoring Assisted Reproductive Technology (ICMART) and the World Health Organization (WHO) revised glossary of ART terminology. Fertil Steril, 2009, 92 (5): 1520-1524.

[3] Whitney JB, Schiewe MC, Anderson RE. Single center validation of routine blastocyst biopsy implementation. J Assist Reprod Genet, 2016, 33 (11): 1507-1513.

[4] Lee HL, McCulloh DH, Hodes-Wertz B, et al. In vitro fertilization with preimplantation genetic screening improves implantation and live birth in women

age 40 through 43. J Assist Reprod Genet, 2015, 32（3）: 435-444.

［5］Rubio C, Bellver J, Rodrigo L, et al. In vitro fertilization with preimplantation genetic diagnosis for aneuploidies in advanced maternal age: a randomized, controlled study. Fertil Steril, 2017, 107（5）: 1122-1129.

［6］Warburton D, Dallaire L, Thangavelu M, et al. Trisomy recurrence: a reconsideration based on North American data. Am J Hum Genet, 2004, 75（3）: 376-385.

［7］Rubio C, Simon C, Vidal F, et al. Chromosomal abnormalities and embryo development in recurrent miscarriage couples. Hum Reprod, 2003, 18（1）: 182-188.

［8］《胚胎植入前遗传学诊断/筛查专家共识》编写组. 胚胎植入前遗传学诊断/筛查技术专家共识. 中华医学遗传学杂志, 2018, 35（2）: 151-155.

［9］Joyce CH. Preimplantation genetic screening. J Med Screen, 2018, 25（1）: 1-5.

［10］Murugappan G, Shahine LK, Perfetto CO, et al. Intent to treat analysis of in fertilization and preimplantation genetic screening versus expectant management in patients with recurrent pregnancy loss. Hum Reprod, 2016, 31（8）: 1668-1674.

［11］Shahine LK, Marshall L, Lamb JD, et al. Higher rates of aneuploidy in blastocysts and higher risk of no embryo transfer in recurrent pregnancy loss patients with diminished ovarian reserve undergoing

in vitro fertilization. Fertil Steril, 2016, 106（5）: 1124-1128.

［12］Coates A, Hesla JS, Hurliman A, et al. Use of suboptimal sperm increases the risk of aneuploidy of the sex chromosomes in preimplantation blastocyst embryos. Fertil Steril, 2015, 104（4）: 866-872.

［13］Rubio C, Rodrigo L, Mercader A, et al. Impact of chromosomal abnormalities on preimplantation embryo development. Prenat Diagn, 2007, 27（8）: 748-756.

［14］刘雪丽, 黄荷凤, 徐晨明. 胚胎植入前遗传学诊断研究进展. 中华内分泌代谢杂志, 2019, 35（3）: 185-189.

［15］Katz-Jaffe MG, Surrey ES, Minjarez DA, et al, Association of abnormal ovarian reserve parameters with a higher incidence of aneuploid blastocysts. Obstet Gynecol, 2013, 121（1）: 71-77.

［16］Mastenbroek S, Twisk M, Veen FVD. Preimplantation genetic screening: a systematic review and meta-analysis of RCTs. Human Reproduction Update, 2011, 17（4）: 454-466.

［17］Penzias A, Bendikson K, Butts S, et al. The use of preimplantation genetic testing for aneuploidy （PGT-A）: a committee opinion. Fertility and Sterility, 2018, 109（3）: 429-436

［18］任一昕, 乔杰, 闫丽盈. 单基因遗传病的胚胎植入前遗传学诊断方法研究进展. 中华医学遗传学杂志, 2017, 37（3）: 443-447.

子宫肌腺病不孕患者的治疗选择

邓成艳　王含必

中国医学科学院　北京协和医学院　北京协和医院

第 **24** 章

　　子宫腺肌病（adenomyosis，AM）是特殊类型的子宫内膜异位症，被称为"子宫的内膜异位症"。其特点是在子宫内膜弥散性侵入肌层，引起肌纤维及结缔组织反应性增生，使子宫增大。AM 可以表现为分散在肌层内的腺体和间质组成的很多分散的异位内膜小岛，也可以是病灶集中的结节样病变。AM 患者可能面临不孕（约 50% 受孕困难）、早期流产、早产、胎盘异常、子宫内发育迟缓（intrauterine growth retardation，IUGR）。有研究显示，AM 组胎膜早破（19.4% *vs.* 4.2%）、早产（41.7% *vs.* 12.5%）及小于胎龄儿（33.3% *vs.* 10.4%）的发病率更高。

　　AM 传统的诊断金标准是手术病理检查，随着影像学技术的提高，MRI 及高质量的阴道超声可使诊断的准确率达 80%~90%。目前，临床根据影像学诊断即可以制定治疗方案。

　　本章主要讨论子宫肌腺病不孕患者是先取卵形成胚胎冷冻保存之后再缩小子宫还是先治疗再取卵。

一、AM 对 IVF 的影响

　　除了在动物实验中已经证实 AM 对胚胎移植有负面影响外，很多人类研究也证实了 AM 合并不孕对 IVF 有负面影响，主要表现为降低胚胎移植率和临床妊娠率，增加流产率。可能的原因有输卵管的运输能力减弱，子宫腔内高水平一氧化氮（nitric oxide，NO）对胚胎的不良影响及影响胚胎移植，改变子宫内膜的容受性等。

　　一项回顾性队列研究比较了 AM 组（38 例）与对照组（175 例）的临床妊娠率。结果显示，对照组明显高于 AM 组，妊娠率分别为 44.6% 和 23.6%。

　　2014 年，一项包含 9 篇论文的荟萃分析在 1865 例患者中发现，AM 患者的临床妊娠率下降 28%，流产率增加。2013—2015 年的一项多中心前瞻性研究纳入 375 例不孕女性，均在 IVF-ET 前行 3D 扫描。结果显示，共 150 例临床妊娠［40%（150/375）］，有 AM 表现的患者的临床妊娠率更低［29.2%（21/72）*vs.* 42.6%（129/303）］，存在统计学差异。

　　Sharma 等在 2010—2015 年回顾性研究 1165 例子宫内膜异位症（endometriosis，EM）、AM 或两者兼有的 IVF 病例。结果发现，EM 组的临床妊娠率为 36.62%，AM+EM 组为 22.72%，AM 组为 23.44%，对照组为 34.55%；流产率各组分别为 14.62%（EM）、35%（AM+EM）、40%（AM）及 13.04%（对照组），出生率各组分别为 27.47%（对照组）、26.48%（EM）、11.36%（EM+AM）、12.5%（AM），提示 AM 组出生率更低，对照组与 AM 组之间有明显差异。

　　上述研究都证实 AM 对临床妊娠率、流产率及出生率存在负面影响。

二、AM 合并不孕患者的治疗选择

AM 合并不孕患者选择最优的治疗方案仍缺乏循证医学证据。手术可缓解症状并获得一定的术后妊娠率，但可能增加发生子宫破裂的风险。目前，AM 合并不孕患者如何选择手术或其他治疗方法仍是亟待解决的问题。

1. 药物治疗 复方口服避孕药、大剂量孕激素及选择性孕激素受体调节药可临时改善 AM 的症状，左炔诺孕酮宫内缓释药、达那唑、芳香化酶抑制药及 GnRHa 可临时缓解 AM 造成的疼痛，但对自然妊娠无明显益处。

在过去的 20 年里，一些药物被用于尝试治疗 AM 合并不孕，GnRHa 是首选药物。多项研究认为，严重的 AM 合并不孕患者在冻胚移植（frozen embryo transfer，FET）前使用 GnRHa 可提高移植率、临床妊娠率及持续妊娠率。但有些研究发现，上述指标虽有升高的趋势，但未证实有统计学差异。GnRHa 可能有以下作用：①减小 AM 体积，使病灶界限清晰。②对子宫内膜移植标志物的检测显示有正面影响。③受体存在于 AM 组织中，可诱导凋亡，减少炎性反应及血管形成。④减少并抑制一氧化氮合成酶的表达，降低腺上皮细胞的自由基浓度。⑤降低 P450 芳香化酶的表达（在 AM 患者中高表达），增加子宫的容受性。⑥未影响子宫内膜间质细胞的蜕膜化过程，对囊胚的种植无影响。⑦可能产生有利于胚胎移植的窗口期。

有 2 项研究指出，在 IVF 前使用长效 GnRHa 可提高妊娠率。反对之声则不支持在 IVF 前使用 GnRHa。有研究认为，GnRHa 增加了新鲜周期促性腺激素的使用量，其在 FET 周期中使用可能更具经济效益。对于年龄≥38 岁、卵巢储备下降的女性，应权衡手术和 GnRHa 的利弊，手术前先取卵冻存胚胎可能是更好的选择，但仍需更多的研究证实。

2. 手术治疗 如果药物缩小子宫的效果不佳，有生育要求的女性就需要进行保留子宫的外科手术，切除局灶性 AM 或腺肌瘤。为妊娠而实施的保留子宫的手术面临 2 个问题：①手术是否有助于提高妊娠率；②手术后最大的风险是妊娠期或生产过程中的子宫破裂。

AM 手术可缓解症状，但对妊娠率的影响有待进一步研究。AM 手术改变了子宫的解剖结构，子宫腔粘连、盆腔粘连及子宫容受性的下降都是可能的手术并发症，可影响术后的妊娠率。有研究报道，AM 病灶减灭术和腺肌瘤切除术后的妊娠率分别为 46.9% 和 60.5%。一些研究也发现局部腺肌瘤切除术后的妊娠率明显升高（48.2% 升至 77.5%），出生率从 26.8% 升高至 69.0%。尽管保守性手术对弥散性 AM 患者的生育力无明显效果，但一些研究报道，弥散性 AM 患者手术后的妊娠率可>30%。另外，有研究报道，AM 患者在保守性手术后 3 年内可能发生自然妊娠，与行 6 个月 GnRHa 治疗的患者对比，外科手术的疗效持续时间长于药物治疗。目前业内认为，是否手术与 AM 患者的年龄有很大相关性。

有研究纳入 338 例接受手术治疗且有 IVF 助孕失败史的 AM 患者，平均年龄为 38 岁。结果显示，术后 160 例妊娠（47%）、126 例生产（37%）、33 例流产（10%）。2014 年的一项研究报道，在完全切除局灶性 AM 的年轻患者中，有 50% 的患者术后生育。

有研究收集 2007—2012 年 102 例行腹腔镜 AM 剔除术后希望妊娠的女性，术后的临床妊娠率为 31.4%（32/102），分为年龄≤39 岁组和年龄≥40 岁组。结果显示，临床妊娠率分别为 41.3% 和 3.7%，年龄≥40 岁组的临床妊娠率明显降低，且最终 5/6 流产；在年龄≤39 岁组中，37 例既往有 IVF 失败史的患者术后成功妊娠，占 60.8%，而年龄≥40 岁组仅有 7.1% 术后妊娠。该研究证实，年龄是妊娠结局的重要影响因素，手术可能提高有 IVF 失败史患者的妊娠率，尤其对于年龄≤39 岁的患者，而对于年龄≥40 岁的患者，手术未表现出明显的优势。该研究还发现，子宫前后壁都受累的 AM 患者的术后妊娠率为 27.5%（19/29），而在成功妊娠的患者中仅有 1 例子宫前后壁均受累，说明 AM 的病变范围可能是负面影响因素。年龄 40 岁以下的 AM 患者采用保留子宫的手术治疗是有效的，但术后子宫破裂的发生风险及可改善妊娠结局的有限证据使得选择手术治疗仍需谨慎。

3. AM 患者先取卵形成胚胎冷冻保存之后再治疗子宫还是先治疗再取卵　AM 本身对 IVF 有不利影响，各种治疗 AM 的方法对妊娠的益处也不同，而妊娠最关键的因素是卵子的质量，年龄是妊娠最大的影响因素，越年轻，卵巢功能愈好，获得好胚胎的可能性就越大。

（1）AM 患者先冻存胚胎再治疗的程序：先取卵，也可能反复刺激卵巢，取卵多次，获得足量的优质胚胎冷冻保存后，再应用各种治疗 AM 的方法，待子宫体积缩小至满意后，马上实施复苏移植。

1）优势：无论是采用手术治疗还是药物治疗，应尽最大努力将病灶控制在理想状态，子宫在最佳的状态下，移植优质胚胎将最大程度地提高移植成功率，每个周期的妊娠率可达 60%~70%。如果一次复苏胚胎移植未妊娠，马上紧接着下一个复苏移植周期。2 次优质胚胎复苏移植的累计成功率高达 90% 以上。虽然经过一次月经，但在 AM 病灶复发不明显时，可能已经妊娠。

2）劣势：AM 在 IVF 过程中，由于多个卵泡发育，雌激素水平远超过生理水平，刺激异位病灶生长，加之经常行经阴道超声监测卵泡发育，患者疼痛难忍；子宫过大可能遮挡卵巢，经阴道超声看不清增长的卵泡，对药物的调整有影响；异常增大的子宫可能影响经阴道取卵，成熟卵子无法取出；如果患者年龄过大或卵巢功能衰退，获得优质胚胎的难度大，可能反复几个取卵周期都没有培养成囊胚，后续行保守治疗的意义不大。

（2）先处理子宫再取卵移植的程序：先用各种方法治疗 AM，待子宫体积缩小至满意后，即允许妊娠时，马上用药物刺激卵巢、取卵，获得胚胎后马上移植。

1）优势：子宫体积缩小至满意后，马上用药物刺激卵巢，以期待多卵泡同步发育，尽管随着卵泡发育，雌激素快速增加，刺激残余异位病灶，但子宫增大的幅度不大，监测过程及药物调整比较方便，获得可移植的胚胎后应马上移植，争取受孕。

2）劣势：IVF 取卵周期移植的成功率约为 50%，意味着一半患者会受孕失败，而 AM 无论是手术治疗还是药物治疗都无法根治，取卵过程中超生理状态的高水平雌激素和未孕后的月经来潮都会继续刺激病灶复发。如果没有保存多余的冷冻胚胎，就不能紧接着下一个周期移植。绝大多数情况下，取卵周期后卵巢中形成的囊肿或残留的黄体等需要一段时间来吸收，不能紧接着下一个周期马上再次药物刺激卵泡发育，那么再经历 2~3 个自然周期的月经，AM 已经增大明显，即使可以再次用药物刺激卵泡发育、取卵、获得胚胎，但此时的子宫条件已不允许移植，尤其是卵巢功能不好的患者，如果反复取卵失败，可能尚未获得可移植的胚胎，子宫已恢复至治疗前的状态，甚至更重，使前期的治疗无果而终。

鉴于上述 2 种方式的优缺点，目前更倾向于先冻存胚胎再处理子宫。如果患者年龄大或卵巢功能不良，建议争取尽早取卵获得可移植胚胎，而后再处理 AM，这样即使因 AM 处理时间过长延误移植，也已尽最大可能获得了相对优质的胚胎。由于冻胚复苏周期的移植成功率较高，通常建议至少获得 4 枚囊胚期胚胎后再进行 AM 的治疗。

总之，AM 合并不孕患者的个体差异较大，充分的医患交流非常重要，医生应权衡利弊，根据患者的具体情况制定个体化治疗方案。

参考文献

［1］ Younes G, Tulandi T. Effects of adenomyosis on in vitro fertilization treatment outcomes: a meta-analysis. Fertil Steril, 2017, 108（3）: 483-490.

［2］ Dueholm M. Uterine adenomyosis and infertility, review of reproductive outcome after in vitro fertilization and surgery. Acta Obstet Gynecol Scand, 2017, 96（6）: 715-726.

［3］ Vercellini P, Consonni D, Dridi D, et al. Uterine adenomyosis and in vitro fertilization outcome: a systematic review and meta-analysis. Hum Reprod, 2014, 29（5）: 964-977.

［4］ Thalluri V, Tremellen KP. Ultrasound diagnosed adenomyosis has a negative impact on successful implantation following GnRH antagonist IVF treatment. Hum Reprod, 2012, 27（12）: 3487-3492.

［5］ Vercellini P, Consonni D, Barbara G, et al. Adenomyosis and reproductive performance after surgery for rectovaginal and colorectal endometriosis: a systematic review and metaanalysis. Reprod Biomed Online, 2014, 28（6）: 704-713.

［6］ Mavrelos D, Holland TK, O'Donovan O, et al. The impact of adenomyosis on the outcome of IVF-embryo transfer. Reprod Biomed Online, 2017, 35（5）: 549-554.

［7］ Sharma S, Bathwal S, Agarwal N, et al. Dose presence of adenomyosis affect reproductive outcome in IVF cycles? A retroapective ananlysis of 973 patients. Reprod Biomed Online, 2019, 38（1）: 13-21.

［8］ Niu Z, Chen Q, Sun Y, et al. Long-term pituitary downregulation before frozen embryo transfer could improve pregnancy outcomes in women with adenomyosis. Gynecol Endocrinol, 2013, 29（12）: 1026-1030.

［9］ Nishida M, Takano K, Arai Y, et al. Conservative surgical management for diffuse uterine adenomyosis. Fertil Steril, 2010, 94（2）: 715-719.

［10］ Grimbizis GF, Mikos T, Tarlatzis B. Uterus-sparing operative treatment for adenomyosis. Fertil Steril, 2014, 101（2）: 472-487.

［11］ Chang WH, Wang KC, Lee NR, et al. Reproductive performance of severely symptomatic women with uterine adenomyoma who wanted preservation of the uterus and underwent combined surgical-medical treatment. Taiwan J Obstet Gynecol, 2013, 52（1）: 39-45.

［12］ Huang BS, Seow KM, Tsui KH, et al. Fertility outcome of infertile women with adenomyosis treated with the combination of a conservative microsurgical technique and GnRH agonist: long-term follow-up in a series of nine patients. Taiwan J Obstet Gynecol, 2012, 51（2）: 212-216.

［13］ Tsui KH, Lee FK, Seow KM, et al. Conservative surgical treatment of adenomyosis to improve fertility: controversial values, indications, complications, and pregnancy outcomes. Taiwan J Obstet Gynecol, 2015, 54（6）: 635.

［14］ Kishi Y, Yabuta M, Taniguchi F. Who will benefit from uterus-sparing surgery in adenomyosis-associated subfertility? Fertil Steril, 2014, 102（3）: 802-807.

子宫内膜息肉——是否手术，是否影响妊娠

孙爱军　丁雪松

中国医学科学院　北京协和医学院　北京协和医院

第 **25** 章

一、概　述

1. 定义　子宫内膜息肉（endometrial polyps，EP）是由子宫内膜基质及腺体围绕一个血管核心局部增生形成的子宫内膜表面有蒂或无柄的凸起，可为单发或多发。

2. 流行病学　子宫内膜息肉是女性的常见疾病，临床上常表现为异常子宫出血（abnormal uterine bleeding，AUB）。因部分子宫内膜息肉患者在临床上无症状，其发病率在不同流行病学研究中差异较大，为 7.8%～34.9%。子宫内膜息肉的发病率随年龄增长而升高，35 岁以下女性发生子宫内膜息肉的概率约为 3%，35 以上女性的概率为 23%，绝经后女性的发病率最高，约为 31%。

引起子宫内膜息肉的高危因素包括多种因素引起的内源性/外源性雌激素过度刺激，如肥胖，他莫昔芬（tamoxifen）治疗；激素替代治疗；缺少规律的子宫内膜周期性剥脱，如月经稀发的多囊卵巢综合征患者、绝经后患者。

3. 发病机制　子宫内膜息肉的确切发病机制尚在研究中，目前主流的理论包括雌激素受体和孕激素受体表达改变、有丝分裂与细胞凋亡失衡、遗传因素、局部炎症反应。

雌激素受体和孕激素受体表达改变可导致组织对激素敏感性的改变。子宫内膜息肉组织同时含有雌激素受体和孕激素受体。有研究表明，较正常组织，子宫内膜息肉组织中的雌激素受体密度增加，以雌激素受体 α 亚型在子宫内膜息肉腺上皮组织中高表达最显著。有研究发现，子宫内膜息肉腺上皮组织的 ER 浓度明显高于正常上皮组织。此外，子宫内膜息肉间质细胞的雌激素受体和孕激素受体浓度均降低，这可能与阻止子宫内膜息肉间质发生蜕膜改变有关。

在正常的月经周期中，有丝分裂与细胞凋亡间的平衡对周期性子宫内膜增长及分化的调控起至关重要的作用。据报道，抑制细胞凋亡 Bcl-2 蛋白和有丝分裂活性标志物 Ki-67 蛋白参与了子宫内膜组织的增生过程。有研究表明，与增生的子宫内膜相比，增生期子宫内膜息肉组织中的腺上皮和间质中 Bcl-2 蛋白的表达量显著增加，但在分泌期息肉组织中均未观察到这种增加。子宫内膜息肉中 Bcl-2 蛋白表达的局部升高可能解释了其未能发生正常周期性凋亡的原因，故其在月经周期中不会脱落。Ki-67 蛋白主要在子宫内膜增生期表达，腺上皮的表达量最高。研究人员对 Ki-67 蛋白进行染色发现，分泌期 Ki-67 蛋白在间质组织中表达更高；但在增生期，Ki-67 蛋白在子宫内膜腺中表达较低。此外，Miranda 等报道，与未服药的患者相比，接受他莫昔芬治疗患者的子宫内膜息肉中的 Ki-67 蛋白的表达显著升高。

　　细胞遗传学研究表明，染色体异常可能与子宫内膜息肉的发生有关。子宫内膜息肉可由间质细胞染色体重排（易位）造成。Dal Cin 等的研究发现，细胞遗传学主要的异常亚群位于 6p21-22 区、12q13-15 区和 7q22 区，相关分子学机制尚待研究。

　　子宫内膜息肉的形成亦可能是子宫内膜局部慢性炎症的结果。肥大细胞可通过分泌细胞因子和生长因子来引发和控制炎症。环氧合酶-2（cyclooxygenase 2，COX-2）是肥大细胞产生前列腺素的关键性酶，该酶在息肉组织中的表达量显著高于正常子宫内膜。炎症还可刺激局部组织中新血管的形成和组织的生长。有研究表明，子宫内膜息肉中肥大细胞的数量是正常子宫内膜的 7 倍，其中大多数肥大细胞处于活化状态。具有分泌功能的肥大细胞能够诱导或促进血管生成，从而导致局部血管密度增加。且有研究表明，VEGF 和 TGF-β_1 在子宫内膜息肉中的表达显著高于正常的子宫内膜。增生的血管分泌 VEGF，进一步促进肥大细胞聚集。此外，炎症可能导致免疫系统过度反应，甚至攻击宿主造成组织损伤。据推断，在炎症修复的过程中，纤维蛋白和血管的增加可能诱发上皮组织化生，甚至恶变。

　　4. 临床表现　子宫内膜息肉可无症状，有症状患者的临床表现主要为 AUB 和不孕。临床中，70%~90% 的子宫内膜息肉患者有 AUB，可表现为经间期出血、经量过多、经期延长、淋漓不尽。无症状患者常在体检的超声检查中发现，不孕患者合并子宫内膜息肉可在子宫输卵管造影或宫腔镜检查术中发现。

　　5. 诊断　临床中，子宫内膜息肉的初步诊断主要依据经腹或经阴超声等影像学检查。2012 年，美国妇科腹腔镜协会（Americam Association of Gynecologic Laparoscopists，AAGL）发布的《子宫内膜息肉诊疗指南》指出，经阴道超声与宫腔镜引导下活检相比，其敏感性为 19%~96%，特异性为 53%~100%，故超声诊断仍具有一定的局限性，确诊应以最终的病理结果为准。此外，2014 年，中华医学会发布的《异常子宫出血诊断与治疗指南》提到，盆腔超声检查的最佳时机在月经周期的第 10 天之前。

　　6. 治疗　子宫内膜息肉的治疗应以解除相关临床症状和排除子宫内膜恶变为目的。子宫内膜息肉的治疗手段包括观察随诊、药物治疗、手术治疗。对于有症状的患者，推荐宫腔镜下子宫内膜息肉切除或诊刮，但盲刮有遗漏风险。无症状的患者的治疗：①对于直径<1 cm 的子宫内膜息肉，1 年内自然消退率约为 27%，且恶变率极低，可观察随诊。②多发子宫内膜息肉或子宫颈口脱出的息肉应予切除处理。对于有生育需求的患者，相关指南指出，行宫腔镜子宫内膜息肉切除术可有效提高妊娠率。对于绝经后的女性及接受他莫昔芬治疗的患者，子宫内膜息肉恶变的风险较高，建议行宫腔镜子宫内膜息肉切除术。此外，因子宫内膜息肉术后有复发风险（3.7%~10.0%），对已完成生育或近期无生育需求的患者可考虑使用左炔诺孕酮宫内缓释系统降低复发风险；对无生育需求且多次复发的患者，可建议行子宫内膜切除术。

二、子宫内膜息肉是否选择手术治疗

　　子宫内膜息肉的临床治疗主要聚焦于解除相关临床症状和尽早发现子宫内膜组织恶变，具体治疗方法主要根据子宫内膜息肉的大小、临床症状和患者的生育需求、子宫内膜息肉恶变的风险决定。《子宫内膜息肉诊疗指南》提出，目前的证据不推荐子宫内膜息肉行药物治疗，宫腔镜子宫内膜息肉切除术仍是治疗的金标准；对于绝经后有症状的子宫内膜息肉患者，应切除子宫内膜息肉并进行组织学评估；对于子宫内膜息肉合并不孕的患者，手术切除子宫内膜息肉有助于自然受孕或辅以辅助生殖技术。

　　临床上，子宫内膜息肉的主要表现为 AUB，子宫内膜息肉可占 AUB 病因的 21%~39%。目前认为，AUB 的可能机制为子宫内膜息肉内基质充血导致静脉淤滞和尖部组织坏死，从而导致局部出血。流行病学研究显示，子宫内膜息肉的发生率随年龄的增长而增加，绝经前女性子宫内膜息肉的发生率比绝经后女性少 6%。因为绝经后女性在阴道出血时更倾向及时就医，该发现也可能是由于选择偏倚造成的。此外，该研究还发现子宫内膜息肉的大小、数量和解剖位置似乎与患者是否表现为 AUB 无明显差异。

目前，子宫内膜息肉行药物治疗的研究较少。Venturella 等的回顾性分析表明，相较保守观察的对照组，孕激素治疗组子宫内膜息肉的消退率更高（47.5% vs. 12.5%，P <0.001）。宫腔镜下子宫内膜息肉切除术是子宫内膜息肉治疗的金标准。有临床证据表明，75%~100%的子宫内膜息肉患者通过宫腔镜子宫内膜息肉切除术改善了 AUB，且不同类型宫腔镜子宫内膜息肉切除术的临床预后无显著差异。

除缓解临床症状外，子宫内膜息肉的治疗还需注重排除子宫内膜息肉相关的子宫内膜不典型增生或癌变。据统计，有 1%的子宫内膜息肉可发展为子宫内膜不典型增生或癌变，其最常见的亚型为子宫内膜样腺癌和浆液性腺癌。两者的预后差异大，子宫内膜样腺癌的预后常与分期一致；而浆液性腺癌常在绝经后女性中发现，可表现出与分期不对等的高度侵袭性。

子宫内膜息肉发展为恶性肿瘤的风险似与以下因素有关，包括症状、年龄、肥胖、高血压、子宫内膜息肉的大小、他莫昔芬的使用和激素替代治疗。年龄及绝经状态是子宫内膜息肉恶变最常见的高危风险。Lee 等的回顾性分析表明，绝经后患者的子宫内膜息肉癌变风险较育龄期女性高近 10 倍。在老年子宫内膜息肉患者中，子宫内膜癌的发生率可高达 9%。因此，绝经后女性行子宫内膜息肉切除术后的病理检测对早期排除恶变至关重要。肥胖是癌变的另一个危险因素，其可能的致病机制是肥胖患者的过度雌激素效应。脂肪中的雄激素可被芳构化为雌激素并作用于子宫内膜，刺激子宫内膜细胞不断分裂，增加癌变风险。此外，子宫内膜息肉的大小与恶变风险的相关性尚存在争议。有研究指出，当子宫内膜息肉的直径超过 1 cm 时，恶变的风险增高。而另一项研究表明，未发现子宫内膜息肉的大小、位置与恶性转化间的联系。他莫昔芬治疗和激素替代治疗也与子宫内膜息肉的恶变有关。Hachisuga 等报道，接受他莫昔芬治疗相关的子宫内膜息肉恶性转化可由 K-RAS 基因第 12 位密码子的突变所致。

综上所述，对于有临床症状、子宫内膜息肉直径>1 cm、绝经后、肥胖、高血压、接受他莫昔芬治疗、接受激素替代治疗的子宫内膜息肉患者，均应积极行手术治疗，且重视标本的病理检测，以达到临床症状的缓解和对子宫内膜息肉相关的不典型增生或癌变的早发现和早治疗。

三、子宫内膜息肉是否影响妊娠，合并不孕如何处理

在不孕症中，由子宫腔因素引起的女性不孕可占 10%~20%。在原发性不孕女性和继发性不孕女性中，子宫内膜息肉的发生率分别为 3.8%~38.5%和 1.8%~17.0%；子宫内膜息肉患者合并不孕的发生率为 1.9%~24.0%，但两者间是否具有因果关系尚无定论。

子宫内膜息肉影响妊娠的可能机制可大致分为物理影响和生化改变 2 个方面：①子宫内膜息肉物理性阻挡精子或受精卵运输，或影响胚胎着床，理论上应与子宫内膜息肉的位置和大小有关。②子宫内膜息肉可引发炎性反应，降低子宫内膜的容受性，影响胚胎着床。对于子宫内膜息肉的物理影响，目前的回顾性研究未发现支持子宫内膜息肉的大小和位置与自然妊娠结局间的相关性的有效证据，样本量不足导致的统计效能低是其可能的解释之一。在生化改变方面，一项小样本研究表明，在 30 例接受辅助生殖治疗前行宫腔镜检查及诊刮的患者的病理标本中，子宫内膜息肉患者的容受性标志物 HOXA10 和 HOXA11 的 mRNA 水平显著低于正常不孕患者，提示子宫内膜息

肉患者的子宫内膜容受性较低。

对于子宫内膜息肉合并不孕的女性，目前临床上更倾向在辅助生殖前行宫腔镜子宫内膜息肉切除术。《子宫内膜息肉诊疗指南》指出，有随机对照研究支持合并子宫内膜息肉的不孕患者手术切除子宫内膜息肉，有助于自然受孕或辅以辅助生殖。值得一提的是，该领域的研究证据等级普遍不高，多为回顾性小样本研究，且研究结局异质性较高，故手术切除子宫内膜息肉能否同时提高自然妊娠率和辅助生殖结局尚存在争议。

目前，有 2 项前瞻性临床研究支持子宫内膜息肉合并不孕的患者在接受人工授精前行宫腔镜切除子宫内膜息肉。Tirso 等在一项纳入 215 例不孕女性的随机对照研究中发现，接受人工授精前行宫腔镜子宫内膜息肉切除组较仅宫腔镜检查组临床妊娠率有显著提高（$RR = 2.1$，$95\%CI$：$1.5 \sim 2.9$）。另一项涉及 171 例女性的前瞻性对照非随机研究也表明，宫腔镜子宫内膜息肉切除术改善了人工授精的临床妊娠率。一项非随机对照研究报道，宫腔镜子宫内膜息肉切除术后的不孕患者的累计妊娠率为 78%，而子宫腔正常者为 42%（$RR = 3.89$，$95\%CI$：$1.62 \sim 9.36$），累计活产率分别为 65% 和 37%（$RR = 2.44$，$95\%CI$：$0.97 \sim 6.18$）。

而多项对宫腔镜子宫内膜息肉切除术与妊娠率关联的回顾性研究得出了不同的结论。2 项非随机对照研究表明，宫腔镜子宫内膜息肉切除术对辅助生殖结局无益，其中一项回顾性研究表示，49 例子宫内膜息肉合并不孕的女性在完成 IVF-ET 取卵和胚胎冻存后接受或不接受宫腔镜子宫内膜息肉切除术（息肉直径<2 cm），比较两组患者的妊娠率或与同期临床总妊娠率相比，均未见统计学差异；另一项小样本研究的结果显示，切除直径为 1.5 cm 的子宫内膜息肉并不能改善辅助生殖中的胚胎移植结局。

尽管宫腔镜子宫内膜息肉切除术与 IVF-ET 的成功率之间的联系尚存在争议，但已有关于子宫内膜息肉切除术后胚胎移植的时机选择的相关研究。在一项纳入 487 例患者的非随机研究中，胚胎着床率（42.4%、41.2%、42.1%）、临床妊娠率（48.5%、48.3%、48.6%）、自然流产率（4.56%、4.65%、4.05%）和活产率（44.0%、43.6%、44.6%）在术后 1 个周期、2~3 个周期或 3 个以上周期后进行胚胎移植没有差异。

综上所述，尽管研究的数量及纳入的样本量有限，不同观察指标的研究结局尚存在争议，但整体上高质量的临床证据更支持子宫内膜息肉切除术有益于获得更好的妊娠相关临床结局。相关临床指南和实践对于子宫内膜息肉合并不孕的患者，均倾向以改善生育结局为目的，采取积极的宫腔镜子宫内膜息肉切除术治疗。

参考文献

[1] 陈一依，周平，刘崇东. 子宫内膜息肉的诊疗现状. 妇产与遗传（电子版），2018，8（1）：41-46.

[2] American Association of Gynecologic L. AAGL practice report：practice guidelines for the diagnosis and management of endometrial polyps. J Minim Invasive Gynecol，2012，19（1）：3-10.

[3] Peng X，Li T，Xia E，et al. A comparison of oestrogen receptor and progesterone receptor expression in endometrial polyps and endometrium of premenopausal women. J Obstet Gynaecol，2009，29（4）：340-346.

[4] Lopes RG，Baracat EC，de Albuquerque Neto LC，et al. Analysis of estrogen-and progesterone-receptor expression in endometrial polyps. J Minim Invasive Gynecol，2007，14（3）：300-303.

[5] Mittal K，Schwartz L，Goswami S，et al. Estrogen and progesterone receptor expression in endometrial polyps. Int J Gynecol Pathol，1996，15（4）：345-348.

[6] Taylor LJ，Jackson TL，Reid JG，et al. The differential expression of oestrogen receptors，proges-

terone receptors，Bcl-2 and Ki-67 in endometrial polyps. BJOG，2003，110（9）：794-798.

[7] McLennan CE，Rydell AH. Extent of endometrial shedding during normal menstruation. Obstet Gynecol，1965，26（5）：605-621.

[8] Miranda SP，Traiman P，Candido EB，et al. Expression of p53，Ki-67，and CD31 proteins in endometrial polyps of postmenopausal women treated with tamoxifen. Int J Gynecol Cancer，2010，20（9）：1525-1530.

[9] Dal Cin P，DeWolf F，Klerckx P，et al. The 6p21 chromosome region is nonrandomly involved in endometrial polyps. Gynecol Oncol，1992，46（3）：393-396.

[10] Dal Cin P，Vanni R，Marras S，et al. Four cytogenetic subgroups can be identified in endometrial polyps. Cancer Res，1995，55（7）：1565-1568.

[11] Metz M，Grimbaldeston MA，Nakae S，et al. Mast cells in the promotion and limitation of chronic inflammation. Immunol Rev，2007，217：304-328.

[12] Erdemoglu E，Guney M，Karahan N，et al. Expression of cyclooxygenase-2，matrix metalloproteinase-2 and matrix metalloproteinase-9 in premenopausal and postmenopausal endometrial polyps. Maturitas，2008，59（3）：268-274.

[13] Al-Jefout M，Black K，Schulke L，et al. Novel finding of high density of activated mast cells in endometrial polyps. Fertil Steril，2009，92（3）：1104-1106.

[14] El-Hamarneh T，Hey-Cunningham AJ，Berbic M，et al. Cellular immune environment in endometrial polyps. Fertil Steril，2013，100（5）：1364-1372.

[15] Norrby K. Mast cells and angiogenesis. APMIS，2002，110（5）：355-371.

[16] Xuebing P，TinChiu L，Enlan X，et al. Is endometrial polyp formation associated with increased expression of vascular endothelial growth factor and transforming growth factor-beta1. Eur J Obstet Gynecol Reprod Biol，2011，159（1）：198-203.

[17] Ribatti D，Crivellato E. Chapter 4：the controversial role of mast cells in tumor growth// Kwang WJ. International review of cell and molecular biology. New York：Academic Press，2009.

[18] 中华医学会妇产科学分会妇科内分泌学组. 异常子宫出血诊断与治疗指南. 中华妇产科杂志，2014，49（11）：801-806.

[19] Venturella R，Miele G，Cefali K，et al. Subcutaneous progesterone for endometrial polyps in premenopausal women：a preliminary retrospective analysis. J Minim Invasive Gynecol，2019，26（1）：143-147.

[20] Nathani F，Clark TJ. Uterine polypectomy in the management of abnormal uterine bleeding：a systematic review. J Minim Invasive Gynecol，2006，13：260-268.

[21] Giordano G，Gnetti L，Merisio C，et al. Postmenopausal status，hypertension and obesity as risk factors for malignant transformation in endometrial polyps. Maturitas，2007，56（2）：190-197.

[22] Lee SC，Kaunitz AM，Sanchez-Ramos L，et al. The oncogenic potential of endometrial polyps：a systematic review and metaanalysis. Obstetrics & Gynecology，2010，116（5）：1197-1205.

[23] Lieng Marit，Qvigstad Erik，Sandvik Leiv，et al. Hysteroscopic resection of symptomatic and asymptomatic endometrial polyps. J Minim Invasive Gynecol，2007，14：189-194.

[24] Hachisuga T，Miyakawa T，Tsujioka H，et al. K-ras mutation in tamoxifen-related endometrial polyps. Cancer，2003，98（9）：1890-1897.

[25] 曹泽毅. 中华妇产科学. 北京：人民卫生出版社，1999.

[26] Nijkang NP，Anderson L，Markham R，et al. Endometrial polyps：pathogenesis，sequelae and treatment. SAGE Open Med，2019，7：247.

[27] Rackow Beth W，Jorgensen E，Taylor HS. Endometrial polyps affect uterine receptivity. Fertil Steril，2011，95：2690-2692.

[28] Pérez-Medina T，Bajo-Arenas J，Salazar F，et al. Endometrial polyps and their implication in the pregnancy rates of patients undergoing intrauterine insemination：a prospective，randomized study. Hum Reprod，2005，20：1632-1635.

[29] Varasteh NN，Neuwirth RS，Levin B，et al. Pregnancy rates after hysteroscopic polypectomy and myomectomy in infertile women. Obstet Gynecol，1999，94：168-171.

[30] Lass A，Williams G，Abusheikha N，et al. The effect of endometrial polyps on outcomes of in vitro fertilization（IVF）cycles. J Assist Reprod Genet，1999，16：410-415.

[31] Isikoglu M，Berkkanoglu M，Senturk Z，et al. En-

dometrial polyps smaller than 1.5 cm do not affect ICSI outcome. Reprod Biomed Online, 2006, 12: 199-204.

[32] Yang JH, Yang PK, Chen MJ, et al. Management of endometrial polyps incidentally diagnosed during IVF: a case-control study. Reprod Biomed Online, 2017, 34: 285-290.

有生育要求的卵巢巧克力囊肿是否应该手术

邓 姗

第 **26** 章

中国医学科学院　北京协和医学院　北京协和医院

一、引　子

子宫内膜异位症（简称内异症）的治疗流程见图 26-1。

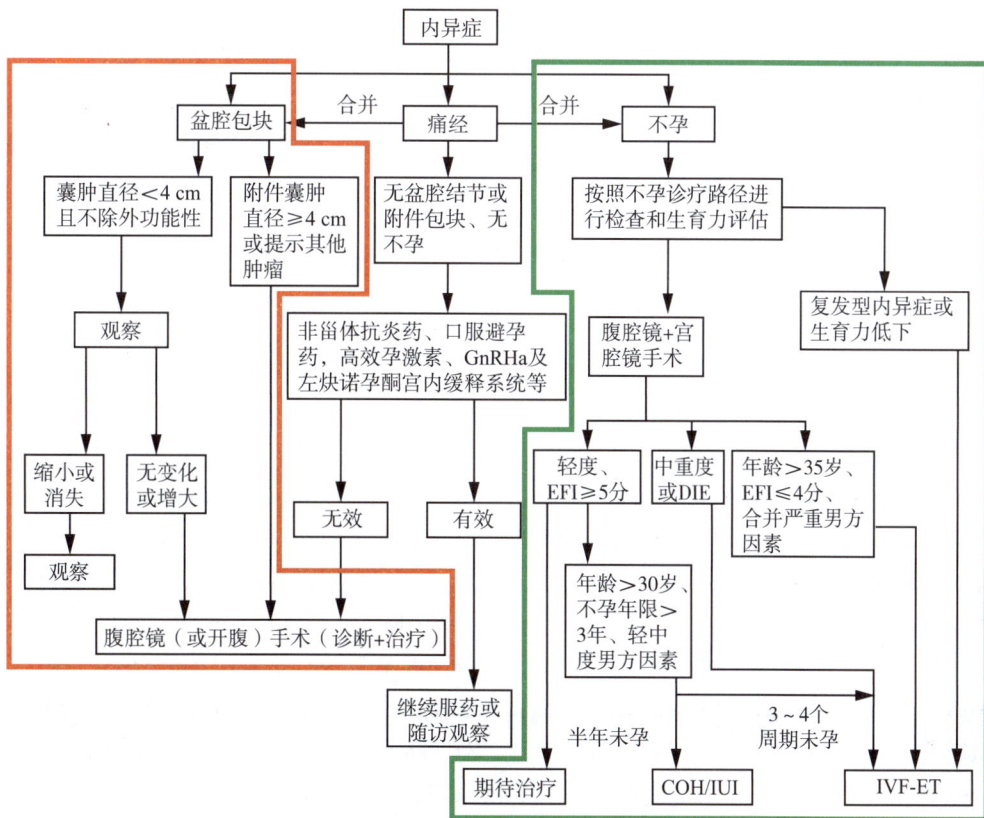

图 26-1　内异症的治疗流程

注：GnRHa. 促性腺激素释放激素激动药；EFI. 子宫内膜异位症生育指数；DIE. 深部浸润型子宫内膜异位症；COH. 控制性超促排卵；IUI. 子宫腔内人工授精；IVF-ET. 体外受精胚胎移植术

目前，有生育要求的卵巢巧克力囊肿是否应该手术已知的结论如下：①对于不合并不孕的长径≥4.0 cm 的卵巢巧克力囊肿，应该手术，注意手术过程中对卵巢的保护（做手术）。②对于合并不孕且复发的或生育力低下的卵巢巧克力囊肿，首选 IVF-ET（不做手术）。

不明确或有争议的问题如下：①生育力低下的定义？年龄>35 岁、内异症生育指数（endometriosis fertility index，EFI）≤4 分、合并严重男性因素、中重度或 DIE 导致生育力低下？②Ⅲ～Ⅳ期内异症一定生育力低下吗？

二、卵巢巧克力囊肿与不孕

内异症是育龄期女性的常见病，也是导致不孕的常见原因，而卵巢巧克力囊肿是最常见的一种内异症类型，该不该做手术，什么时候做手术，怎样做手术都是临床探讨的热点问题。

内异症可能通过影响妊娠的各个环节而引起不孕或自然流产，反之不孕也是内异症的危险因素之一。不孕患者的内异症发病率高于正常人群（25%～50% vs. 10%～15%）；内异症患者不孕的发生率较正常人群高（30%～50% vs. 7%～18%），自然妊娠率低（2%～10% vs. 15%～25%）。

在不孕患者中，腹腔镜检查曾经是诊断内异症的金标准，尤其对于卵巢巧克力囊肿，一方面可以明确诊断，另一方面可以排除恶性病变。但鉴于卵巢巧克力囊肿很容易且较准确地被超声诊断，结合症状、盆腔双/三合诊的体征等，临床的诊断率与腹腔镜手术的诊断率相差无几。目前，国际上的主流指南已不再把腹腔镜诊断作为辅助生育前的必备步骤。

当卵巢巧克力囊肿合并不孕时，是否手术取决于卵巢的储备功能和手术对自然妊娠的效益/风险比。2014 年 ASRM 发表的专家共识（简称 2014ASRM 专家共识）和《2017 英国国家卫生与临床优化研究所（National Institute for Health and Clinical Excellence，NICE）指南：子宫内膜异位症的诊断和管理》指出，在不存在卵巢储备下降的前提下，为患者提供卵巢巧克力囊肿剥除术，有利于提高自然妊娠率。

卵巢巧克力囊肿剥除术不可避免地会造成卵巢组织的丢失，内异症本身对卵巢功能的破坏及手术后卵巢创面的炎症反应等，都会造成术后卵巢储备功能的降低，但能否恢复或多久恢复，目前的证据尚不充分。术前应对患者的卵巢功能进行评估，对于卵巢功能差者［窦卵泡计数（antral follicle count，AFC)<5 个，AMH 处于 0.5～1.0 ng/ml 及以下，或月经第 2～4 天 FSH>10 U/L］，应首先考虑进行 IVF，积攒胚胎，保存生育力。对于卵巢功能好者，也应在术前告知术后卵巢功能受损甚至丧失的风险。在术中应做到：尽量微创，尽可能清除病灶，冲洗盆腔，尽可能保留正常的卵巢组织，避免卵巢血供损伤，忌大面积电凝、烧灼止血，必要时缝扎止血。

对于Ⅲ～Ⅳ期的内异症（ASRM 分期），手术对于改善初治患者自然受孕的价值仍缺乏高级别的循证医学证据。但《2018 韩国子宫内膜异位症学会（Korean Society of Endometriosis，KSE）指南：子宫内膜异位症的临床评估和管理》推荐行腹腔镜卵巢囊肿剥除术以提高自然妊娠率。《2020 新西兰子宫内膜异位症的诊断和管理指南》则指出，对于Ⅲ～Ⅳ期的内异症患者（ASRM 分期），如果手术存在对生育的不良影响，遗留部分病灶不处理是允许且合适的。由此可见，手术对于卵巢巧克力囊肿的处理是"双刃剑"，结局因人而异，有很大的个体化处理差异区间，与获得最好的生育结局相比，"最大限度地减灭病灶"应置于相对次要的地位。

对于复发的卵巢巧克力囊肿，接受二次手术后的累计妊娠率为 24.4%，与单次手术后接受 1 个周期 IVF-ET 治疗的患者（妊娠率为 33.3%）和单次手术后接受 2 个周期的 IVF-ET 治疗的患者（妊娠率为 69.6%）相比，处于明显劣势，提示对于术后复发的卵巢巧克力囊肿合并不孕者，首选 IVF-ET 而非手术治疗。

此外，卵巢巧克力囊肿对 IVF-ET 结局的影响也仍存在争议。目前认为，内异症不影响 IVF-ET 的结局，IVF-ET 前行内异症手术（包括长径≥3 cm 的卵巢巧克力囊肿剥除术）并不改善 IVF 的结局。因此，如果患者已经具备行 IVF-ET 的指征和意愿，仅对于生长速度快、有盆腔痛、囊肿过大有破裂可能、囊肿性质不明确或囊肿导致取卵困难的卵巢巧克力囊肿才考虑于 IVF 助孕前行腹腔镜下卵巢囊肿剥除术（推荐等级 GPP）。

EFI 是目前唯一与患者的生殖预后相关的评分系统，但显然这一系统是通过腹腔镜手术才能实现的。世界子宫内膜异位症学会（World Endometriosis Society，WES）最新的专家共识推荐对所有经手术治疗的内异症均行修正的 ASRM（revised ASRM，r-ASRM）分期，对有生育要求者行 EFI 评分（表 26-1）。EFI 评分系统由 Adamson 和 Pasta 于 2010 年通过对内异症相关不孕患者的前瞻性研究提出，是在修订的美国生育学会（revised American Fertility Society，r-AFS）评分及输卵管、卵巢最低功能（least function，LF）评分（表 26-2）的基础上，进一步对患者的年龄、不孕年限、孕产史、输卵管及卵巢功能进行综合量化评估，最终根据评分对患者的生育力进行预测，并提出治疗建议。评分越高，妊娠概率越大。EFI>9 分，提示有良好的生育力；EFI<4 分，提示生育力差。需要注意的是，EFI 预测妊娠结局的前提是男方精液正常，女方卵巢储备功能良好且不合并子宫腺肌病。

表 26-1　EFI 总评分标准

类别	评分（分）
病史因素	
年龄≤35 岁	2
年龄 36~39 岁	1
年龄≥40 岁	0
不孕年限≤3 年	2
不孕年限>3 年	0
原发性不孕	0
继发性不孕	1
手术因素	
LF 评分 7~8 分	3
LF 评分 4~6 分	2
LF 评分 0~3 分	0
r-AFS 评分（异位病灶评分之和）<16 分	1
r-AFS 评分（异位病灶评分之和）≥16 分	0
r-AFS 总分<71 分	1
r-AFS 总分≥71 分	0

表 26-2 输卵管、卵巢最低功能（LF）评分标准

部位	描述	评分（分）
输卵管		
正常	外观正常	4
轻度受损	浆膜层轻微受损	3
中度受损	浆膜层或肌层中度受损，活动度中度受限	2
重度受损	输卵管纤维化或轻中度峡部结节性输卵管炎，活动度重度受限	1
无功能	输卵管完全阻塞，广泛纤维化或峡部结节性输卵管炎	0
输卵管伞端		
正常	外观正常	4
轻度受损	伞端轻微损伤伴有轻微瘢痕	3
中度受损	伞端中度损伤伴有中度瘢痕，伞端正常结构中度缺失伴轻度伞内纤维化	2
重度受损	伞端重度损伤伴有重度瘢痕，伞端正常结构大量缺失伴中度伞内纤维化	1
无功能	伞端重度损伤伴有广泛瘢痕，伞端正常结构完全缺失伴输卵管完全性梗阻或积水	0
卵巢		
正常	外观正常	4
轻度受损	卵巢体积正常或大致正常，卵巢浆膜层极小或轻度受损	3
中度受损	卵巢体积减小 1/3~2/3，卵巢表面中度受损	2
重度受损	卵巢体积减小 2/3 或更多，卵巢表面重度受损	1
无功能	卵巢缺失或完全被粘连所包裹	0

注：将双侧输卵管和卵巢分别评分，左右两侧相加的分值等于 LF 评分。若一侧卵巢缺如，则将对侧卵巢评分的 2 倍作为 LF 评分

鉴于内异症患者的输卵管绝大多数无明显受累，所以输卵管和输卵管伞端的最小功能评分通常都高于卵巢的评分，而卵巢的受损程度主要根据卵巢巧克力囊肿的大小进行判断，小巧囊（长径≤3 cm）和大巧囊（长径>3 cm）分别评为 2 分和 1 分，只有双侧巧克力囊肿且合并重度粘连才在 EFI 评分中不能得分，进而总评分≤4 分，自然受孕的概率较低，鼓励积极行 IVF-ET。相对而言，如果患者年轻（年龄≤35 岁），不孕的时间较短（≤3 年），为单纯的单侧巧克力囊肿，几乎 EFI 都能达到 5 分以上，故而是容许自然试孕的，而一次精细的生殖外科手术的生育结局还是相当值得期待的。

三、小　结

总之，对于内异症合并不孕的患者，首先应按照不孕的诊疗路径进行全面的不孕检查。对于卵巢储备功能低下者，应首选 IVF/ICSI 治疗；对于男方精液差及复发的内异症、DIE（疼痛不明显）者，其自然妊娠概率很低，应选择 3~6 个月 GnRHa 治疗后行 IVF-ET 助孕；对于 ASRM 分期为 Ⅰ~Ⅱ 期的轻度患者，首选手术治疗，术后试孕半年，试孕过程中，可以辅助行 3~4 个周期的诱发排卵治疗+人工授精技术助孕，若未妊娠或发现内异症复发，则应积极给予 IVF-ET 助孕；对于 ASRM 分期为 Ⅲ~Ⅳ 期的单纯卵巢巧克力囊肿患者，是否首选 IVF-ET 存在争议，且缺乏高级别

的循证医学证据。笔者认为，对于年轻、不孕时间相对较短且卵巢储备功能无明显受损的初次发现卵巢巧克力囊肿的患者，应行腹腔镜手术治疗，创造自然受孕的机会；而对于卵巢储备功能下降的患者，则应适时积极考虑辅助生育。

<h2 style="text-align:center">参考文献</h2>

[1] 中华医学会妇产科学分会子宫内膜异位症协作组. 子宫内膜异位症的诊治指南. 中华妇产科杂志，2015，50（3）：161-169.

[2] 张琬琳，王晓红. 子宫内膜异位症相关不孕诊治指南解读. 实用妇产科杂志，2018，34（5）：341-343.

[3] Johnson NP, Hummelshoj L, Adamson GD, et al. World Endometriosis Society consensus on the classification of endometriosis. Hum Repord, 2017, 32 （2）：315-324.

[4] Kuznetsov L, Dworzynski K, Davies M, et al. Diagosis and management of endometriosis：summary of NICE guideline. BMJ, 2017, 358：3935.

[5] Hwang H, Chung Y, Lee SR, et al. Clinical evaluation and management of endometriosis：guideline for Korean patients from Korean Society of Endometriosis. Obstet Gynecol Sci, 2018, 61 （5）：553-564.

[6] Working Group of ESGE, ESHRE, and WES, Ertan S, Christian MB, et al. Recommendation for the surgical treatment of endometrioma. Part 1：ovarian endometrioma. Gynecol Surg, 2017, 14 （1）：27-33.

[7] Collinet P, Fritel X, Revel-Delhom C, et al. Management of endometriosis CNGOF/HAS clinical practice guidelines short version. J Gynecol Obstet Hum Reprod, 2018, 47 （7）：265-274.

[8] New Zealand Ministry of Health. Diagnosis and management of endometriosis in New Zealand. Welington：New Zealand Ministry of Health, 2020.

孕前子宫肌瘤的处理抉择——直径为4 cm 的子宫肌瘤是否先手术后妊娠

史宏晖
中国医学科学院　北京协和医学院　北京协和医院

第27章

子宫肌瘤是女性常见的生殖道良性肿瘤。在育龄期女性中，其累计发生率高达70%。据美国统计局数据显示，2007年因子宫肌瘤而住院的病例数为355 000例，预计至2050年，该数值将上升23%。同年，美国国家入院患者数据库（Nationwide Inpatient Sample database，NIS）显示，30 000例患者行子宫肌瘤剔除，比例为非洲裔9.2/10 000、白种人1.3/10 000。

需要明确的是，存在症状的子宫肌瘤无论大小、是否妊娠，都应考虑手术。本章将讨论孕前无症状的子宫肌瘤该如何处理？直径为4 cm 的子宫肌瘤是否先手术后妊娠？

据文献报道，3%~12%的孕妇存在子宫肌瘤；在接受赠卵的高龄女性中，这个比例高达25%。孕期子宫肌瘤的体积平均增加12%，少数可增加25%以上，直径>5 cm 的子宫肌瘤生长速度更快。随着女性妊娠和生育年龄的增长，子宫肌瘤和子宫肌瘤剔除造成的妊娠并发症增加。10%~30%妊娠合并子宫肌瘤的女性存在并发症，包括自然流产、胎位异常、前置胎盘、早产、剖宫产及产时、产后出血等。

前期研究显示，子宫肌瘤剔除明确改善有症状患者的生活质量，在无症状患者中其是否提高妊娠率、改善妊娠结局却争议很大。为探讨这一问题，统一、准确的子宫肌瘤位置的定义非常重要。

本章通过文献回顾确定育龄期女性子宫肌瘤对妊娠结局的影响，以回答直径为4 cm 的子宫肌瘤是否先手术后妊娠的问题。

由于各研究的样本量不同、纳入研究的对象存在差异，包括是否合并不孕及子宫肌瘤的位置、大小、数目等，评价指标包括干预方式、是否应用人工辅助生殖技术、妊娠率、活产率、流产率等亦不统一，相关研究得出的结论相悖，故推荐的证据级别不高。

一、子宫肌瘤对早孕的影响

1. 无干预研究　一项回顾性研究发现，143例合并子宫肌瘤孕妇的流产率为14%，对照组715例的流产率为7.6%（$P<0.05$,）。该研究存在入组偏倚，故证据级别不高。无相关高质量研究。

2. 辅助生殖技术干预研究　一项大样本研究显示，胚胎移植妊娠率在肌壁间肌瘤直径≤5 cm（平均直径为2.3 cm、90%在2.1~2.5 cm）的女性（$n=112$）中为23.3%，在无子宫肌瘤的女性（$n=322$）中为34.1%。但子宫肌瘤组女性的平均年龄为36.4岁，非子宫肌瘤组为34.6岁，故差异可能是由年龄造成的。另一项前瞻性研究显示，在子宫腔无变形的不孕子宫肌瘤女性中，最大子宫肌瘤的平均直径为 2.87 cm，妊娠 34 例（37%）、分娩 30 例（33%）；对照组为无子宫肌瘤的不孕女性，妊娠 48 例（53%）、分娩 44 例（48%）。类似的前瞻性队列研究纳入 77 例无子宫腔变形的子宫肌瘤女性及 312 例无子宫肌瘤女性，其胚胎移植妊娠率相似。

其他证据级别较低的回顾性研究或肯定或否定子宫肌瘤对妊娠率和活产率的影响。有研究认为，直径>2.85 cm 或>3 cm 的子宫肌瘤对生育具有不良影响；而另一些研究则认为，直径<5 cm 的子宫肌瘤对生育无不良影响。值得注意的是，多数研究未纳入黏膜下肌瘤患者。

3. 子宫肌瘤对妊娠期的影响　一项涉及 5500 例患者的流行病学调查显示，去除混杂因素后子宫肌瘤组的早产率未升高。

多项文献报道了子宫肌瘤对妊娠结局的影响，子宫肌瘤可使产科并发症增加约 2 倍，源于对照组设计、混杂因素、入组偏倚等方面的不同而存在差异。

文献回顾和荟萃分析表明，子宫肌瘤导致的累计流产风险为 1.7（95%CI：1.4~2.1）；累计胎位异常率为 13%，是正常人群的 2.5 倍；前置胎盘风险增加 2 倍。一项研究纳入 5627 例合并子宫肌瘤的女性和 28 135 例正常孕妇，对混杂因素进行校正后，早产率分别为 11.0% 和 7.8%（$P<0.001$）。Shavel 等对比了子宫肌瘤大小对妊娠的影响，结果显示，无子宫肌瘤、直径≤5 cm 的子宫肌瘤及直径>5 cm 的子宫肌瘤孕妇的孕周分别为 38.6 周、38.4 周及 36.5 周。另一项大样本研究显示，胎盘早剥的发生率在子宫肌瘤孕妇中为 1.4%。此外，甚至有高达 7.5%（6/80）的报道，而正常人群为 0.7%（$OR=2.1$，95%CI：1.4~3.0）。

有研究显示，剖宫产率在子宫肌瘤孕妇中高达 48.8%，而在对照组中仅 13.3%。另一项研究发现，子宫肌瘤孕妇的剖宫产风险增加 27%（$RR=1.27$，CI：1.17~1.37），但经年龄和体重修正后其相关性下降（$ARR=1.11$，CI：1.02~1.20），单发子宫肌瘤直径≥3 cm 及最大体积增加时，其相关性增加（$ARR=1.22$，CI：1.14~1.32；$ARR=1.59$，CI：1.44~1.76）。

Klatsky 等报道，子宫肌瘤孕妇的产后出血率为 2.5%，而正常孕妇为 1.4%。Conti 等发表的多中心回顾性研究也发现子宫肌瘤孕妇的产后出血明显增加。

另有学者研究子宫肌瘤的位置、大小及数量对妊娠结局的影响。

子宫肌瘤对妊娠结局的影响与子宫的解剖改变尤其是子宫腔的变化关系密切。黏膜下肌瘤通过改变子宫腔的形态和破坏子宫内膜的完整性，引发子宫内膜炎性反应及减少子宫内膜血供，对妊娠产生不良影响。而肌壁间肌瘤对妊娠产生影响的机制尚存在争议。

2009 年，一项荟萃分析表明，浆膜下肌瘤对妊娠结局无不良影响。2012 年，Deever 等对 84 例直径>3 cm 的子宫肌瘤孕妇进行观察，其中 64 例子宫肌瘤位于前壁，20 例位于后壁。子宫肌瘤位于后壁者流产率显著增加，而早产率、小于胎龄儿比例及产时住院时间无明显差异。

Zhang Y 等的研究发现，位于前壁和后壁的子宫肌瘤剔除后活产率高于合并其他部位子宫肌瘤的孕妇（$P=0.001$）。

Lam 等通过超声对妊娠期直径≥4 cm 的子宫肌瘤进行测定（4~7 cm、7~10 cm、>10 cm），同时进行定位（子宫下段、子宫体部）、定量（单发、多发）及定性（肌壁间肌瘤、肌壁间肌瘤合并浆膜下肌瘤、浆膜下肌瘤）。结果显示，合并多发子宫肌瘤的孕妇比单发子宫肌瘤的孕妇更易发生早产（18% vs. 6%，$P=0.05$），子宫肌瘤位于子宫下段者剖宫产率升高（86% vs. 40%，$P=0.01$）、产后出血概率增加（22% vs. 11%，$P=0.03$）、出血增量加（830 ml vs. 573 ml，$P=0.03$）；子宫肌瘤体积增大，出血概率增加（11% vs. 13% vs. 36%，$P=0.04$）、出血量增加（567 ml vs. 643 ml vs. 961 ml），因子宫肌瘤引发疼痛的入院率增加（5% vs. 23% vs. 21%，$P=0.01$）。

Ciavattini A 的研究显示，多发子宫肌瘤孕妇的早产率和剖宫产率显著升高，而大子宫肌瘤孕妇的胎膜早破率显著升高。

由此可见，子宫肌瘤的大小和数量与不良妊娠结局相关，至于子宫肌瘤的位置，有证据显示，黏膜下肌瘤可造成不孕，影响妊娠结局，而较大的肌壁间肌瘤虽然证据不足，但临床医生也倾向认为其对妊娠也存在不良影响。

结论：①目前，无充分证据证明子宫肌瘤对妊娠及辅助妊娠结局存在不良影响（Grade C）。②有证据表明，子宫肌瘤对妊娠结局存在不良影响（Grade B）。

二、浆膜下肌瘤及肌壁间肌瘤剔除是否改善生育结局

1. 子宫肌瘤剔除对妊娠率的影响　无症状的子宫肌瘤与不孕或反复流产的关系尚不明确。一项随机对照研究纳入 181 例单发子宫肌瘤直径≤4 cm、至少不孕 1 年者，随机分为手术组（$n=$ 92）（开腹子宫肌瘤剔除或宫腔镜子宫肌瘤剔除）和非手术组（$n=89$），随诊 1 年，仅指导妊娠。结果显示，子宫肌瘤剔除未改善浆膜下肌瘤或肌壁间肌瘤的妊娠率。该研究由于样本量小、随诊时间短，结论有待证实。另一项前瞻性非随机队列研究纳入 318 例反复流产（≥2 次）及不明原因不孕者，分为腹腔镜子宫肌瘤剔除组（$n=106$）、未手术组（$n=106$）及无子宫肌瘤组（$n=$ 106），活产率分别为 42%（44/106）、11%（12/106）及 25%（27/106）（$P<0.001$），由于存在入组偏倚且未匹配年龄，故其证据级别为 Ⅱ 级。

2. 子宫肌瘤剔除对辅助生殖技术干预下妊娠率的影响　一项队列研究纳入 63 例肌壁间肌瘤行 IVF 的不孕女性，其中 19 例 IVF 前行肌壁间肌瘤剔除，对照组为年龄匹配的 100 例无肌壁间肌瘤行 IVF 的不孕女性。结果显示，肌壁间肌瘤剔除组的妊娠率为 36%，未手术组为 29%，对照组为 36%（$P=0.25$）。

另一项回顾性研究评估剔除黏膜下肌瘤及突向子宫腔的肌壁间肌瘤对人工辅助生殖后妊娠结局的影响。根据子宫肌瘤的类型分为宫腔镜手术组（$n=31$，黏膜下肌瘤）及经腹手术组（$n=29$，肌壁间肌瘤及突向肌壁的黏膜下肌瘤），与无子宫肌瘤组（$n=896$）进行对比。结果显示，各组间妊娠率及活产率无显著性差异，提示子宫肌瘤剔除对生育力无不良影响。

同样的结果在因输卵管远端梗阻行输卵管整形的人群中得到了验证。该研究中 188 例患者单纯行输卵管整形，56 例患者在输卵管整形的同时剔除合并的子宫肌瘤。结果显示，妊娠率、异位妊娠率和活产率无显著性差异。

以上研究显示，子宫肌瘤剔除对生育力无不良影响。而 Bulletti C 等的研究证明，剔除子宫肌瘤可以改善生育力。该研究评估了辅助生殖前进行腹腔镜手术剔除子宫肌瘤（子宫肌瘤数量为 1~5 个，最大直径>5 cm，未突入子宫腔）对生育结局的影响。结果显示，累计妊娠率［34%（28/84）*vs.* 15%（13/84），$P<0.05$］和活产率显著提高［25%（21/84）*vs.* 12%（10/84），$P<$ 0.05］。但该研究未就两组患者的年龄及子宫肌瘤的数量和大小进行分析，故可能存在入组偏倚，证据级别不高。

2011 年，一项荟萃分析表明，剔除混杂因素后，肌壁间肌瘤对辅助生殖的结局无不良影响（$OR=1.61$，95%CI：$0.61~4.20$）。

2012 年，一项系统综述对多项随机对照研究进行了回顾，发现剔除的子宫肌瘤类型对临床妊娠率无显著影响［肌壁间肌瘤（$OR=1.88$，95%CI：$0.57~6.14$，$n=45$）、黏膜下肌瘤（$OR=$ 2.04，95%CI：$0.62~6.66$，$n=52$）、肌壁间-浆膜下肌瘤（$OR=2.0$，95%CI：$0.40~10.09$，$n=31$）、肌壁间-黏膜下肌瘤（$OR=3.24$，95%CI：$0.72~14.57$，$n=42$）］。而其他基于研究质量较低的综述则表明，剔除子宫肌瘤可提高临床妊娠率。

结论：①剔除浆膜下肌瘤可以改善生育结局的证据不足（Grade C）。②大量证据表明，子宫肌瘤剔除后辅以人工辅助生殖技术不损害生育结局（Grade B）。

三、子宫肌瘤剔除是否增加早孕流产率

由于研究设计缺乏一致性及合理的对照组，因此，关于子宫肌瘤剔除对早孕流产率影响的研究较少。仅一项针对不孕 1 年子宫肌瘤患者的随机研究表明，剔除黏膜下肌瘤后流产率降低，但无显著性差异［剔除组 38.5%（5/13）*vs.* 未剔除组 50%（3/6）］。

2006 年，一项系统综述显示不同类型子宫肌瘤无论是否剔除，其流产率均无显著差异［肌壁间肌瘤（$OR = 0.89$，$95\%CI$：$0.14 \sim 5.48$，$n = 22$）、黏膜下肌瘤（$OR = 0.63$，$95\%CI$：$0.09 \sim 4.40$，$n = 19$）、肌壁间-浆膜下肌瘤（$OR = 0.25$，$95\%CI$：$0.01 \sim 4.73$，$n = 9$）、肌壁间-黏膜下肌瘤（$OR = 0.50$，$95\%CI$：$0.03 \sim 7.99$，$n = 11$）］。在 2 项前瞻性、随机、对比腹腔镜和开腹子宫肌瘤剔除针对症状性子宫肌瘤或不明原因不孕女性的研究中，早孕流产率相似。而一项小样本回顾性研究纳入了患子宫肌瘤和反复流产的女性 15 例，行腹腔镜子宫肌瘤剔除后流产率下降，由于样本量小，结论的可信性低。另一回顾性队列研究（$n = 41$）显示，行腹腔镜子宫肌瘤剔除后，流产率由术前的 60% 降至术后的 7.1%；行开腹子宫肌瘤剔除后，流产率由术前的 63.6% 降至术后的 20%（$P = 0.06$）。该研究同样存在样本量小的问题，且两组的研究对象缺乏临床指标间的对比，故结论尚需进一步验证。

结论：目前，子宫肌瘤剔除（腹腔镜或开腹）改善早孕结局的证据不足（Grade C）。

虽然没有一级证据支持，但目前的文献显示，与不孕的女性相比，行子宫肌瘤剔除后，妊娠率、流产率及活产率均趋于正常，尤其是黏膜下肌瘤剔除后。

四、剔除黏膜下肌瘤（0、1 或 2 型）是否改善生育力

Maria LC 等的随机对照研究纳入 52 例黏膜下肌瘤患者，直径 ≤ 4 cm，同时合并不明原因不孕，30 例行宫腔镜黏膜下肌瘤剔除后避孕 3 个月，而另 22 例未干预。结果显示，1 年后的临床妊娠率分别为 43.3%（13/30）和 27.2%（6/22）（$P < 0.05$）。类似的研究纳入 42 例存在肌壁间肌瘤及黏膜下肌瘤的女性，对比 1 年时的妊娠率，宫腔镜子宫肌瘤剔除组为 36.4%（8/22），而对照组为 15.0%（3/20）（$P < 0.05$）。该研究是否存在显著性差异目前存在争议，同时该研究未阐述随机方法、纳入子宫肌瘤的大小及活产率，虽然证据级别不高，但不能否认宫腔镜黏膜下肌瘤剔除对生育力的改善。2009 年，Pritts 等对多项随机对照研究及队列研究进行荟萃分析，对照组为黏膜下肌瘤未干预组及子宫腔正常的不孕组，行宫腔镜黏膜下肌瘤剔除的研究组妊娠率高于未干预组（$RR = 2.03$，$95\%CI$：$1.08 \sim 3.82$，$P = 0.028$），与子宫腔正常的不孕组相仿（$RR = 1.55$，$95\%CI$：$0.99 \sim 2.39$，无统计学意义），3 组活产率相当。一项纳入子宫肌瘤致使子宫腔变形并反复流产患者的研究显示，流产率由 21.7% 降至 0（$P = 0.01$）。亦有其他研究显示，宫腔镜黏膜下肌瘤剔除后流产率从 61.6% 降至 26.3%，腹腔镜子宫肌瘤剔除后流产率从 43% 降至 24%。

大量回顾性队列研究显示，黏膜下子宫肌瘤剔除后妊娠率提高。

结论：大量证据表明，宫腔镜黏膜下肌瘤剔除有利于提高妊娠率（Grade B）。

五、宫腔镜黏膜下肌瘤剔除是否影响早孕流产率

52 例黏膜下肌瘤患者随机分为宫腔镜黏膜下肌瘤剔除组（研究组）及观察组（对照组）。结

果显示，研究组 13 例妊娠、5 例流产，流产率为 38.5%；对照组 6 例妊娠、3 例流产，流产率为 50%。另一项综述表明，宫腔镜黏膜下肌瘤剔除组的流产率与未剔除黏膜下肌瘤组（$RR=0.77$，CI：$0.36 \sim 1.66$）及子宫腔正常的不孕组（$RR=1.24$，CI：$0.48 \sim 3.24$）相比，无显著性差异。

结论：无充分证据证明，宫腔镜黏膜下肌瘤剔除可降低不孕合并子宫肌瘤女性的流产率（Grade C）。

六、子宫肌瘤的处理方法

宫腔镜黏膜下肌瘤剔除可造成子宫腔粘连、子宫内膜炎而影响妊娠，但无子宫破裂的风险。开腹和腹腔镜子宫肌瘤剔除增加盆腔粘连和子宫破裂的风险。2 项随机对照研究对比开腹子宫肌瘤剔除与腹腔镜子宫肌瘤剔除对妊娠的影响。结果显示，流产率（$OR=1.31$，$95\%CI$：$0.40 \sim 4.27$）、早产率（$OR=0.68$，$95\%CI$：$0.11 \sim 4.43$）及剖宫产率（$OR=0.59$，$95\%CI$：$0.13 \sim 2.72$）无显著差异。另一项非对照研究显示，开腹子宫肌瘤剔除组和腹腔镜子宫肌瘤剔除组的围生期各项指标无显著差异；腹腔镜子宫肌瘤剔除组的 15 例（31%）经阴道试产，14 例（93%）成功，而开腹子宫肌瘤剔除组的 2 个数据分别为 20 例（35%）及 19 例（95%）。近期的一项荟萃分析涉及 577 例行小切口开腹子宫肌瘤剔除及腹腔镜子宫肌瘤剔除的患者，累计活产率和流产率无差异。

其他方法包括机器人子宫肌瘤剔除、MRI 引导的超声聚焦手术、射频消融及子宫血管栓塞，均有报道，但样本量有限，仍待进一步研究。

总之，子宫肌瘤对生育力和妊娠结局的影响有很大争议，无充分证据支持无症状子宫肌瘤剔除后改善妊娠率和活产率及降低流产率的结论。但大量证据表明，宫腔镜剔除致使子宫腔变形的黏膜下肌瘤可提高妊娠率，对活产率和流产率的影响尚不确定，盆腔结构严重改变及子宫腔变形的子宫肌瘤患者即使无症状也应手术。

由于样本量和研究设计存在差别、对照组不同、研究终点不统一（妊娠率、活产率、流产率等）、妊娠结果混杂因素的评判不一致、人种差异等，缺乏高质量的前瞻性随机对照研究，故难以解读现有的研究数据，但临床经验及相关共识也是临床决策的根据，见表 27-1。

表 27-1 孕前子宫肌瘤的临床决策

	不孕	不明原因的不孕	IVF 前或孕前
黏膜下肌瘤	建议剔除（妊娠率而非活产率提高、不降低流产率）	建议剔除	建议剔除子宫肌瘤（任何大小的 FIGO L0~2 型）
肌壁间肌瘤	有争议（子宫肌瘤降低妊娠率）	待定（IVF 前建议剔除子宫肌瘤）	某些直径>5 cm 的 L3~5 型
浆膜下肌瘤	不建议	不建议	某些为缓解症状和预防并发症的 L6~7 型

未来需要子宫肌瘤与妊娠结局（自然妊娠与辅助生殖妊娠）关系的研究及子宫肌瘤剔除对不孕和妊娠影响的研究，也需要多中心的前瞻性研究，保证纳入样本的统一、研究终点的一致、子宫肌瘤的位置命名准确，同时包括子宫肌瘤合并不孕、无不孕的子宫肌瘤女性、子宫腔变形的肌壁间肌瘤女性，分别对不同手术方式（开腹、腹腔镜、机器人、宫腔镜）及一系列辅助生育手段（性生活指导、促排卵、人工授精和试管婴儿等）进行评判。

参考文献

［1］ Strobelt N, Ghidini A, Cavallone M, et al. Natural history of uterine leiomyomas in pregnancy. J Ultrasound Med, 1994, 13 (5)：399-401.

［2］ Zaima A, Ash A. Fibroid in pregnancy：characteristics, complications, and management. Postgrad Med J, 2011, 87 (1034)：819-828.

［3］ Cook H, Ezzali M, Segars JH, et al. The impact of uterine leiomyomas on reproductive outcomes. Minerva Ginecol, 2010, 62 (3)：225-236.

［4］ Hart R, Khalaf Y, Yeong CT, et al. A prospective controlled study of the effect of intramural uterine fifibroids on the outcome of assisted conception. Hum Reprod, 2001, 16 (11)：2411-2417.

［5］ Stovall DW, Parrish SB, Van Voorhis BJ, et al. Uterine leiomyomas reduce the effificacy of assisted reproduction cycles：results of a matched follow-up study. Hum Reprod, 1998, 13 (1)：192-197.

［6］ Ng EH, Ho PC. Doppler ultrasound examination of uterine arteries on the day of oocyte retrieval in patients with uterine fifibroids undergoing IVF. Hum Reprod, 2002, 17 (3)：765-770.

［7］ Casini ML, Rossi F, Agostini R, et al. Effects of the position of fibroids on fertility. Gynecol Endocrinol, 2006, 22 (2)：106-109.

［8］ Bulletti C, De Ziegler D, Polli V, et al. The role of leiomyomas in infertility. J Am Assoc Gynecol Laparosc, 1999, 6 (4)：441-445.

［9］ Seoud M, Patterson R, Musher S, et al. Effects of myoma or prior myomectomy on In Vitro Fertilization (IVF) performance. J Assist Reprod Genet, 1992, 9 (3)：217-221.

［10］ Surrey E, Minjarez D, Stevens J, et al. Effect of myomectomy on the outcome of assisted reproductive technologies. Fertil Steril, 2005, 83 (5)：1473-1479.

［11］ Guillaume J, Benjamin F, Jean-Gilles M, et al. Myomectomy and tubloplasty performed at the same time in cases of distal tubal obstruction with associated fifibroids. J Reprod Med, 2000, 45 (6)：461-464.

［12］ Pritts EA, Parker WH, Olive DL. Fibroids and infertility：an updated systematic review of the evidence. Fertil Steril, 2009, 91 (4)：1215-1223.

［13］ Metwally M, Cheong YC, Horne AW. Surgical treatment of fifibroids for subfertility. Cochrane Database Syst Rev, 2012, 14 (11)：CD003857.

［14］ Practice Committee of the American Society for Reproductive Medicine. Removal of myomas in asymptomatic patients to improve fertility and/or reduce miscarriage rate：a guideline. Fertil Steril, 2017, 108 (3)：416-425.

［15］ Giusi NM, Angelica C, Valentina B, et al. Myoma and myomectomy：Poor evidence concern in Pregnancy. J Obstet Gynaecol Res, 2017, 43 (12)：1789-1804.

［16］ Andrea C, Nicolo C, Giovanni DC, et al. Number and size of uterine fibroids and obstetric outcomes. J Matern Fetal Neonatal Med, 2015, 28 (4)：484-488.

真两性畸形

田秦杰

中国医学科学院　北京协和医学院　北京协和医院

第 **28** 章

真两性畸形（true hermaphrodites，TH）是一种比较罕见的性发育异常疾病（disorders of sex development，DSD），是指一个人体内具有卵巢与睾丸 2 种性腺组织，且 2 种性腺都有一定程度功能的疾病。2006 年后，该病也被称为卵巢睾丸性性发育异常（ovo-testicular DSD，OT-DSD）。性腺可以是单独的卵巢或睾丸，也可以是卵巢与睾丸在同一侧性腺内，称为卵睾。真两性畸形在新生儿中的发病率约为 0.001%，占 DSD 的 3%~10%。

一、分　　类

真两性畸形中性腺以卵睾为多见，占 44.3%；此外，卵巢占 33.4%，睾丸占 22.3%。卵睾约 50% 在卵巢的位置，约 25% 在阴唇、阴囊内，约 25% 在腹股沟管内。触诊卵睾，卵巢部分较硬，睾丸部分较软。性腺分布多样，根据性腺的位置可以将真两性畸形分为：①分侧型，睾丸在一侧，卵巢在一侧。②双侧型，双侧均有睾丸和卵巢组织（卵睾）。③单侧型，近 50% 的患者一侧为卵睾，另一侧为睾丸或卵巢。

二、临　床　表　现

真两性畸形患者多因外生殖器的外观异常而就诊，外生殖器的形态很不一致，有时不易分辨男女。绝大多数患者有阴蒂增大或小阴茎，说明胚胎期受到过睾酮的影响。真两性畸形患者的睾丸功能足以完成内生殖器的分化，但不足以完成外生殖器的分化和发育，故 73% 的患者因外阴有不同程度的阴茎发育而按男性抚养，27% 按女性抚养。对于外生殖器发育不良按男性抚养的患者，表现为尿道下裂和单侧有阴囊、性腺。如果患者胚胎期雄激素不足，出生时阴茎和阴囊发育不明显，则常作为女性抚养，当患者长大，阴蒂增大并向阴茎发育而来就诊。约 50% 性腺在腹股沟管内的患者，在疝修补术时发现有性腺。约 2/3 的真两性畸形患者成年后乳房发育，有一部分能来月经，亦有男性按月尿血。其他部位的畸形较少见，无智力低下。

内生殖器的发育与同侧性腺有关。睾酮与苗勒管抑制物（Müllerian tube inhibitor substance，MIS）对生殖道的作用都是单侧的、局部的。若性腺为卵睾，则副中肾管不会被抑制，该侧会有子宫存在，但发育的程度不一。卵巢侧可伴有输卵管、一侧单角子宫、子宫颈及阴道，亦可能有双角或发育不良的子宫，成年后多数患者能来月经，也可能因 I 型或 II 型阴道闭锁而无月经来潮，也可合并卵巢早衰。睾丸侧受睾丸分泌的 AMH 和睾酮（testosterone，T）影响，无子宫而有输精管。输卵管与输精管经常混淆，外观差不多，镜下有组织学区别。

三、实验室检查

真两性畸形患者的染色体绝大多数为 46, XX（约 85%），也可为 46, XY（约 12%），或其他各种嵌合，如 46, XX/46, XY、46, XX/47, XXY、46, XX/47, XXY/49, XXYYY 等。

多数真两性畸形患者青春期后的促性腺激素在正常水平，睾酮水平可能升高，雌二醇水平在女性或女性与男性之间。对于青春期前的患者，国外专家建议可考虑进行辅助检查，有助于诊断。对于 <6 月龄的新生儿，基础睾酮值（>40 ng/dl，正常应 <15 ng/dl）和 hCG 诱导的睾酮反应（>40 ng/dl）提示存在睾丸的间质细胞，反复注射人绝经期促性腺激素（human menopausal gonadotropin，HMG）引起的雌二醇反应是存在卵巢组织的一个可靠指标。

四、发病机制

真两性畸形的病因及发病机制尚未完全明确，可能与缺乏 Y 染色体性别决定区（sex-determining region of Y，SRY）但促睾丸发生的基因被激活或促卵巢分化/抗睾丸基因表达不足有关。

睾丸的发育需要有 Y 染色体，但真两性畸形患者的染色体大多数为 46, XX，常没有 Y 染色体，但有睾丸。一个可能的原因是真两性畸形患者有来自性染色体的同源嵌合（显性或隐性）、异源嵌合、Y 到常染色体或 Y 到 X 染色体易位，涉及了决定性别的 X-连锁或常染色体基因的突变，即发生了 SRY 基因的易位或突变（约占 2/3）。

大多数 46, XX 真两性畸形（约 85%）在白细胞 DNA 中的 SRY 基因是阴性的，但在卵睾中检测到 SRY 基因的表达和蛋白，主要是在支持细胞和生殖细胞中发现有 SRY 蛋白。所以通常说外周血是 XX，不代表性腺的染色体是 XX；性腺本身可以有 Y 染色体的成分，决定了性腺可以分化发育为睾丸。

46, XX/46, XY 异源嵌合通常是双受精或可能是 2 个正常受精卵融合的结果，但不是所有全身为异源嵌合的患者都是真两性畸形。

46, XY 有似乎正常的 Y 染色体和 SRY 基因，但卵睾的 DNA 中有正常 SRY 基因和突变 SRY 基因的嵌合和非保守氨基酸的替换，这可能导致真两性畸形中卵巢的出现。

RSPO1 基因和 WNT4 基因与卵巢颗粒细胞的分化密切相关，在卵巢分化中起重要作用，故当上述基因获得功能缺失性的突变或 SOX9 下游因子发生功能激活性的突变，理论上都可以导致 46, XX 卵睾 DSD 的发生。

在 46, XX 真两性畸形的患者中，目前已被证实的有 RSPO1 缺失和 SOX9 重复。NR5A1、FGF9、RSPO1、SOX3、SOX9、SOX10 及 WNT4 基因突变已被证实参与 46, XX 睾丸 DSD 及 46, XX 卵睾 DSD 的发生。此外，46, XY 核型存在混合型卵巢睾丸表型，与 DMRT1 基因小片段缺失相关。DMRT1 基因是许多脊椎物种的性别决定基因。

少数真两性畸形患者可能是由于染色体检查不够详细而漏诊的 XY 嵌合型。目前，真两性畸形发生的根本原因尚在研究中。

五、诊断与鉴别诊断

所有生殖器性别模糊的患者都应考虑真两性畸形的诊断，尤其是外生殖器有阴茎或阴囊而性染色体为46, XX时, 应考虑真两性畸形。外生殖器性别模糊的46, XX/46, XY核型患者强烈提示确诊, 而46, XX或46, XY核型不能除外诊断。

有男女两性的激素表现也提示可能有2种性腺, 并均有功能。

确诊必须通过腹腔镜或开腹探查从外观辨认出卵巢和睾丸2种组织, 并对性腺进行活检, 送病理检查, 明确2种性腺组织的存在, 不能只靠外生殖器和性染色体进行诊断。真两性畸形必须有性腺病理示卵巢和睾丸组织才能准确诊断（图28-1）。真两性畸形有时不易与45, X/46, XY性腺发育不全（一侧睾丸发育不全、一侧条索）和先天性肾上腺皮质增生相鉴别, 它们均有类似的外生殖器发育异常, 但病因完全不同, 是不同的疾病类型。

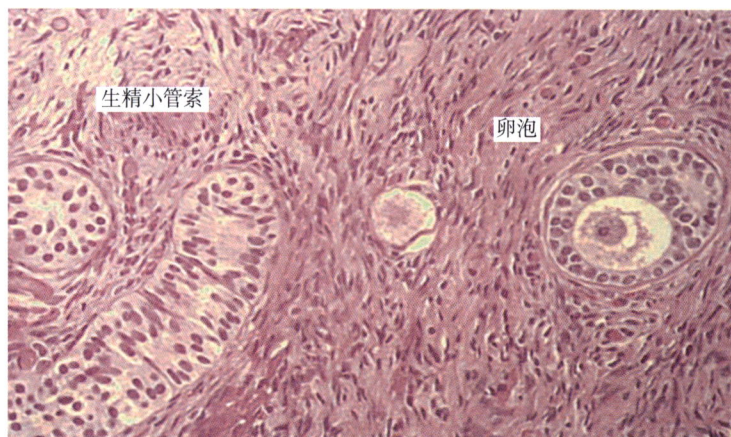

图28-1 卵睾性腺组织

注: 左侧, 睾丸成分, 见多个曲细精管; 右侧, 卵巢成分, 见1个始基卵泡与1个窦前卵泡

六、治　疗

真两性畸形的治疗需要多学科协作, 包括妇产科、泌尿外科、整形外科、内分泌科、心理科等。真两性畸形患者的手术决策较复杂, 保有生育力的情况较少见, 部分原因是男性和女性内生殖器靠得很近, 致使难以分离管性结构。手术通过切除与社会性别相反的性腺而保留与社会性别相同的性腺, 保持与社会性别一致的外观, 减少性腺出现肿瘤的风险。如果卵睾中的卵巢组织与睾丸组织没有明显的分隔, 可能需要实施性腺切除术, 以防止患者青春期发育时出现不协调的第二性征, 其会导致性腺功能丧失。

真两性畸形的卵睾或隐睾的恶变率为2.6%~4.5%, 并且会随着患者年龄的增长进一步升高, 故积极切除卵睾或隐睾尤为重要。46, XX的肿瘤发生率为4%; 46, XY的肿瘤发生率为10%。

治疗根据诊断时的年龄和对内外生殖器功能的评估而定, 在婴儿期尚未建立性别个性时, 可以按男性或女性性别进行选择。小规模的病例系列研究的数据表明, 按任一性别抚养的患者都对自身的性别分配感到满意, 但也可能出现性别烦躁。总体来说, 现有的数据还不足以准确预测此类患者的性别结局。

对于年龄较大的患者, 主要考虑性别的定势, 通常按抚养的社会性别生活。应当切除与社会性别不一致的性腺和发育不全的性腺组织（常见发育功能不好的睾丸）, 并进行外生殖器整形手术。患者到达青春期后推荐采用适当的性激素替代治疗。多数真两性畸形患者存在不孕不育, 但已有报道按女性性别抚育的患者能实现妊娠。

如果患者有发育完好的阴茎结构并缺乏子宫或子宫退化，可按男性生活。患者的社会性别为男性，应切除卵巢，同时切除子宫、输卵管，无须切除全部阴道，保留正常的睾丸组织。为了避免误诊，必要时手术可对性腺做活检，并送冷冻切片检查。若睾丸部分位于腹腔或腹股沟管内，应将睾丸固定至阴囊内并进行男性化生殖器成形术。若睾丸异常，应予以切除。若为卵睾，在切除卵巢组织时，应包含少量睾丸组织，以明确诊断。

对于 46, XX/46, XY 异源嵌合和 46, XY 的真两性畸形，尤其是在一侧为睾丸、另一侧为卵巢时，且阴茎足够大，应慎重考虑是否保留组织学上看起来正常的睾丸而让患者按男性生活，因为腹腔内或腹股沟管内睾丸恶变的危险可能增加。真两性畸形患者的睾丸或卵睾的睾丸成分通常是发育不良的，发生肿瘤的风险增加。来自 46, XX 真两性畸形睾丸组织的性母细胞瘤和（或）无性细胞瘤的患病率为 3%~4%。因此，在按男性生活的 46, XX 真两性畸形患者中，建议去除发育不良的睾丸或睾丸组织，而在青春期植入人工睾丸，并给予雄激素替代治疗。

国外的研究显示，在 86 例真两性畸形患者中，77% 的患者的卵巢组织学检查是正常的，23%有异常（主要是始基卵泡减少），50% 显示有排卵；大多数患者的睾丸组织学检查有异常，看不到精原细胞和生精现象，仅 8.3% 有接近正常的组织学结果。在年龄超过 15 岁的患者的睾丸中，15% 发现有曲细精管硬化的现象，33% 显示有 Leydig 细胞增生；此外，常发现曲细精管内有大量的 Sertoli 细胞，是幼稚睾丸的痕迹。

对于 46, XX 真两性畸形患者，除非其有发育完好的阴茎结构并缺乏子宫或有一个退化的子宫，一般按女性生活更合适。因为卵巢组织通常是有功能的，还有妊娠的报道，且外生殖器的重建手术可取得满意的功效。社会性别为女性，应切除全部睾丸组织，保留正常的卵巢组织。发育不正常的子宫应考虑修补，不能矫正的或与阴道没有相通的、发育不好的子宫应切除。切除睾丸后，应行保留血管神经的阴蒂整形术、外阴整形术及阴道整形术。外生殖器的治疗对患者具有重要的生理和心理影响，应充分重视。外生殖器应根据社会性别考虑适时矫形，以便患者能结婚或生育。

参考文献

［1］田秦杰，葛秦生. 实用女性生殖内分泌学. 2 版. 北京：人民卫生出版社，2017.

［2］周远征，田秦杰，林姬，等. 215 例性发育异常疾病的分类比较研究. 生殖医学杂志，2009，18（4）：361-364.

［3］黄瑜，赵姝，田秦杰. 真两性畸形 14 例临床分析. 生殖医学杂志，2013，22（3）：181-184.

［4］王春庆，田秦杰. 性发育异常发病机制的研究进展. 国际生殖健康/计划生育杂志，2013，1（5）：361-364.

［5］黄禾，田秦杰. 性发育异常女性表型患者的生殖潜力及相关诊治. 生殖医学杂志，2016，25（12）：1116-1121.

［6］田秦杰，黄禾. 性发育异常疾病诊治. 实用妇产科杂志，2017，33（8）：563-565.

［7］Huang H, Wang CQ, Tian QJ. Gonadal tumour risk in 292 phenotypic female patients with disorders of sex development containing Y chromosome or Y-derived sequence. Clin Endocrinol, 2017, 86（4）：621-627.

［8］Hughes IA. Disorders of sex development：a new definition and classification. Best Pract Res Clin Endocrinol Metab, 2008, 22（1）：119-134.

［9］Lee PA, Houk CP, Ahmed SF, et al. Consensus statement on management of intersex disorders. Pediatrics, 2006, 118（2）：488-500.

［10］Makoto O, Vincent RH. Disorders of sex development：new genes, new concepts. Nature Reviews Endocrinology, 2013, 9：79-91.

［11］Romina PG, Rodolfo AR. Disorders of sex development with testicular differentiation in SRY-negative 46, XX individuals：clinical and genetic aspects.

Sex Dev, 2016, 10 (1): 1-11.

[12] van Niekerk WA, Retief AE. The gonads of human true hermaphrodites. Hum Genet, 1981, 58 (1): 117-122.

[13] 郭丽娜, 刘彤华, 田秦杰. 9例真两性畸形的性腺病理特征. 中华病理学杂志, 1998, 27 (3): 209-212.

[14] Deng S, Sun AJ, Chen R, et al. Gonadal dominance and internal genitalia phenotypes of patients with ovotesticular disorders of sex development: report of 22 cases and literature review. (2020-04-10) [2020-04-20]. https://pubmed. ncbi. nlm. nih. gov/32272474.

学习培训及学分申请办法

一、《国家级继续医学教育项目教材》经国家卫生和计划生育委员会（现更名为国家卫生健康委员会）科教司、全国继续医学教育委员会批准，由全国继续医学教育委员会、中华医学会联合主办，中华医学电子音像出版社编辑出版，面向全国医学领域不同学科、不同专业的临床医生，专门用于继续医学教育培训。

二、学员学习教材后，在规定时间（自出版日期起1年）内可向本教材编委会申请继续医学教育Ⅱ类学分证书，具体办法如下：

方法一：PC激活

1. 访问"中华医学教育在线"网站 cmeonline. cma-cmc. com. cn，注册、登录。

2. 点击首页右侧"图书答题"按钮，或个人中心"线下图书"按钮。

3. 刮开本书封底防伪标涂层，输入序号激活图书。

4. 在个人中心"我的课程"栏目下，找到本书，按步骤进行考核，成绩必须合格才能申请证书。

5. 在"我的课程"-"已经完成"，或"申请证书"栏目下，申请证书。

方法二：手机激活

1. 微信扫描二维码 关注"中华医学教育在线"官方微信并注册。

2. 点开个人中心"图书激活"，刮开本书封底防伪标涂层，输入序号激活图书。

3. 在个人中心"我的课程"栏目下，找到本书，按步骤进行考核，成绩必须合格才能申请证书。

4. 登录PC端网站，在"我的课程"-"已经完成"，或"申请证书"栏目下，申请证书。

三、证书查询

在PC端首页右上方帮助中心"查询证书"中输入姓名和课程名称进行查询。

《国家级继续医学教育项目教材》编委会